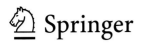

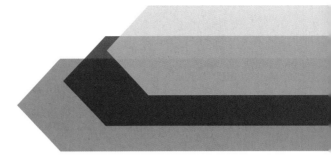

从胸外科到介入呼吸病学：
临床指南

From Thoracic Surgery to Interventional Pulmonology：
A Clinical Guide

主编 ◎ [美] J. 弗朗西斯·特纳（J. Francis Turner）

　　　[美] 普拉松·杰恩（Prasoon Jain）

　　　[加] 安福和弘（Kazuhiro Yasufuku）

　　　[美] 阿图尔·C. 梅塔（Atul C. Mehta）

主审 ◎ 王国本

主译 ◎ 张骅　刘岗　罗玲　柳威

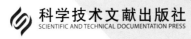

科学技术文献出版社
SCIENTIFIC AND TECHNICAL DOCUMENTATION PRESS

·北京·

图书在版编目（CIP）数据

从胸外科到介入呼吸病学：临床指南/（美）J. 佛
朗西斯·特纳等主编；张骅等主译. -- 北京：科学技
术文献出版社，2024. 6. -- ISBN 978-7-5235-1437-5

Ⅰ. R560.5

中国国家版本馆 CIP 数据核字第 2024ED8961 号

著作权合同登记号　图字：01-2024-2247

First published in English under the title

From Thoracic Surgery to Interventional Pulmonology: A Clinical Guide

edited by J.Francis Turner, Prasoon Jain, Kazuhiro Yasufuku and Atul C. Mehta

Copyright © J. Francis Turner, Prasoon Jain, Kazuhiro Yasufuku and Atul C. Mehta, 2021

This edition has been translated and published under licence from

Springer Nature Switzerland AG.

从胸外科到介入呼吸病学：临床指南

策划编辑: 危文慧　责任编辑: 张　蓉　危文慧　责任校对: 张吲哚　责任出版: 张志平

出　版　者	科学技术文献出版社	
地　　　址	北京市复兴路15号　邮编　100038	
编　务　部	（010）58882938，58882087（传真）	
发　行　部	（010）58882868，58882870（传真）	
邮　购　部	（010）58882873	
官　方　网　址	www.stdp.com.cn	
发　行　者	科学技术文献出版社发行　全国各地新华书店经销	
印　刷　者	北京地大彩印有限公司	
版　　　次	2024 年 6 月第 1 版　2024 年 6 月第 1 次印刷	
开　　　本	787×1092　1/16	
字　　　数	283千	
印　　　张	13.25	
书　　　号	ISBN 978-7-5235-1437-5	
定　　　价	172.00元	

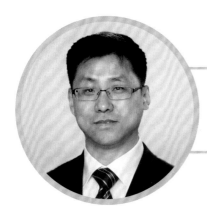

张 骅

医学博士，主任医师，教授，硕士研究生导师

【学术任职】

中国医师协会介入医师分会超声专业委员会胸部介入学组副主任委员，世界内镜医师协会呼吸内镜协会理事，中国中医药信息学会青年医师分会常务理事，中国医药教育协会介入微创治疗专业委员会呼吸介入学组常务委员，中国残疾人康复协会ICU学组委员，中国非公立医疗机构协会体外生命支持专业委员会委员，中国研究型医院学会过敏医学专业委员会科学普及学组委员，北京中医药学会肺系病专业委员会常务委员，北京整合医学学会介入诊疗转化医学分会常务委员，北京中西医结合学会第一届重症医学专业委员会委员；中国科学技术出版社有限公司（暨科学普及出版社）科技/科普专家；《临床肺科杂志》编委。

【专业特长】

擅长介入呼吸病学、呼吸危重病学。

【学术成果】

主持、参与科研项目9项；发表SCI收录论文4篇，在中国科技论文统计源期刊、核心期刊发表论文共90余篇；作为第一主编于北京大学医学出版社出版专著《肺部疾病超声诊断临床解析》《新冠肺炎典型病例临床解析》《支气管内超声临床应用病例解析》，作为第一主译出版专著"Ferri临床诊疗指南"系列丛书（16个分册），作为主译出版专著《戴维森实用内科学手册（第3版）》，参编专著《消化科病例分析：入门与提高》（人民卫生出版社出版）。

主译简介

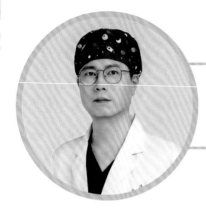

刘 岗

医学硕士，主任医师（麻醉学、重症医学），苏州工业园区某医院麻醉科主任

【学术任职】

苏州市中西医结合学会麻醉专业委员会、疼痛专业委员会委员；苏州工业园区先进工作者，党外知识分子代表人士；《医学参考报——疼痛学专刊》编委；丁香园论文写作、医学英语版块版主，丁香达人，多家公众号和社会媒体的特约撰稿人和讲课嘉宾。

【专业特长】

擅长麻醉学、危重症医学、疼痛学。

【学术成果】

发表论文数十篇，多篇论文在全国性年会上壁报展出和获奖；作为主译、副主译、编者出版有关麻醉学、呼吸病学、急诊医学、康复医学、疼痛学等领域的专著共20余部。

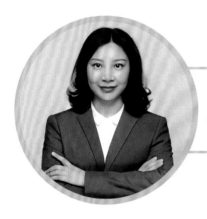

罗 玲

医学博士，主任医师，重庆大学附属肿瘤医院
普通内科副主任（主持工作）

【学术任职】

中国医学装备协会呼吸病学装备技术专业委员会委员，中国抗癌协会感染性肿瘤专业委员会委员，白求恩精神研究会心血管分会第一届理事会委员，西南呼吸介入联盟理事委员，重庆市医院协会老年医学专业委员会常务委员、血栓与止血专业委员会常务委员、结核与艾滋病专业委员会常务委员、呼吸内科专业委员会委员。

【专业特长】

擅长呼吸病学、危重症医学等学科疾病的诊疗，以及呼吸内镜下三、四级手术。研究方向：肺癌早诊早治，肺癌肿瘤标志物、气道平滑肌力学特性。

【学术成果】

先后主持重庆市自然科学基金面上项目、重庆市科卫联合医学科研项目、中央高校基本科研业务费"医工融合项目"多项，发表SCI等收录论文20余篇；作为主译、副主译、副主编等出版专著近10部。

主译简介

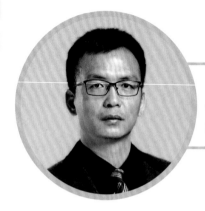

柳 威

医学博士，主任医师，硕士研究生导师，湖南省人民医院（湖南师范大学附属第一医院）综合内科（呼吸病房）主任

【学术任职】

中国医药教育协会介入微创治疗专业委员会委员、呼吸介入学组委员，中华中医药学会中西医结合肺癌诊治一体化平台委员会委员，中国研究型医院学会出血专业委员会委员，中国呼吸肿瘤协作组湖南分会委员，中国人体健康科技促进会呼吸介入专业委员会委员，世界内镜医师协会呼吸内镜协会委员，湖南省防痨协会呼吸内镜介入专业委员会副主任委员，湖南省医学会职业病与中毒医学专业委员会委员，湖南省国际医学交流促进会呼吸病学专业委员会常务委员，湖南省呼吸内镜与介入联盟委员，湖南省基层呼吸疾病防治联盟肺功能工作组委员，湖南省健康服务业协会肺健康分会理事，湖南省健康管理学会呼吸肿瘤管理专业委员会委员；*World Journal of Clinical Cases*、*World Journal of Clinical Infectious Diseases*、*World Journal of Cardiology*审稿人。

【专业特长】

擅长介入呼吸病学、慢性气道炎症性疾病。

【学术成果】

主持湖南省自然科学基金等科研项目3项，参与国家自然科学基金等项目多项；作为第一作者或通讯作者发表论文共12篇，其中SCI收录论文5篇，参与发表论文13篇，其中SCI收录论文7篇；作为副主编、副主译出版专著共6部。

译者名单

主　　审：王国本

主　　译：张骅　刘岗　罗玲　柳威

副 主 译：亢锴　杜英臻　陈俊文　肖奎　于鹏飞　邢西迁

编写秘书：王楠

译　　者：（按姓氏笔画排序）

于鹏飞　烟台毓璜顶医院

王　楠　郑州大学第二附属医院

王　鹏　宝鸡高新医院

亢　锴　咸阳市第一人民医院

方章兰　重庆大学附属肿瘤医院

尹　雯　武汉市中心医院

兰　霞　重庆大学附属肿瘤医院

邢西迁　云南大学附属医院

刘　岗　苏州工业园区某医院

阳　昊　重庆大学附属肿瘤医院

杜英臻　中国人民解放军总医院第二医学中心

李云雷　乐清市人民医院

肖　奎　中南大学湘雅二医院

何正兵　益阳市中心医院

张　骅　北京市和平里医院

张　钰　无锡市第九人民医院

陈俊文　湖北医药学院附属襄阳市第一人民医院

罗　玲　重庆大学附属肿瘤医院

赵　瑞　赤峰市医院

柳　威　湖南省人民医院（湖南师范大学附属第一医院）

高艳锋　河北省人民医院

綦　俊　重庆市长寿区人民医院

我们很荣幸地将这本介入呼吸病学领域合作性新著作介绍给大家。

"从胸外科转向介入呼吸病学"这一思维和实践方式的重大转变体现了胸外科和介入呼吸病科专家间激动人心的融合与交流。此书围绕着介入呼吸病科医师和胸外科医师经常面临的15个难题,旨在对可供选择的方案进行概述和讨论。

随着技术的进步,微创技术和相关设备得以迅猛发展,困难气道、胸膜疾病治疗方式的选择,以及癌症的分期和诊断均以惊人的速度向前发展。

有了以上进步,我们必须坚持为患者的个体化需求提供最有效的治疗选择。

因此,针对具体问题,本书每章的综述均由介入呼吸病科医师和胸外科医师合作撰写。

本书的题材针对当下呼吸病学科和胸外科中某些最棘手的难题,我们希望读者通过阅读本书,能够深入了解到学科间的深度合作,以改善患者的治疗效果。

Casper,Wyoming,USA

J. Francis Turner,Jr.

Clarksburg,WV,USA

Prasoon Jain

Toronto,ON,Canada

Kazuhiro Yasufuku

Cleveland,OH,USA

Atul C. Mehta

(刘岗译;罗玲,王楠校)

中文版前言

2022年3月，应科学技术文献出版社盛情邀请，我们团队决定翻译*From Thoracic Surgery to Interventional Pulmonology: A Clinical Guide*（《从胸外科到介入呼吸病学：临床指南》）一书。译者团队由来自国内十余家高校附属医院、教学医院且具有硕博学位的骨干专家学者组成，他们所在科室以呼吸与危重症医学科为主，按照统一的审译、版式、内容规范和英文图书翻译审校四大原则（查遗补漏、纠错更正、规范用语、通顺润色）进行翻译、校对，努力做到"信、达、雅"。来自五湖四海的专家为了一个共同的目标走到一起，所组成的团队现已翻译并出版了世界经典著作"Ferri临床诊疗指南"系列丛书16个分册及世界四大内科学之一的《戴维森实用内科学手册（第3版）》，甚幸。

感谢Springer及原作者对我们翻译团队的信任，授予我们翻译此书的机会，以及在翻译过程中给予的持续帮助。

译著包含了原著各位作者的工作成果，在此谨向原著作者致敬。科学技术文献出版社编辑在此书策划、组织、编译过程中给予了大量的指导，其为作者、读者无私奉献的精神始终激励着我们。本译著更是倾注了团队各位老师的智慧与辛劳，其科学严谨的态度、公正客观的精神、卓越高效的工作作风贯彻始终，也感谢我们的亲友和同事给予的支持、理解和帮助。

有句话说："因缘不可思议。"世界著名内镜专家、世界经支气管针吸活检之父、美国Harbor医院胸部疾病诊疗中心主席、肺癌中心主任王国本（Ko-Pen Wang）教授对我们的工作一直很关注，欣然同意主审此书。恰巧，当我翻看英文原著时，发现书中有一段文字："谨将本书献给王国本教授，他是支气管镜检查和介入呼吸病学的艺术和科学先驱，对我们所有人都有启发。"看来，大千世界，冥冥之中皆有缘。

学术译著的译者常在前言末尾附上"能力有限，力有未逮之处请读者见谅""若有讹误，还请不吝指正"之类的句子，皆为自谦。虽然不同语言、文化及国家、地区间的医疗发展皆有差异，书中恐难免存在疏漏，但翻译团队的每一位成员都不遗余力，审校团队力求忠于原著并致力于使之通顺明了、简明流畅，因此，译著的质量是有保障的。因为我始终认为，如果"没有金刚钻，就别揽瓷器活"，读者购书，并不是为了要包容一本有瑕疵的译著，更不是为了斧正书中的不足，所以在这里，我愿意保证："本书是国内较少见的介入呼吸病学图书，感谢各位读者青睐本书，请安心阅读。"愿各位读者能够手不释卷、恨相知晚，若原对介入呼吸病学的理解只是"浮光掠影、管窥蠡测"，读完后应有某种程度的"官止神行、洞彻事理"，也希望大家不仅从中获得知识，还可以获得乐趣和启迪，或许还能饶有兴趣地参与到介入呼吸病学的研究中。冥冥之中，未来若在茫茫人海中相遇，届时也希望我们能够闲时老树下，一书一品茗，聊聊学术、谈谈人生。

译者团队

2022年4月21日

（张骅执笔；刘岗修改）

目　录

第一章

硬质支气管镜 *vs.* 可弯曲支气管镜

Sameer K. Avasarala, Erin A. Gillaspie and Fabien Maldonado

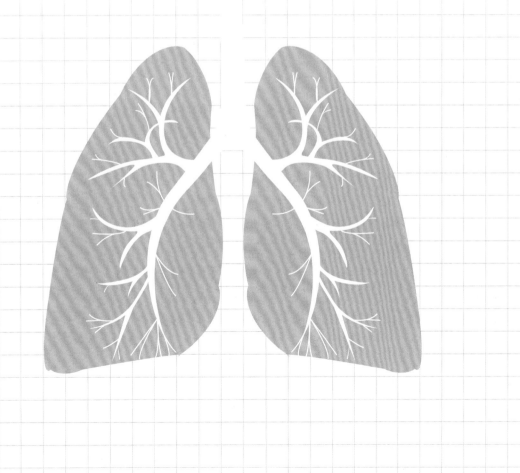

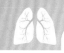

一、发展史

（一）硬质支气管镜

1897年3月30日，德国Freiburg大学Poliklinik医院的Gustav Killian教授完成了世上公认的第1例硬质支气管镜治疗性操作[1]。他使用米库利奇–罗森海姆（Mikuliz-Rosenheim）硬质食管镜和硬质钳[1]从一位63岁农民的右侧支气管内钳取出一块动物骨[2]，这虽然并非Killian教授完成的首例硬质支气管镜检查，却是首例治疗性操作[3-4]。众所周知，Chevalier Jackson是耳鼻喉科学领域的创新者，也是美国开展硬质支气管镜检查的第一人[2]。据报道，经过他的临床实践，气道异物患者的死亡率从98%降至2%[5]。

20世纪60年代，可弯曲支气管镜（flexible broncho-scope，FB）的出现导致硬质支气管镜（rigid bronchoscope，RB）的使用频率大幅下降。可弯曲支气管镜作为一项颠覆性技术，导致硬质支气管镜的继续使用受到质疑[6]。然而，由于技术的进步，硬质支气管镜在20世纪末得到复兴。Edwin Boyles研发了内镜镜头具有前视和侧视功能的硬质支气管镜，硬质支气管镜在历史上的其他重要里程碑包括Laforet使用二氧化碳激光（1976年）、Toty应用掺钕钇铝石榴石（neodymium-doped yttrium aluminum garnet，Nd:YAG）激光（1981年），以及由Hooper Jackson实施的气管内电切术（1985年）[6-7]。Toty等首次报道了应用掺钕钇铝石榴石激光治疗164名良性或恶性中央气道阻塞患者[7]。Jean-François Dumon，公认的介入呼吸病学之父，改进了激光切除术[8]。1990年，Jean-François Dumon发表了具有里程碑意义的病例系列报道［置入118个假体/66例患者（译者注：原书此处为"置入188个假体/66例患者"，但经查参考文献9的原文，实际使用了118个假体，此处已更正）］，报道中使用了专用的硅酮气管–支气管支架[9]。

（二）可弯曲支气管镜

目前认为可弯曲支气管镜的原型设备是由Shigeto Ikeda于1964年研发的[1]。初始迭代的纤维支气管镜包含了15 000余根玻璃纤维。后来，Machida在支气管镜中加入了一个工作通道，软式活检钳可通过此通道完成支气管镜下活体组织检查（简称活检）[10]。可弯曲支气管镜不断进行改进，现已成为多专科广泛使用的设备。过去30年，可弯曲支气管镜的设计取得了重大的进展，光源、图像处理、附件和设备兼容性的改进使可弯曲支气管镜仍然是内外科医师进行气道内操作的重要工具。支架设计和制造的进步也使得能通过可弯曲支气管镜放置的支架有了更多选择[11]。

二、设计

硬质支气管镜的设计与可弯曲支气管镜截然不同。总体而言，可弯曲支气管镜是一种更易损坏但技术也更先进的设备。最新一代可弯曲支气管镜配备了电荷耦合器件（charge-coupled device，CCD）芯片，可以清晰地显示气管支气管树。

（一）硬质支气管镜

虽然硬质支气管镜可以用于各种复杂的操作，但其设计却简单，可将其简单看作置入气道的金属管道。通过硬质支气管镜不仅可以观察气道，还提供了各种器械通过和完成操作的通道，并有3个主要组成部分：镜身、多功能头和带光源的光学元件[1]。目前，只有少数几家公司生产硬质支气管镜和相关设备：Lymol Medical（Woburn，Massachusetts，USA）、KARL STORZ Endoscopy-America（El Segundo，California，USA）、Novatech（La Ciotat，France）、Richard Wolf Medical Instruments（Vernon Hills，Illinois，USA）。尽管制造商不同，但基本结构相似。

1. 镜身

硬质支气管镜的镜身为中空金属管，远端呈斜面。镜身有不同长度和直径（不同直径以不同颜色编码）的各种型号。硬质管的外径为3～18 mm，长度为33～43 cm。气管镜镜身较短，支气管镜镜身有侧通气孔。当硬质管进入一侧主支气管时，侧通气孔可行对侧通气。镜身近端连接多功能头。

选择合适的镜身直径很重要，其取决于几个变量，包括适应证和患者气道的解剖结构。镜身直径过大可能难以通过声门或狭窄的气道，过窄则不利于充分通气，会限制器械的使用或难以用于扩张气道。直径较小的镜身可以更容易地置入主支气管和中间支气管。然而，较小的直径可能会妨碍同时使用多种工具。

2. 多功能头

多功能头（也称为通用管）是一个允许旋转和连接镜身与各种配件和通气系统的接口。通过通气回路与通气口的不同连接方式，可采用封闭式或开放式通气策略。根据所使用的硬质支气管镜类型，多功能头既可以是连接到镜身上的独立部件，也可以是镜身本身的延伸。有多种器械可以通过硬质支气管镜的轴向或侧向端口置入，包括抓钳、大活检钳、吸引导管、激光纤维或微型切削器。此外，可弯曲支气管镜可以通过硬质支气管镜进入硬质支气管镜无法到达的气道。

3. 光学元件和光源

有几种光学装置和光源可用于硬质支气管镜的照明。与其他硬质支气管镜相关设备一样，照明设备由多家制造商生产。可视化系统由两部分组成，即光学元件（也称为望远镜）和光源。光学元件由一根细长的玻璃丝制成，通过光缆与近端光源相连。

照明光学元件通常与摄像头配对，将内镜图像投影到显示器上。通过光学目镜直接观察的传统方法目前较少使用。根据特定机构提供的视频处理器单元，可采用各种适配器将光学元件和光源连接到显示器上。

将镜身、多功能头和光学元件（与光源）进行组装，形成了一种对气道病变专家来说不可或缺的强大工具（图1.1）。

（二）可弯曲支气管镜

可弯曲支气管镜在过去的40年里经历了巨大的变革。直至1987年，电荷耦合器件芯片才小型化，并在内镜中使用，大多数执业医师才开始使用真正的视频支气管镜[1]。较早的可弯曲支气管镜使用光纤作为导管，通过插入管和手柄将图像传输到目镜或显示器[12]。

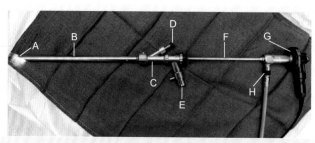

大多数型号的硬质支气管镜必须完全组装好才能使用。完全组装好的硬质支气管镜由几个可互换的部件组成：带斜面尖端（A）的镜身（B）、多功能头（C）、多功能头的侧端口（D）、喷射通气的适配器（E）、目镜（F）、光源（H）和照相机（G）。

图1.1 装配好的硬质支气管镜

最新一代的支气管镜可选择放大倍率、插入管旋转，使用窄带成像，并有高达210°的尖端角度[13]。虽然不同厂家的规格差异颇大，但可弯曲支气管镜均由几个关键部件组成：光源和成像处理电缆、水平控制、抽吸通道、导管置入通道和插入管。插入管包含一些使支气管镜能够进行观察、照明和操作的重要部件（图1.2）。带有光纤束的可弯曲支气管镜仍在使用，但大多用于混合式支气管镜[1]。在上述模型中，插入管含有能将图像传输到控制头中电荷耦合器件芯片上的光纤束。

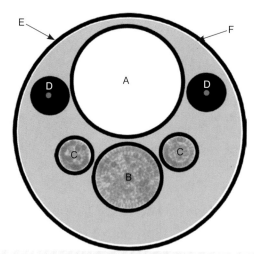

可弯曲支气管镜插入管包含几个关键的易碎部件：工作通道（A）能够允许工具通过或用于抽吸；图像引导纤维束（B）用于图像可视化；光导纤维束（C）可照明；成角导丝（D）允许可弯曲支气管镜远端前屈和后屈。上述部件包裹在金属网（F）中，金属网被插入管（E）的外部覆盖物包围。

图1.2 可弯曲支气管镜插入管横截面示意

工作通道的大小是选择可弯曲支气管镜进行特定操作的重要参数。工作通道较大（2.8 mm）的可弯曲支气管镜可实现更有效的吸引，并使器械更容易通过工作通道。虽然某些工具可通过2.0 mm的工作通道，但其应用范围仍受限。例如，1.9 mm的冷冻探针可以通过2.0 mm的工作通道，但探针与工作通道内壁之间的显著摩擦可能会导致使用具有挑战性。

三、当代应用

硬质支气管镜检查是由经过培训的介入呼吸病科医师、胸外科医师和耳鼻喉科医师进行的一项操作，在良、恶性气道疾病的治疗中应用广泛。镜身的管状结构在气管、主支气管和中间支气管等主气道内提供了一个较大的工作区域。在手术中，通过可弯曲支气管镜和硬质支气管镜的互补使用可以进入气管支气管树的许多区域并进行操作。对于介入呼吸病科医师和胸外科医师来说，这两种内镜在中央气道阻塞、气管支气管支架置入、大咯血和气道异物等许多临床情况下都是非常有价值的工具[14]。

（一）中央气道阻塞

既往的数据显示，20% ~ 30%的原发性肺癌患者会出现中央气道阻塞[15]。最新数据显示，该情况的发生率约为13%[16]。除恶性肿瘤外，还有多种良性疾病（如气管造口术后气管狭窄、气管插管后气管狭窄、特发性声门下狭窄、肺移植或炎症性疾病并发症）可累及中央气道[17-18]。良性中央气道狭窄最常见的原因是气管插管后创伤性狭窄[19]。在解剖学上，中央气道阻塞可按其范围（病变累及的长度）和类型（管外型、管内型或混合型）分类。

据估计，中央气道阻塞的治疗占所有硬质支气管镜操作的70%[20]。在治疗中央气道阻塞方面，硬质支气管镜具有多种优势。大直径的镜身可以用来固定、铲切和扩张气道，还可以作为可弯曲支气管镜和其他内镜工具的通道。最近，硬质支气管镜还被用作喷雾冷冻消融治疗中央气道肿瘤的通道[21]。由于氮气一旦从导管中释放出来，就会膨胀几百倍[22]，有引发气胸的风险。但当通过硬质支气管镜进行治疗时，镜身可为氮气释放提供一个大的出口通道，使气胸风险降低（图1.3）。

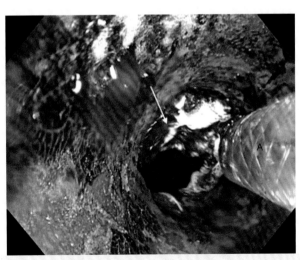

硬质支气管镜的镜身能够在气道内获得一个相对较大、安全的操作区域，有利于多种情况下的治疗操作。在进行喷雾冷冻治疗时，硬质支气管镜提供了一个较大的出口通道，至关重要，因为冷冻治疗导管（A）远端释放的液氮在冻结靶标时会膨胀数百倍（白箭头所指的霜状物）。如果没有直径足够大的出口释放，该气体的快速膨胀有可能会导致气胸（继发于气压伤）。

图1.3 硬质支气管镜下喷雾冷冻疗法

硬质支气管镜在消融治疗中具有优势，其允许同时使用包括硬质吸引导管在内的多种器械。在该情况下，可以使用掺钕钇铝石榴石激光等消融疗法来消瘤，同时放置大口径吸引导管以快速控制出血。及时使用硬质支气管镜对中央气道阻塞的患者有重要意义。一项回顾性研究评估了32名需要进入重症监护室的中央气道阻塞（恶性或良性）患者，紧急行硬质支气管镜扩张、激光消融或硅酮支架置入后，临床状况得到改善，20名（62.5%）患者在介入治疗后能够立即转为较低级别的监护[23]。

可弯曲支气管镜也适用于中央气道阻塞，其可通过气管导管或喉罩插入气道，对某些中央气道阻塞患者进行有效治疗。一般来说，可弯曲支气管镜比硬质支气管镜更容易获得。美国胸科医师学会质量改进注册、评估和教育（American College of Chest Physicians Quality Improvement Registry，Evaluation，and Education，AQuIRE）注册数据库收集的1115例病例中，382例（34%）使用可弯曲支气管镜治疗[24]。采用可弯曲支气管镜检查的优点是可以在适度镇静的情况下进行[25]。大多数内镜消融工具（电灼、氩等离子体凝固、特定激光、冷冻探头和冷冻喷雾治疗工具）都可以通过可弯曲支气管镜的工作通道使用。虽然效果不如专用的硬质支气管镜减瘤钳，但使用可弯曲钳进行机械减瘤也是可行的[25]。

（二）支架治疗

硬质支气管镜是气道支架治疗中非常有用的工具，可用于放置、调整或取出支架[26]。传统的硅酮支架治疗需要使用硬质支气管镜。已有不使用硬质支气管镜放置硅酮支架的病例报告，但通常不建议这样做[27]。

放置硅酮支架时，需选择大小、形状和长度合适的支架。将支架折叠、润滑，并装入支架输送装置。输送装置穿过硬质支气管镜的镜身，操控输送装置的手柄将支架放在预定部位，然后用大型抓取钳调整支架释放后的位置（图1.4）。同样的钳子也可以用来取出硅酮支架或其他类型的支架[28]。

自膨式金属支架（self-expandable metallic stents，SEMS）可通过可弯曲支气管镜或硬质支气管镜放置。根据支架的大小，有些甚至可以在直视下通过工作通道放置[29-31]。由于可弯曲支气管镜的可操作性增加，因此可实现肺叶支架的放置[32-34]。大多数通过可弯曲支气管镜放置的支架是通过导丝和透视完成的。硬质支气管镜仅用于气管、主干支气管或中间支气管的支架放置。

硬质支气管镜是一种可用于取出支架的强大工具[35]，尤其是对于已在气道中放置一段时间的裸金属支架的处理，因为此时常有肉芽组织和瘢痕形成[36]，支架可能完全嵌入气道中[37]。当出现肉芽组织过度生长导致气道受损、支架相关并发症，从而引发咯血或支架相关感染等情况时，必须取出支架（图1.5）。取出已放置一段时间的支架可能非常困难，并可能导致气道堵塞和死亡等严重并发症。2005年7月，美国食品药品监督管理局（Food and Drug Administration，FDA）对良性气道疾病患者使用覆膜和裸金属支架发出风险警示[38]。在良性气道疾病患者中，使用硬质支气管镜可以确保更大、更安全的工作区域。但即使使用硬质支气管镜，对支架和周围组织的操作也可能会导致大出血或气道损伤。

支架放置后的支气管镜检查随访可通过可弯曲支气管镜轻松完成。然而，尚无明确的证据表明行支气管镜检查随访是必要的。有研究表明，支架放置后4～6周行支气管镜检查随访可能有一定作用。值得注意的是，该研究中只有一半的随访性支气管镜检查是仅用可弯曲支气管镜完成的，其余的是硬质支气管镜或可弯曲支气管镜与硬质支气管镜联合使用[39]。另一项研究表明，支架置入后常规支气管镜检查随访并非是一种有效的做法[40]。仅9名无症状的患者中发现了支架相关的并发症，其中需要治疗的不到一半。

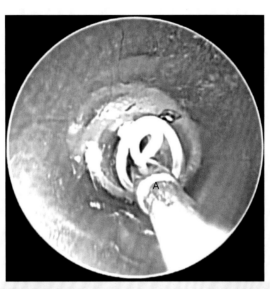

硬质支气管镜是处理硅酮气管–支气管支架的重要工具，镜身的内部通道为支架的输送、调整或取出提供了一个管道，使用抓钳（A）调整硅酮支架可将其放置到最佳位置。

图1.4 硅酮支架放置

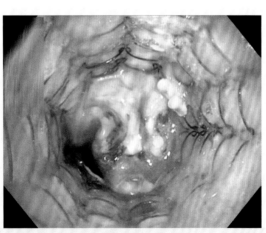

支架相关并发症很常见，需要及时干预。肉芽组织形成是一种常见的并发症。内镜视图显示了由支架内肉芽组织和纵隔组织共同导致的几近完全的气道阻塞。该患者置入金属气管支架数月，影像学检查显示气道开裂。

图1.5 金属支架并发症

（三）大咯血

大咯血是一种危及生命的急症，可导致严重缺氧、血流动力学不稳定和死亡。对于出血量达到多少才算大咯血，目前尚无明确的共识。常见病因包括肺癌、支气管扩张和某些肺部感染[41]。临床实践中，需要多种手段来对大咯血进行诊断和处理[42]，胸部CT和可弯曲支气管镜可帮助定位出血部位并指导介入治疗[41]。

硬质支气管镜检查是治疗大咯血的有效手段，可提供一个较大的工作通道以保持气道通畅，在通道中可同时使用多种治疗工具。单肺出血时，可利用镜身的侧通气口为非出血肺部提供充分通气，而镜身的远端则进入出血的一侧肺部并将其隔离。除识别和治疗出血外，硬质支气管镜技术还可在出血停止后清理气道，例如，硬质吸引导管和冷冻探针等工具可有效清除主气道中的大血凝块。

在处理咯血方面，可弯曲支气管镜和硬质支气管镜可单独或依次使用。可弯曲支气管镜检查可识别大多数大咯血病例的出血来源。但是，对于轻度或中度咯血病例，其诊断准确度较低[43]。虽然可弯曲支气管镜可用于气道检查和出血定位，但其介入范围有限。对于咯血，可弯曲支气管镜的最佳用途之一可能是镜下球囊封堵出血部位[44]。

结合支气管镜检查，确定出血的根本原因并安排同步介入治疗（如放射治疗或支气管动脉栓塞术）非常重要[45-46]。

（四）异物取出

通常情况下，误吸主要发生在儿童、老人及有神经系统或神经肌肉疾病的成年人中[47]。Chevalier Jackson博士在其职业生涯中取出的2000余件气道异物在宾夕法尼亚州费城的Mütter博物馆展出[8]。

使用硬质支气管镜或可弯曲支气管镜取出成年人气道异物时，有几个争议点，类似的争论也存在于胃肠病学文献中[48]。在儿科医学中，许多人认为通过硬质支气管镜取出异物是标准治疗[49]，因为儿童的气道比较狭窄，气道完全阻塞的风险较高，而硬质支气管镜的镜身可以提供安全的通气途径，使完全气道阻塞的可能性较低。然而，有数据支持采用以可弯曲支气管镜为主的方法取出儿童气道中的异物[50]。

若合理使用，可弯曲支气管镜取出吸入异物的成功率很高。多数时候，可认为可弯曲支气管镜是取出成年人气道异物的首选方法。当呼吸困难，预计取出异物有难度，或可弯曲支气管镜取物已经失败时，硬质支气管镜可能是首选方案[47]。硬质支气管镜最适用于从主干或近端气道（气管、左或右主支气管，以及中间支气管）取出异物，但其在更远端气道的应用有限，而此正是可弯曲支气管镜可以发挥作用的一个领域。

数据显示，用可弯曲支气管镜取出异物的成功率很高。回顾性支气管镜检查的数据库显示，超过90%的异物是用可弯曲支气管镜成功取出的，且无重大并发症[51]。总的来说，使用可弯曲支气管镜可对气道进行更彻底的检查，其在颈部活动受限时也非常有用，因为颈部活动受限时应避免使用硬质支气管镜[47]。

可能损害气道的异物（图钉、钉子、玻璃等）通常需要在使用保护性不锈钢硬质支气管镜镜身或气管导管时极其小心地取出[50]。较大的异物可能无法使用可弯曲支气管镜经气管导管取出，此类异物必须通过硬质镜身或硬质支气管镜取出，或者将其固定在镜身的远端与硬质支气管镜整体联合取出[50]。

1.禁忌证

可弯曲支气管镜和硬质支气管镜的禁忌证有较多重叠，多数是相对禁忌，总结见表1.1。重度呼吸衰竭可能会影响治疗性支气管镜检查的安全性。在某些情况下，可采用体外生命支持辅助支气管镜检查。目前，相关数据仅限于病例报告[52-54]。

对于脑部占位性病变患者，在进行治疗性支气管镜检查（可弯曲支气管镜或硬质支气管镜）时常有某些顾虑。该情况并不罕见，因为转移性癌症患者经常需要做支气管镜检查。在Grosu等的一项研究中，12例脑部占位性病变患者在全身麻醉下行硬质支气管镜检查，无并发症，但因样本量小，结果无法推广。因此，需要更大规模的研究来评估全身麻醉下对该特定患者群体行支气管镜检查的安全性。

表 1.1　可弯曲支气管镜和硬质支气管镜检查的禁忌证

支气管镜类型	绝对禁忌证	相对禁忌证
可弯曲支气管镜	难治性低氧血症、血流动力学不稳定、无知情同意、操作人员缺乏经验、危及生命的心律失常	严重低氧血症、近期心肌梗死、凝血功能障碍、肺动脉高压、颅内压增高、妊娠
硬质支气管镜	张口受限、面部中线不稳定骨折、喉部阻塞、颈椎过伸或旋转受限（类风湿关节炎和寰枢椎半脱位及不稳定患者慎用）、可弯曲支气管镜检查的绝对禁忌证	高氧合需求和高PEEP需求、可弯曲支气管镜检查的相对禁忌证

注：PEEP：呼气末正压。

2.并发症

总的来说，治疗性支气管镜检查是一种安全的操作。无论是可弯曲支气管镜还是硬质支气管镜，最令人担忧的并发症是继发于严重缺氧的恶性心律失常。可弯曲支气管镜的局部并发症通常与同时使用的治疗工具有关：球囊扩张导致的气道撕裂、冷冻治疗导致的出血或热消融治疗导致的气道着火[55-56]。

使用硬质支气管镜时，也可能发生气管或支气管壁断裂等创伤性并发症。不太严重的并发症，如对牙齿、牙龈或喉部的伤害，往往可通过谨慎的插管技术避免。

AQuIRE注册数据库收集了美国15家研究中心的1115例治疗性支气管镜手术资料[24]。仅报道了44例并发症，其中24例导致不良事件，6例导致死亡。该登记处的大多数患者都患有原发性肺癌。值得注意的是，硬质支气管镜检查在不同检查中心的使用情况差异显著。下文详细介绍了每种支气管镜检查方式的结果。

当由专业人员操作时，硬质支气管镜检查是安全的。一项前瞻性研究分析了3449例使用硬质支气管镜操作的案例[57]，48例出现主要并发症，其中最严重的为低氧性呼吸衰竭。来自AQuIRE注册研究的数据也显示，使用硬质支气管镜进行的733例治疗性操作中，并发症的发生率很低[24]，总体并发症发生率为3.4%（25例患者），0.5%的患者（4例患者）死于并发症。此类患者中大多数的首次治疗性支气管镜检查为硬质支气管镜检查（*n*=542），17.5%的患者（95例）在30天内死亡。在一项回顾性研究中，分析了1992—1999年在一家三级医院进行的775次硬质支气管镜检查，103例患者出现并发症（13.4%），但大多数为轻度[58]，仅有3例死亡（2例死于严重出血，1例死于呼吸衰竭）。据报道，手术相关的总死亡率为0.4%。该研究的大多数患者为晚期肺癌。经分析，与严重并发症相关的风险因素包括患有潜在呼吸系统、心脏或血液系统疾病，以及气道肿瘤或异物。肿瘤侵及隆突患者的并发症风险最高。

一项单中心回顾性研究对79例治疗性硬质支气管镜操作进行了评估，3.8%的患者并发大出血，5.1%并发操作后呼吸衰竭[59]，30天总死亡率为7.6%。在该研究中，90%的患者患有恶性疾病。

AQuIRE注册数据库也收集了使用可弯曲支气管镜进行治疗性支气管镜检查的数据（*n*=382）[24]。据报道，可弯曲支气管镜并发症的总发生率为5%，其中导致不良事件的病例不到一半，导致死亡的并发症发生率也较低（0.5%）。总之，大量的医学文献证明了使用硬质支气管镜或可弯曲支气管镜进行治疗性气道干预是安全的。

3.培训与未来

适当的培训对获得支气管镜检查的能力至关重要。支气管镜检查通常由不同专业（重症监护科、呼吸科、麻醉科、普外科、耳鼻喉科和胸外科）的人员完成，可弯曲支气管镜检查的培训差异很大。评估支气管镜检查能力和最低操作要求的指标因专业机构而异。医学研究生教育认证委员会对肺病学和重症医学研究生医学教育的要求规定，研究生在培训期间至少完成100次可弯曲支气管镜检查[60]。

美国支气管和介入肺病学协会（American Association of Bronchology and Interventional Pulmonology）、介入肺病项目主任协会（Association of Interventional Pulmonary Program Directors）、美国胸科医师学会（American College of Chest Physicians）、美国胸科学会（American Thoracic Society），以及肺病和危重病医学项目主任协会（Association of Pulmonary and Critical Care Medicine Program Directors）的联合总结指出，想要获得介入呼吸病学资格认证，必须首先在特定的机构完成最低数量的操作[61]。建议机构每年的硬质支气管镜检查病例数至少50例。但是否能够独立执业是由介入呼吸病学资格认证的项目主任决定的。澳大利亚、一些欧洲国家和中国都有正规培训或认证形式[62]。

模拟训练似乎有利于学习可弯曲支气管镜技能[63-65]。Mallow等的一项研究表明，曾经玩过电子游戏的支气管镜医师发生气道碰撞的概率较低[66]。一项系统回顾和荟萃分析认为，支气管镜模拟训练是有效的[67]。总的来说，与无培训相比，模拟训练是有益的，培训和临床指导间的差异并不明显[67]。

尚无经过验证的指标来评估治疗性可弯曲支气管镜技能。一些文献谈到了使用硬质支气管镜进行培训。针对麻醉科医师的一项研究表明，在人体模型上重复10次即可掌握硬质支气管镜的技术技能[68]。为评估硬质支气管镜检查的基本技能，已研发了一种基于检查表的评分系统（RIGID-TASC），用于评估硬质支气管镜检查的关键步骤（从支气管镜组装到支气管镜引导和完成操作的时间），根据得分可以评为新手、中等和专家级操作员[69]。

虽然可弯曲支气管镜的设计已经经历了重大的发展，但硬质支气管镜的设计却相对停滞不前。对新型机器人硬质支气管镜检查平台正在评估中，一项对离体动物模型和尸体的研究表明，机器人硬质支气管镜平台能够成功减少中央气道的阻塞和施加在患者头颈部的力量[70]。

4.结论

综上所述，可弯曲支气管镜和硬质支气管镜配合使用可成功地处理各种气道疾病。熟练使用两种工具的能力是所有处理复杂气道疾病医师的基本技能。在过去的数十年里，两种内镜都在不断发展。可与两种内镜中任意一种相匹配的附件列表内容在持续增加。两者的适应证有很多重叠，为达到良好的预后和降低并发症发生率，可适时配合使用。

（罗玲译；肖奎，刘岗，李云雷，张骅校）

参考文献

▶扫码查看◀

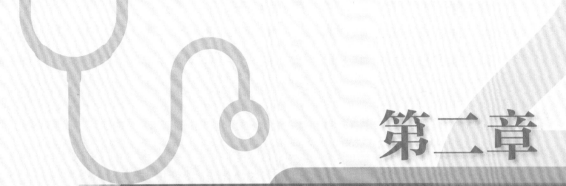

第二章

弥漫性肺疾病的活检：外科活检 *vs.* 冷冻活检

Stefano Gasparini, Martina Bonifazi and Armando Sabbatini

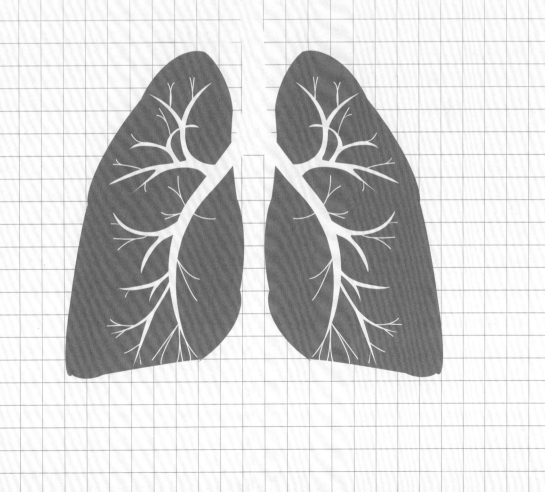

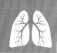

一、引言

术语"弥漫性实质性肺疾病（diffuse parenchymal lung disease，DPLD）"是指一组具有不同的病因、预后和治疗方案的广泛异质性疾病。基于弥漫性实质性肺疾病治疗领域的最新进展，区分弥漫性实质性肺疾病中最普遍和最严重的类型，即特发性肺纤维化（idiopathic pulmonary fibrosis，IPF）与其他疾病是正确治疗此类疾病的关键[1]。然而，准确诊断特发性肺纤维化具有挑战性。根据美国胸科学会/欧洲呼吸学会（ATS/ERS）指南[2]，其是一项需要呼吸科医师、放射科医师，甚至需要病理科医师（在更复杂的病例中）参与的综合性多学科诊断。事实上，弥漫性实质性肺疾病的诊断需要进行全面的临床病史采集（主要包括家族史、环境/职业暴露史和毒品摄入史）、仔细的体格检查、肺功能测试、高分辨率CT（high-resolution computed tomography，HRCT）检查、支气管肺泡灌洗，以及结果仍不明确情况下的肺组织活检。该情况下，传统的经支气管肺活检的作用仅限于排除特定的疾病（如结节病、癌性淋巴管炎、机化性肺炎），因其样本体积小、挤压伪差大，且可能主要是对小叶中心区域取样，因此无法正确识别更复杂和具有空间异质性的形态模式[3]。

目前认为外科肺活检（surgical lung biopsy，SLB）是获取肺组织的"金标准"[2]，但其特点是成本和手术风险高，90天内的死亡率为2%~4%[4]，对于组织学类型为普通型间质性肺炎（usual interstitial pneumonia，UIP）的患者，死亡率更高[5]。此外，许多患者由于处于疾病终末期、高龄和合并症等多种因素而无法行外科肺活检。

最近，为解决临床医师在面临获得完整临床图像的需求和为此须承担的风险之间的困境，推出了一种用于弥漫性实质性肺疾病形态学评估的有价值、有创性较小的取样技术：经支气管冷冻肺活检（transbronchial lung cryobiopsy，TBLC）[3]。例如，对弥漫性实质性肺疾病发病机制的最新研究进展，加上组织采样技术令人振奋的进步，使组织活检不再是胸外科医师的专属领域。在这一背景下，越来越多的数据支持经支气管冷冻肺活检的风险–收益，因此在世界范围内特定的介入性肺病医疗中心（interventional pulmonology centers），经支气管冷冻肺活检替代了外科手术，成为获取肺组织的常规取样手段[6]。

然而，因仍然缺乏直接比较外科肺活检和经支气管冷冻肺活检的循证数据，经支气管冷冻肺活检在弥漫性实质性肺疾病病情检查中的作用尚未完全明确。因此，目前如何选择两种手术，主要是基于操作者的经验和当地的资源，而不是基于标准化的成本效益流程。

在本章中，我们将在多学科模式中讨论两种技术对弥漫性实质性肺疾病诊断影响的现有证据，主要侧重在每个技术单独使用和序贯联合应用时的风险–收益。

二、外科肺活检

无论是开胸手术［开胸肺活检（open lung biopsy，OLB）］，还是电视胸腔镜外科手术（video-assisted thoracoscopy surgery，VATS）下的外科肺活检，因可获得详尽的形态学图片，均被学界推荐为弥漫性实质性肺疾病的检验"金标准"[2]。外科肺活检的诊断率总体极佳，大多数研究中超过90%[4, 7]。特别是在最近一项系统综述和荟萃分析文献（包括23项研究、2000多名患者）中，中位诊断率为95%（42%~100%），不同活检部位、活检次数和外科肺活检方法的亚组分析中未发现显著性差异[4]。尽管是否在舌叶和中叶取样已引起关注，但为避免在终末期纤维化区域进行活检，多数研究建议使用HRTC作指导以选择最佳靶点[4, 7]。

但是，关于外科肺活检的安全性数据并不能完全令人放心。因为纳入汇总分析的16项研究中，30天、90天死亡率分别为2.2%（95%CI：1.0%～4.0%）和3.4%（95%CI：1.8%～5.5%）；术后总体死亡率为3.6%（95%CI：2.1%～5.5%），但各研究间存在明显的差异（I^2：65.4%；卡方值为43.35；$P<0.0001$）。为探讨差异的潜在原因，在个体研究的纳入标准上进行亚组分析，数据表明，较高死亡风险的强预测因素包括年龄＞70岁、免疫抑制、依赖机械通气和重度呼吸障碍［肺一氧化碳弥散量（DLCO）＜35%或用力肺活量（FVC）＜55%预测值］[4]。文献中提到，导致预后不良更差的因素是男性和存在合并症（Charlson评分≥3）[8]。关于哪种手术方法（开胸肺活检或电视胸腔镜外科手术）更好，因为各研究的结果不同，所以似乎更具争议[4, 8]。总体而言，虽然大多数数据来自于观察性研究，但是与开胸肺活检相比，电视胸腔镜外科手术在并发症发生率、死亡率和住院时间方面更具有安全性[4, 7-8]。值得注意的是，最近对英国国家医疗数据库进行的一项大型回顾性记录关联分析，记录了10年来（1997—2008年）2820名弥漫性实质性肺疾病住院患者行外科肺活检后30天和90天的死亡率。结果显示，开胸手术的死亡风险比电视胸腔镜外科手术高出3倍［校正后的比值比为2.94（95%CI：1.41～6.11）］。此外，基于该回顾性分析，年龄＜65岁且无合并症患者的死亡风险为1.6%，而在年龄较大、健康状况较差的受试者中，该风险增加到4.7%[8]。

有趣的是，对于组织学类型表现为普通型间质性肺炎，特别是最终诊断为特发性肺纤维化的患者，短期死亡率更高，主要是由急性加重（acute exacerbation，AE）引起的，其特点是在慢性纤维化特征的基础上出现弥漫性肺泡损害[5]。例如，尽管特发性肺纤维化的临床过程通常表现为不可逆转的慢性进程，但对于某些患者在某一时刻特发性肺纤维化可能严重急性恶化，即急性加重，导致超过一半的患者发生呼吸衰竭和死亡[2]。多变量分析显示，男性和疾病晚期与急性加重的风险显著相关，也有学者认为外科肺活检是急性加重的诱因，急性加重通常在术后30天内发生，可能的致病因素包括对有创性手术的炎症反应、单肺通气时的牵张损伤、暴露于高浓度氧和缺血-再灌注损伤[9-12]。

为尽量减少与全身麻醉和单肺通气相关的风险，最近有研究者提出，清醒状态下的电视胸腔镜外科手术肺活检更安全[12-13]。不仅如此，清醒状态下的胸外科手术已越来越多地应用于不同的场合，包括气胸的处理、楔形切除、肺叶切除和肺减容术，而且效果令人满意。虽然最近只有有限的病例系列数据显示，清醒状态下的电视胸腔镜外科手术用于弥漫性实质性肺疾病诊断技术是可行、安全和有效的，但是显示了极佳的风险-收益，该情况与胸腔硬膜外麻醉或肋间阻滞等区域麻醉无关[12-13]，尤其是此类活检技术后未发生术后死亡或出现严重并发症，且住院中位时间及手术相关费用总体上低于标准技术的情况下[12-13]。然而，由于缺乏直接的比较，清醒状态下的电视胸腔镜外科手术的前景虽然很乐观，但尚未在更大的患者群体中得到验证。

外科肺活检也可能导致术后非致命性并发症，包括感染、长期漏气、呼吸衰竭，以及术后7～12个月活检部位持续疼痛[9]。

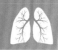

由于外科肺活检的死亡率和发病率不可忽视，因此应仔细权衡该诊断方法的风险和收益，考虑到与不良预后相关的因素和准确诊断对疾病治疗的影响。此外，强烈建议医师与患者详细讨论。一旦共同决定行外科肺活检，就应该根据手术专业知识、患者来源和患者个体特征选择手术方法。无论如何，将患者就近转诊到具有微创单孔胸腔镜手术经验的医疗中心是首选。

三、经支气管冷冻肺活检

1977年，冷冻技术首次作为气道阻塞时的治疗工具在支气管镜手术中应用，其独特的创新之处在于通过可弯曲支气管镜使用可弯曲冷冻探针获得肺实质组织。最近，世界各地报道了经支气管冷冻肺活检在不同人群中的成功经验，包括弥漫性实质性肺疾病、局灶性肺病变和肺移植患者等。

（一）技术方面

冷冻设备由控制台、冷冻源和冷冻探针组成（图2.1，图2.2），通过焦耳-汤姆孙效应运作。根据该效应，高流速下释放的压缩气体迅速膨胀，并在探针尖端产生极低的温度，导致邻近部位的组织粘连。虽然一氧化氮可以达到更低的温度（$-89 \sim -80$ ℃），但因许多国家的监管规则限制了其在内镜室的使用，所以二氧化碳是目前最常用的冷却剂。冷冻探针（图2.2）有两种不同的直径（1.9 mm和2.4 mm），其在透视引导下通过可弯曲支气管镜的操作通道插入肺外周组织。该手术可在保留自主呼吸的深度镇静或无气道管理的清醒镇静状态下进行，也可以在对"插管"（气管插管或硬质气管镜）患者进行喷射通气下进行。在透视引导下，探针放置在距离胸膜10 ~ 20 mm处，垂直于胸壁，冷冻3 ~ 6秒（图2.3）。然后，将支气管镜与带有冷冻肺组织的冷冻探针一起取出，将样本在生理盐水中解冻并放入福尔马林。某些医疗中心为减少可能的术后出血，将支气管阻塞器（如Fogarty球囊）预先放置在所选择的肺叶支气管开口处，并在每次取样后立即充气（图2.4）。活检次数为2 ~ 6次，样本平均大小为11 ~ 157 mm^2，平均直径为5 ~ 6 mm（图2.5，图2.6）。从目前公布的数据来看，探针尺寸越大、冷冻时间越长，以及在有气道控制的深度镇静下进行手术，都与样本大小呈正相关。不同肺段甚至不同肺叶取样的实用性目前正在研究。

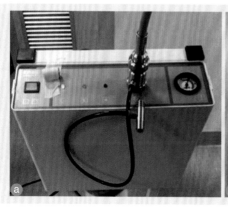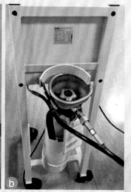

a.控制台；b.高压气瓶。
图2.1 冷冻设备

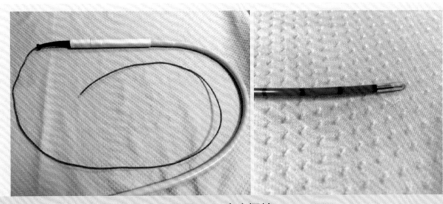

图2.2 冷冻探针

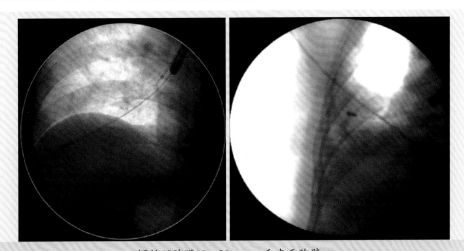

探针距胸膜10~20 mm，垂直于胸壁。

图2.3 透视引导下的图像显示探针位置

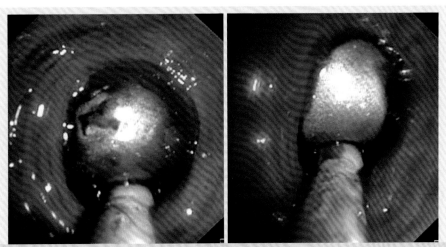

内镜下图像显示，为控制手术后出血，取样后立即对Fogarty球囊充气。

图2.4 球囊减少术后出血

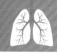
第
二
章

弥
漫
性
肺
疾
病
的
活
检
：
外
科
活
检
vs.
冷
冻
活
检

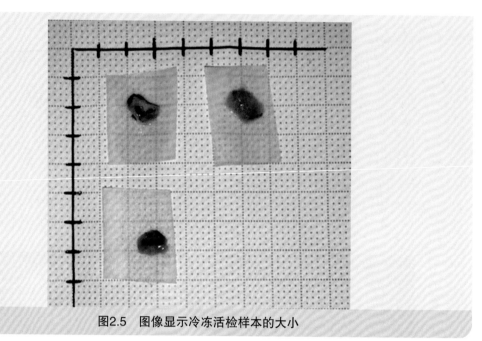

图2.5　图像显示冷冻活检样本的大小

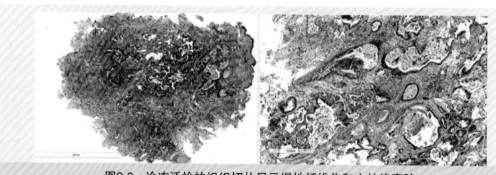

图2.6　冷冻活检的组织切片显示慢性纤维化和小灶蜂窝肺

　　有些医疗中心在手术后常规进行胸部X线检查（chest X-ray，CXR），而另一些医疗中心只在怀疑气胸时才行胸部X线检查。

（二）诊断率和安全性概述

　　根据荟萃分析，无论以何种诊断标准（特定的组织病理学诊断或最终的多学科诊断），估计经支气管冷冻肺活检的总诊断率（diagnostic yield，DY）约80%[14-17]。具体而言，按诊断定义估计其总诊断率，以多学科讨论作为最终诊断的研究（包括312名患者的3项研究）的诊断率为0.83（CI：0.64～0.97；I^2：90.20%；$P<0.001$），以检测到特定组织病理学类型为最终诊断的研究（包括564名患者的8项研究）的诊断率为0.80（CI：0.72～0.87；I^2：68.10%；$P<0.001$），以及两个未指定诊断标准的研究的诊断率为0.90（CI：0.76～0.99；I^2：95.40%；$P<0.001$）。按麻醉类型和气道控制方面汇总分析其诊断率，深度镇静下进行插管手术患者（包括625名患者的11项研究）的诊断率为0.81（CI：0.76～0.86），清醒镇静未插管患者（包括142名患者的3项研究）的诊断率为0.83[14]。

总体而言，就安全性方面，经支气管冷冻肺活检的特点是死亡率低至可忽略不计（＜0.5%）[14-17]，其主要的不良事件是气胸和轻中度出血。不同研究中气胸的发生率差异很大，为0~20%，综合估计约10%，其中超过一半的患者需要胸腔置管引流。气胸发生率的差异可能反映了气胸的临床危险因素（如可能的普通型间质性肺炎类型、HRCT显示的纤维化严重程度、与胸膜的距离，以及操作者技术水平）的基线比例。

对于出血严重程度，不同研究的定义差异很大，故关于出血率的数据更难总结。总的来说，严重威胁生命的出血极其少见，而轻中度出血则较为常见[14-17]。无论如何，值得注意的是，在一项预防性使用支气管阻塞器（如Fogarty球囊）的最大样本量研究中，患者未发生中度出血[14]。

因此，为减少和控制出血，强烈推荐常规预防性使用支气管阻塞器和深度镇静下有效管理气道，同时建议该手术应在具有介入呼吸病学诊治经验的医疗中心进行。

无论是弥漫性实质性肺疾病，还是肺部肿瘤的诊断，来自8项研究的数据显示，相比经支气管钳夹活检组，经支气管冷冻肺活检组的标本面积和诊断率明显更优，但二者在安全性方面无显著差异[17]。

尽管经支气管冷冻肺活检的诊断率和安全性数据总体上令人满意，但由于缺乏与外科肺活检直接比较的研究，其在弥漫性实质性肺疾病诊断工作中的作用仍受到质疑。然而，在一项前瞻性临床方案的回顾性分析中，Ravaglia等报道了在一大型患者队列中经支气管冷冻肺活检和外科肺活检临床实践的比较。具体来说，回顾性地分析了电视胸腔镜外科手术组的150名患者和经支气管冷冻肺活检组的297名患者的诊断率和安全性数据。正如预期，外科肺活检组的诊断率（98.7%）高于经支气管冷冻肺活检组（82.8%），但经支气管冷冻肺活检在安全性方面具有显著优势。外科肺活检组中，有4名患者（占总数的2.7%）在外科肺活检后因不良事件（特发性肺纤维化急性加重）死亡。经支气管冷冻肺活检组中，仅1名患者（占总数的0.3%）在大量气胸（经引流和高流量吸氧治疗）和长时间漏气后，出现特发性肺纤维化急性加重（尸检时发现弥漫性肺泡损伤伴普通型间质性肺炎）而在经支气管冷冻肺活检的7天后死亡。气胸是冷冻活检后最常见的并发症，经支气管冷冻肺活检组中有60名患者（占总数的20.2%）发生气胸，其中46例（占15.5%）需要引流。没有患者需要干预来控制出血，也无持续发热或肺炎/脓胸的患者，其他并发症包括一过性呼吸衰竭（2例，0.7%）和神经系统表现（2例癫痫发作，0.7%）。关于住院时间，外科肺活检后的中位时间为6.1天，经支气管冷冻肺活检后为2.6天（*P*＜0.0001），老年患者住院时间延长的风险更高。

一项研究进一步证实了经支气管冷冻肺活检在诊断方面的重要作用，该研究探讨了在多学科诊断过程中，经支气管冷冻肺活检相比外科肺活检对提高最终诊断可信度的影响[18]。事实上，Tomassetti等进行的一项含117名患者的横断面研究显示，进行经支气管冷冻肺活检后，诊断可信度大幅提升，相比外科肺活检组，无显著差异，而且在特发性肺纤维化诊断中，观察者间的诊断一致性也相似。尽管经支气管冷冻肺活检作为可靠的方法能够替代外科肺活检已被广泛接受，但该研究的局限在于，在方法学上其侧重于专家之间的诊断一致性，而不是诊断的准确性[18]。

四、冷冻活检和（或）外科肺活检

弥漫性实质性肺疾病的诊断是一个动态的多学科过程，需要临床医师、放射科医师和病理科医师间的密切沟通。根据国际指南和目前的观点，当需要进行病理评估以明确诊断时，因准确性出色，应首选外科肺活检[2]。然而，外科肺活检需要气管插管、全身麻醉、放置胸管，并且通常需要住院数天。据估计，90天内的总死亡率2%～6%，在最终被诊断为特发性肺纤维化的患者中可能升至18.8%[14]，该数据表明，必须权衡确诊所带来的获益与威胁生命的潜在风险，特别是当疑似诊断特发性肺纤维化时。因此，在临床实践过程中，只有10%～20%的纤维化型弥漫性实质性肺疾病患者真正适合行外科肺活检，鉴于疾病终末期、高龄、合并症、呼吸衰竭和肺动脉高压等原因，许多患者不适合外科肺活检。此外，即使行手术活检，病理学家间的观察一致性也并不总是如预期高，该情况表明标本并非越大越好，因为无论标本大小，仍可能有无法明确分类的某些组织学类型[3]。

在此情况下，最近认为经支气管冷冻肺活检是一种合适的替代外科肺活检的诊断方法，因为与外科肺活检相比，其安全性更高，虽然诊断率低于"金标准"，但也令人满意。临床实践中，考虑到可接受的经支气管冷冻肺活检相关风险，经支气管冷冻肺活检与外科肺活检未必是竞争关系，因为患者若行经支气管冷冻肺活检后未能明确诊断，还可以再行电视胸腔镜外科手术[14]。基于荟萃分析估计的外科肺活检死亡率（3.6%，95%CI：2.1%～5.5%）和经支气管冷冻肺活检诊断率（81%，95%CI：75%～87%），Ravaglia等最近提出了一种以经支气管冷冻肺活检为首选、外科肺活检作为后续步骤的诊断流程。具体而言，该诊断流程可能出现两种（极端）情况（图2.7）：①最坏的情况，25%的患者因为之前的冷冻活检无法确诊而行外科肺活检，外科肺活检的死亡率达到最高水平（5.5%）；②最好的情况，只有13%的患者因为之前的冷冻活检无法确诊而行外科肺活检，外科肺活检的死亡率最低（2.1%）[14]。最终的死亡风险将为0.3%～1.4%。换句话说，即使在死亡率最高时，该诊断流程相关的死亡率也会明显低于仅行电视胸腔镜外科手术的总体死亡率[14]。

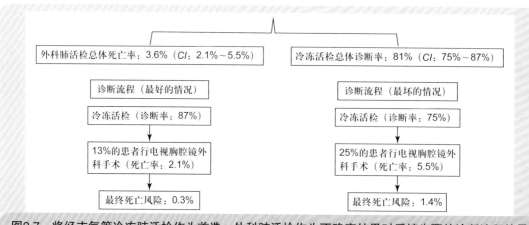

图2.7　将经支气管冷冻肺活检作为首选、外科肺活检作为不确定结果时后续步骤的诊断流程的最终死亡风险

（改编自Ravaglia等[14]）

五、结论

总之，目前的数据表明，经支气管冷冻肺活检在弥漫性实质性肺疾病的诊断检查中作用显著。与外科肺活检相比，经支气管冷冻肺活检在安全性方面的优势明显，且诊断效果极好。然而，由于伦理原因，缺乏直接比较这两种方法的临床研究，因此很难完全阐明经支气管冷冻肺活检的相对风险和益处。在该情况下，不应将经支气管冷冻肺活检和外科肺活检视为竞争对手，可将这两种活检方式整合到互补的诊断流程中，以经支气管冷冻肺活检作为首选的诊断方法，在诊断无结果或结果不确定时，再选择更具有创性的手术方法。

从1965年Andersen进行的第一次经支气管肺活检算起，已过去了50年。从那时起，介入呼吸病学经历了重大进展，而经支气管冷冻肺活检，此项旧技术令人振奋的革新，代表了介入呼吸病学的进一步发展。然而，为尽可能规范操作流程，还需要进一步的前瞻性研究以更好地阐述经支气管冷冻肺活检的相关技术，如活检的最佳次数和对不同肺段甚至不同肺叶采样的实用性。

（柳威译；方章兰，罗玲，邢西迁，刘岗，张骅校）

参考文献

▲扫码查看▲

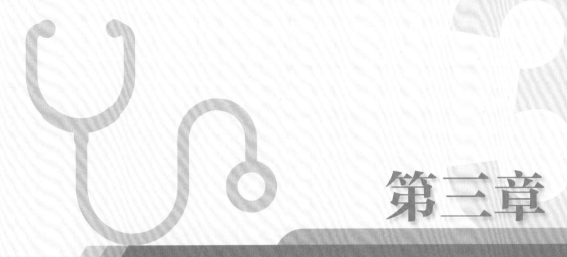

第三章

肺结节的处理：
模式转变

Prasoon Jain，Sarah Hadique，Ghulam Abbas and Atul C. Mehta

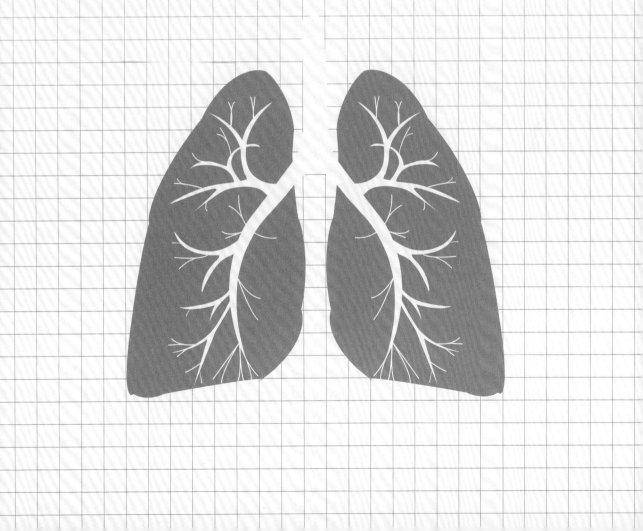

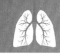

一、引言

肺癌是美国癌症相关死亡的首要病因，每年导致约15.4万人死亡。早期肺癌所致的症状不多。过去，由于缺乏有效的筛查手段，诊断为早期肺癌的患者不足1/3。以往绝大多数肺癌患者在确诊时已处于晚期，没有手术治疗的机会。随着低剂量CT（low-dose computed tomography，LDCT）用于肺癌筛查的接受度越来越高，筛查人群中2/3的肺癌患者有望在早期被发现，从而可以通过手术切除。国家肺癌筛查试验（national lung screening trial，NLST）结果的公布给该领域带来了重大突破。在此项多中心前瞻性随机研究中，LDCT筛查可使高风险人群的肺癌死亡率相对降低20%[1]。然而，LDCT远远未达到一个完美的筛查手段。在NLST中，27%的筛查人群在LDCT上显示有未钙化的结节，其中超过90%需要进一步行诊断性检查，这些结节大多数是良性的，肺癌的阳性预测值（positive predictive value，PPV）为3.8%[2]。与NLST结果一致，荷兰一项样本量更大的研究（纳尔逊研究）也指出LDCT筛查使肺癌相关死亡率下降26%，且其中69%的肺癌患者尚处于Ⅰ期[3]。

通常，与肺癌不相关的指征进行胸部CT检查也会偶然发现肺结节。仅在美国，每年就有8000万次CT检查，因此这是一个不容忽视的问题[4]。对于偶然发现的肺结节，需要合理处理，仔细评估恶性风险，必要时需进一步检查。

CT筛查发现的肺结节通常体积小且不易活检，许多患多种合并症的老年人进行CT检查时也会发现肺结节。明确病理类型对于肺结节的合理处理至关重要，其首要挑战就是以最小的风险明确诊断。对于没有潜在恶性肿瘤的患者，任何操作相关的并发症都被视为CT筛查的危害。对更高诊断率、更少并发症的需求是推动支气管镜技术不断革新的两个主要原因，也使得介入呼吸病科医师和胸外科医师之间的合作比以往更加密切。

偶发肺结节的处理仍存在争议。对于直径≥8 mm的结节，正电子发射断层显像（positron emission tomography，PET）常有助于进一步的风险分层[5]（图3.1）。尽管肺小结节诊断的"金标准"是外科肺活检[6]，但在许多情况下，组织学诊断是非必要的。无组织学诊断、以治疗为目的的电视胸腔镜外科手术或机器人肺段切除术是首选的方式。根据我们在西弗吉尼亚大学的经验，93%没有接受术前活检直接行机器人肺段切除或肺叶切除的可疑肺结节患者，最终诊断为恶性肿瘤（个人交流）。同样，其他医疗机构的报道显示，无组织学诊断的可疑肺结节直接手术切除的准确率为85%及95%[7-8]。基于此，我们与美国国立综合癌症网络（National Comprehensive Cancer Network，NCCN）指南的意见一致，即对于高度怀疑Ⅰ期或Ⅱ期非小细胞肺癌的患者，不需要进行术前组织学诊断[9]。

尽管如此，仍有许多肺结节性质未明，需要组织学诊断才能提供适当的治疗。此外，还包括因为医疗原因不能接受手术或个人原因拒绝手术的高危患者，如何对该部分患者进行合理的治疗是一项艰巨的任务，常规支气管镜检查几乎无能为力。

本章将讨论目前高级支气管镜技术在肺结节综合治疗中的作用。首先，我们讨论了不同技术在周围型肺结节活检中的作用及局限性。然后，我们讨论了介入呼吸病科医师如何超越诊断者的角色，协助胸外科医师和放射肿瘤科医师处理肺结节。我们还讨论了支气管镜在治疗周围型肺结节的应用前景。最后，我们简要地探讨了新兴的杂交手术室的作用，在杂交手术室，胸外科医师、介入呼吸病科医师，以及其他人员携手为肺结节患者提供更先进的医疗服务，以及进行更深入的医学研究。

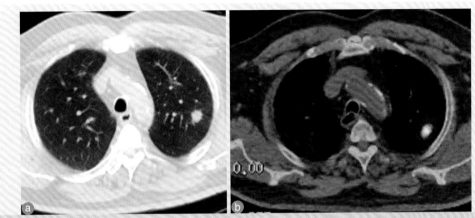

a.吸烟者的左上叶肺结节，高度疑诊肺癌；b.^{18}F-氟代脱氧葡萄糖（^{18}F-fluorode-oxyglucose，^{18}F-FDG）-PET扫描除发现结节高摄取外，没有其余异常。患者接受左上叶肺叶切除术，术后病理证实为腺癌。

图3.1　PET有助于肺结节的诊断

二、活检技术

对于直径<3 cm的周围型病灶，通过活检明确诊断并不容易。近些年开展的多种活检技术各有利弊[10-11]。选择合适的活检技术前需要全面的临床评估，必须要考虑到医疗支出及当地技术的可及性。因为不存在可以满足每个人需求的既定临床路径，所以绝不能诱导临床医师无条件选择最新、最贵的活检技术。当患者需要高级技术而当地缺乏相应技术或设备时，临床医师应毫不犹豫地推荐患者到更先进的上级医疗中心。

（一）经胸壁针吸活检

CT引导下的经胸壁针吸术（transthoracic needle aspiration，TTNA）是肺实性结节和肿块常用的活检方式，其操作技术简单，对于恶性肺结节的诊断灵敏度超过90%，特异度为100%[12]。一些研究中，对于直径<2 cm的肺结节，TTNA的灵敏度降低，但并非所有研究都是如此，对于这类结节，总的灵敏度仍超过90%[13-14]。CT引导下的TTNA同样适用于磨玻璃成分为主的结节[15]，其最主要的问题是存在20%～40%的气胸风险[12]。5%～10%的患者需要留置胸腔引流管[16]。TTNA操作相关气胸的高发生率值得关注，因为许多接受TTNA的患者患有严重的基础肺部疾病，如慢性阻塞性肺疾病。行TTNA导致大出血的发生率高达3%，是另外一个值得关注的问题，但空气栓塞及死亡的风险极低。

靠近胸膜的病灶最适合CT引导下的TTNA，支气管镜更适用于中央型病灶。对于周围环绕气肿性肺大疱的病灶，因为发生气胸的风险高，所以不适合行CT引导下TTNA。

（二）常规支气管镜

支气管镜相对于CT引导下TTNA的主要优势是其不可比拟的安全性，且大出血或气胸风险仅为2%～3%。但是，常规支气管镜对于直径<3 cm的肺结节活检存在局限性。对于直

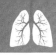

径<2 cm和直径>2 cm的肺结节，常规支气管镜的总灵敏度分别是34%和63%[17]。对于直径<1 cm及透视下不显影的肺结节，因为其诊断率极低，所以常规支气管镜不适用于此类肺结节。对于支气管征（译者注：国内多称为支气管充气征）阳性的结节，诊断率或许更高[18-20]（图3.2）。当肺结节不容易进行活检时，寻找相对容易进行活检的目标病灶就显得尤为重要。例如，以凸阵扫描超声支气管镜（convex probe endobronchial ultrasound，CP-EBUS）对肿大的纵隔淋巴结进行穿刺活检不仅可以明确诊断，还可以为肿瘤分期提供信息，以制定最佳治疗方案（图3.3）。支气管镜操作中多次活检取样，包括进行外周经支气管针吸活检（peripheral transbronchial needle aspiration，P-TBNA），可以提高诊断率[21]。然而，P-TBNA在支气管镜检查中仍然没有得到充分应用。AQuIRE注册研究显示，接受支气管镜检查以诊断周围型肺癌的患者中，P-TBNA的应用率不足20%[22]。

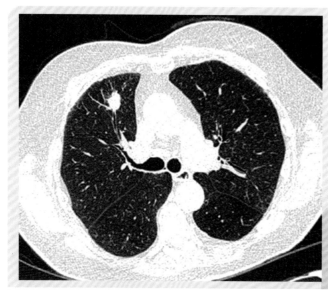

对于此类肺结节，支气管镜更容易取到标本。

图3.2　支气管充气征阳性的孤立性肺结节

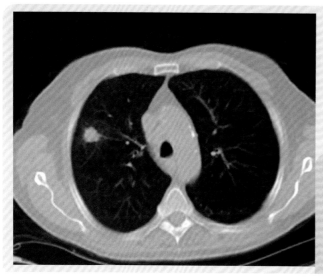

^{18}F-FDG-PET显示结节及气管旁淋巴结高摄取，凸阵扫描超声支气管镜引导下淋巴结穿刺活检结果为腺癌，无须对肺结节进行活检。

图3.3　胸部CT显示肺右上叶结节伴右侧气管旁淋巴结肿大

直径<1.5 cm的肺结节在透视时通常不可见，以磨玻璃成分为主的肺结节亦是如此。经LDCT筛查发现的大部分肺结节也有该特点，那么就容易理解为什么常规支气管镜对于此类结节的诊断率如此低。其他一些原因也限制了常规支气管镜在周围型肺结节中成功获取诊断的组织标本，其中的3个主要原因：①无法确认到达病灶的正确支气管镜路径；②无法将活检工具送达病灶；③无法确认活检工具是否到达目标病灶。为了提高肺结节的诊断率，针对以上3个方面，过去10年研发了一些新的支气管镜技术：虚拟导航支气管镜（virtual navigation bronchoscope，VBN）、超细支气管镜、电磁导航支气管镜（electromagnetic navigation bronchoscope，ENB）、径向超声支气管镜（radial probe endobronchial ultrasound，RP-EBUS）、机器人支气管镜，这些技术的应用有助于解决常规支气管镜检查存在的一些问题。

（三）虚拟导航支气管镜

VBN使用薄层CT图像构建虚拟支气管镜图像，该系统可让操作者在实际操作前选择目标病灶并确认抵达病灶的支气管路径（图3.4）。一篇综述指出VBN的总诊断率为73.8%，对于直径<2 cm的病灶诊断率为67.4%[23]。VBN可以与常规支气管镜联合使用，但与细支气管镜联合径向超声时，才可以充分发挥其作用。为探索VBN辅助支气管镜联合RP-EBUS的有效性，Ishida等开展了一项针对199例直径≤3 cm的周围型肺结节的随机研究[24]。在该研究中，肺结节的中位直径为1.8 cm，所有患者均使用外径为4 mm的细电子支气管镜。VBN引导组的诊断率显著高于非VBN引导组（80.4% vs. 67%，P=0.032），VBN引导组的支气管镜操作时间也显著缩短。基于胸部CT构建的虚拟支气管镜图像与实际支气管镜图像匹配度达98%。

近年来，许多支气管镜的外径更细，但其工作通道仍可通过多种活检工具（图3.5）。超细支气管镜的应用使操作者可以到达更深的病灶。一项大型研究已证实在VBN及RP-EBUS的基础上联合超细支气管镜，可额外获益。对于直径<3 cm的病灶，以超细支气管镜（外径为3 mm，工作孔径为1.7 mm）联合VBN和RP-EBUS进行活检，诊断率为74%[25]。而应用外径4 mm的支气管镜联合鞘管引导的RP-EBUS，诊断率为59%。外径为4 mm的支气管镜可引导至第4级支气管，而外径为3 mm的超细支气管镜可引导至第5级支气管，被认为是两组诊断率差异的主要原因。

两个主要问题限制了VBN及超细支气管镜在周围型小结节中的应用。首先，尽管VBN可以引导操作者沿正确的支气管路径到达病灶，但其可操控性不高，越是深入到外周支气管，操控难度越大。其次，或许更重要的是，超细支气管镜的工作通道小，并不一定适用于常规活检钳和外周TBNA操作，并且也许是纳入350例直径<3 cm的周围型肺结节的研究中，VBN引导超细支气管镜相对于非VBN引导组没有显著提高诊断率最可能的原因[26]。

（四）电磁导航支气管镜

ENB是一项超越了VBN的革命性技术。在VBN基础之上，ENB在支气管镜操作时将患者置于磁场中，应用定位导线（locatable guide，LG）的微传感器探头获取其在胸腔的准确位置，并将位置信息与术前获取的CT数据进行整合。最近发表的几篇综述的主题是关于

ENB的发展历史和技术细节[27-28]。2006年，克利夫兰医学中心报道了首次应用该项技术的大型临床研究[29]。在该研究中，ENB用于54例周围型肺结节患者的活检，其中超过一半的肺结节直径<2 cm，诊断率为74%，气胸发生率为3.5%。此后的研究显示ENB的诊断率为33%～97%[27]。2014年一项荟萃分析指出ENB的诊断灵敏度为71%，阴性预测值（negative predictive value，NPV）为52%[30]。NAVIGATE研究提供了关于ENB诊断率最确切的数据。在此项纳入1157例肺结节患者的多中心研究中，肺结节平均直径为20 mm，ENB的灵敏度及阴性预测值分别为69%及56%[31]。ENB操作是安全的，来自同一研究的最初1000例患者的中期分析显示，气胸发生率为4.9%，操作相关性出血发生率为2.3%，呼吸衰竭发生率为0.6%[32]。许多ENB操作是在全身麻醉下开展的，然而，该操作并不需要全身麻醉。有经验的医师在静脉镇静下也可以得到相近的诊断率[33]。

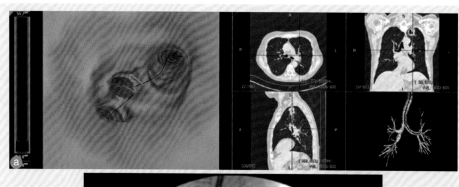

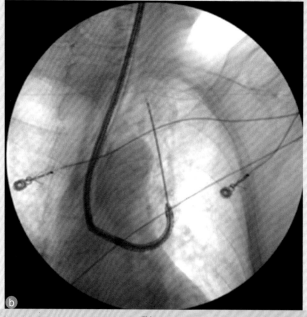

a.吸烟者左上叶尖段的占位伴空洞，应用Lung Point™ VBN指引操作者经左上叶尖段支气管到达病灶；b.用常规活检钳进行活检证实为腺癌。

图3.4　VBN应用示例

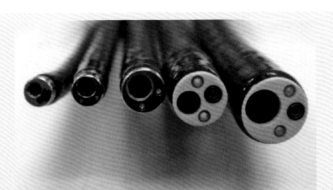

从左至右依次是外径为2.8 mm、工作通道为1.2 mm，外径为3.0 mm、工作通道为1.7 mm，外径为4.0 mm、工作通道为2.0 mm，外径为4.8 mm、工作通道为2.0 mm，以及外径为5.9 mm、工作通道为3.0 mm的支气管镜。

图3.5 不同型号的可弯曲支气管镜

（经Fielding授权转载[99]）

ENB也存在一些明显的局限性。并非所有的研究都表明ENB具有较高的诊断率。例如，AQuIRE注册研究显示ENB对于周围型肺结节的诊断率为38.5%[22]，可能与选择的病例活检难度更大有关。然而，也有人指出，对于此类病例，ENB等先进技术相对于常规活检技术应该展示出明显的优势。ENB的一个重要缺陷是不能提供对目标病灶精准导航的实时确认。因此，在ENB操作中，常用RP-EBUS对目标病灶进行定位及确认。RP-EBUS联合ENB对于肺结节的诊断率大于单独应用其中一种技术。例如，在一项前瞻性随机对照研究中，ENB联合RP-EBUS的诊断率为88%，而单独应用RP-EBUS的诊断率为69%，单独应用ENB的诊断率为59%[34]。此外，导航错误或CT-人体误差是限制ENB诊断率提升的主要原因。最近，superDimension ENB系统（美国明尼苏达州明尼阿波利斯市Medtronic公司）已经获得了FDA的批准，可应用于透视导航系统，该系统可以更好地显示透视下不显影的病灶，并且可以在定位导线接近目标病灶后进行再注册。利用实时透视数据对结节进行再注册，可以减少CT-人体误差的影响，有助于提高诊断率。对于上述操作平台本章后续再作阐述。解决该问题的另一种方法是利用锥形线束CT对目标病灶进行实时确认。ENB联合锥形线束CT的初步研究结果令人鼓舞[35]。

（五）径向超声支气管镜

RP-EBUS是将20 MHz的微型超声探头置于可弯曲导管内，经支气管镜工作通道到达肺外周病灶[36]（图3.6）。超声探头在支气管管腔内旋转，获取径向360°的肺实质超声图像。正常肺组织的图像表现为暴风雪征。当肿瘤包绕支气管时，RP-EBUS表现为低回声区，与周围的肺组织之间有清晰的高回声线条相分隔。超声探头可直接经细支气管镜工作通道引入。更常见的是将超声微探头套在一次性引导鞘管内，经支气管镜工作通道进入支气管管腔[37]（图3.6）。在此种置入方式中，一旦确认病灶位置，就移出超声探头，原位留置引导鞘管。然后，经引导鞘管置入活检工具进行活检。一项随机研究指出，直接支气管镜法和引导鞘管法的诊断率相近[38]。

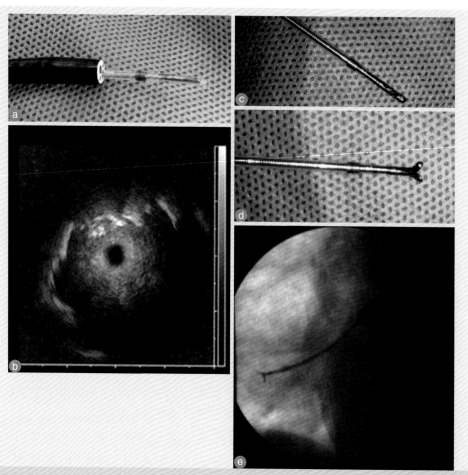

a.RP-EBUS置于引导鞘管内；b.一经确认病灶，移出超声探头，原位留置鞘管；c、d.经鞘管置入活检工具；e.在透视下进行活检。

图3.6　RP–EBUS工作原理

（b、e经Eberhardt授权转载[100]）

　　RP-EBUS可以在进行活检前实时确认目标病灶（图3.7），一项纳入467例患者的研究显示，RP-EBUS的总诊断率为67%[39]。对于1～2 cm结节的诊断率为58%，2.1～3.0 cm结节的诊断率为72%，3.1～4.0 cm结节的诊断率为77%，>4 cm结节的诊断率为87%。RP-EBUS的诊断率与超声探头和病灶的位置关系密切相关。当超声探头能伸入结节内部且肿瘤组织环绕探头时，RP-EBUS的诊断率为84%；然而，当探头邻近病灶时，诊断率降为48%。

　　一项纳入16项早期研究的1420例患者的荟萃分析显示，RP-EBUS诊断的总灵敏度为73%[40]；另一项纳入3052例患者的荟萃分析也得出相近的诊断率[41]。

　　近期一项纳入57项研究7872例患者的荟萃分析指出，RP-EBUS的总诊断率为70.6%[42]。在该荟萃分析中，与诊断率相关的因素包括结节大小、恶性肿瘤患病率、支气管充气征，以及探头与病灶的位置。对于直径≤2 cm的肺结节，RP-EBUS的诊断率为55%～60%；对于直径>2 cm的肺结节，诊断率为70%～80%。探头邻近病灶时候，RP-EBUS的诊断率为52%；

而超声探头能够到达病灶时，诊断率为78.7%[42]。同样，对于CT图像上支气管充气征阳性的肺结节，RP-EBUS的诊断率为76.5%；而支气管充气征阴性的肺结节，诊断率为52.4%，其总体并发症发生率为1.0%~2.8%。

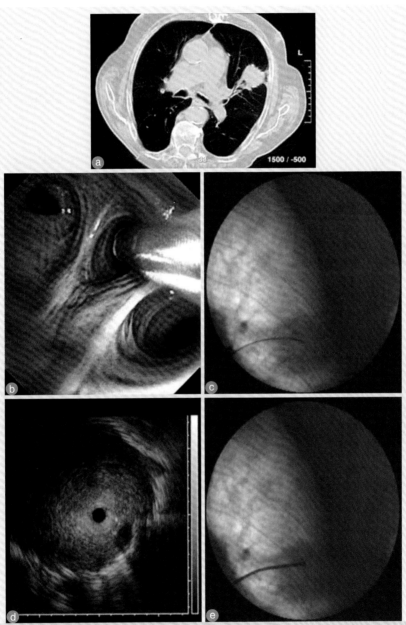

a.左上叶病灶经RP-EBUS活检；b.引导鞘管内的径向超声探头至目标病灶；c.透视下可以看到径向超声探头的末端在病灶内；d.超声图像确认探头周围存在肿瘤病灶；e.取出超声探头、留置引导鞘管，透视下进行活检。

图3.7　RP-EBUS在活检前实时确认目标病灶

（经Eberhardt授权转载[100]）

关于RP-EBUS的诊断灵敏度，包括荟萃分析在内的不同研究结论差异明显。尽管低诊断率可能与患者的选择标准有关，但也可能是操作人员经验缺乏或学习曲线的问题。有趣的是，外部效度较高的AQuIRE注册研究显示RP-EBUS对于周围型肺结节的诊断率为57%[22]。但是也需要指出，一项荟萃分析显示RP-EBUS的阴性似然比为0.28[40]。因此，应用RP-EBUS技术的非诊断性支气管镜检查不能排除恶性肿瘤。

CT筛查发现的肺结节主要或几乎全部表现为磨玻璃结节，这并不少见。磨玻璃影在透视下无法显影，严重限制了常规支气管镜在此类患者中的作用。几项近期研究指出RP-EBUS可以协助术者在支气管镜操作中确认磨玻璃影。早期一项纳入40例主要表现为磨玻璃影的周围型肺结节研究显示RP-EBUS的诊断率为65%[43]。近期的一项研究中，对于纯磨玻璃影或者部分实变、部分磨玻璃影的结节，RP-EBUS联合VBN的诊断率为69%[44]。

对于纯磨玻璃影或磨玻璃影为主的结节，RP-EBUS的主要表现为暴风雪征，在超声探头周围可以见细小但明显的白色声影（图3.8）。其表现与正常肺实质的暴风雪征不同。相比之下，实性成分更多的病灶在RP-EBUS中表现为伴有不规则分布的高回声斑点、线条及血管影的混杂暴风雪征。对于透视下不显影的周围型病灶，发现暴风雪征及混杂暴风雪征，可以提高术者确认病灶位置及活检的能力[45]。

RP-EBUS没有辐射且容易学习，不需要特殊或昂贵的配件。该技术可以实时确认目标病灶，与其他导航技术相辅相成，强烈推荐应用该技术辅助周围型肺结节活检。

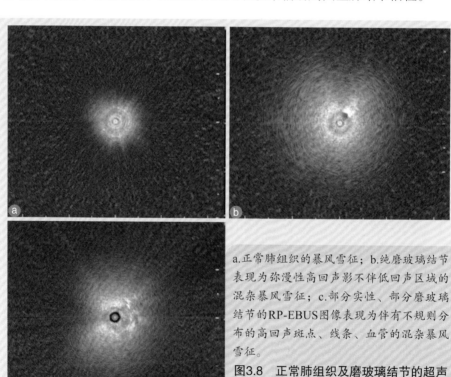

a.正常肺组织的暴风雪征；b.纯磨玻璃结节表现为弥漫性高回声影不伴低回声区域的混杂暴风雪征；c.部分实性、部分磨玻璃结节的RP-EBUS图像表现为伴有不规则分布的高回声斑点、线条、血管的混杂暴风雪征。

图3.8　正常肺组织及磨玻璃结节的超声支气管镜图像

（经Fielding授权转载[99]）

（六）支气管镜下经肺实质活检

大量研究及荟萃分析指出，CT显示支气管充气征阳性的肺结节经支气管镜活检的诊断率更高[42, 46]。显然，对于此类肺结节，通向结节的支气管为抵达外周结节的活检工具提供了直接的自然腔道。然而，并非所有周围型肺结节的术前胸部CT支气管充气征都是阳性。例如，在NAVIGATE研究中，仅48.8%的周围型肺结节支气管充气征为阳性[32]。一项名为支气管镜下经肺实质活检（bronchoscopic trans-parenchymal access，BTPNA）的新技术用于支气管充气征阴性肺结节的活检（图3.9）。在一项初步研究中，Herth教授等描述了该技术在12例患者中的应用情况[47]，肺结节大小为17～40 mm。利用Archimedes™虚拟支气管镜导航系统利用CT数据重建虚拟支气管镜图像，该系统允许术者选择两个位于支气管管壁、通往病灶血管最少的最佳进入点（point of entry，POE）。进行支气管镜操作时，术者经支气管管壁进入点穿刺进针，以球囊扩张进入点，然后置入带钝性扩张器的鞘管，打通从进入点到肺实质的通道。随后，经鞘管置入活检工具进行活检。12例患者中有10例患者完成该操作，活检标本量均满足组织学诊断，患者在此操作后均接受外科手术治疗。在所有的病例中，经肺实质的路径精准，且活检组织学诊断与外科手术结果一致，该研究没有出现重大并发症。同一研究团队报道了另外6例患者[48]，其中5例患者活检成功，而6例患者中2例患者发生了气胸。

上述研究证实了对与支气管不相通的小结节进行活检并取得较高成功率的可行性。尽管在初步研究中没有发现严重并发症，但直观而言，支气管镜下经肺实质活检似乎侵入性更大、潜在并发症风险更高。在支气管镜下经肺实质活检操作常规化前还需要积累更多经验。一项针对支气管镜下经肺实质活检安全性及实用性的多中心临床研究正在进行。

（七）电磁导航引导下经胸壁针吸活检术

最近，无需实时CT成像的电磁导航引导下经皮肺活检术引起了人们的兴趣。该方法使用Veran医疗公司提供的SPiN Perc™系统进行。该系统使用一根带有管芯的19 G针。管芯尖端的电磁场和传感器可引导操作者到达肺内目标病灶[49]。在一项纳入24名患者的小型研究中，病变的平均大小为20.3 mm，电磁导航引导下经胸壁针吸活检术（electromagnetic guided transthoracic needle aspiration biopsy，EMT-TNAB）的诊断阳性率为83%，21%的患者术后发生了气胸[50]。

此技术不能用于需要采用俯卧位才能穿刺的肺内病变。由于在操作中没有实时引导，因此该系统的导航误差对穿刺操作精度的影响如何，尚待进一步研究，还需要更多的研究数据来进一步论证该技术是否可以常规应用。

（八）锥形线束CT

尽管最优化地运用了先进的支气管镜技术对周围型肺小结节进行活检，但在成功进行活检时存在的另一个主要的挑战，即操作者在活检时无法实时确定活检器械是否已到达了预定的目标病灶。如前文所述，RP-EBUS在该方面是有所帮助的。而另一种可实现该目的的新兴技术就是锥形线束CT技术。

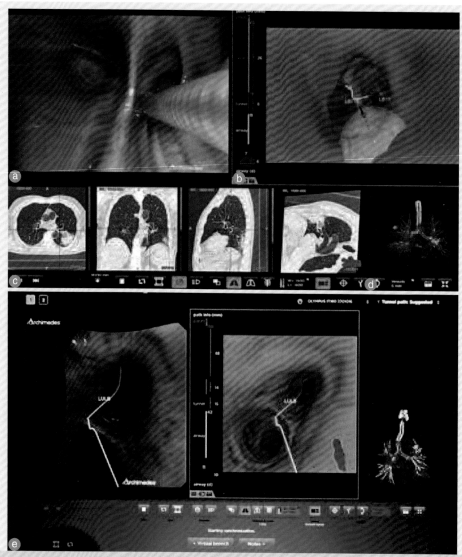

a.支气管镜下显示进入点；b.虚拟图像显示目标病灶为绿色，其范围覆盖了进入点；c.CT图像显示目标病灶（绿色）及血管（蓝色和红色）与气道的关系；d.屏幕同时展示了气道三维重建图像；e.最新的操作平台可以指导术者避开损伤血管导致肺实质出血的路径。

图3.9 支气管镜下经肺实质活检
（经Bronchus Archimedes™授权转载）

介入放射科医师使用锥形线束CT技术行经皮活检和血管造影手术已有相当长的时间，锥形线束CT技术也被广泛应用于口腔正畸领域。一些研究者还报道了在支气管镜检查中使用锥形线束CT技术。从根本上来说，其运行机制是锥形线束CT的C臂绕患者旋转以获取影像数据，该影像数据被重建并与实时X线透视检查影像叠加，以确认活检器械与目标病灶的相对位置。术者可使用其配套软件中的分割法，在X线透视下选择到达病变的最佳路径。在一项初步研究中，研究者对33例偶发肺结节患者进行了锥形线束辅助活检。该研究显示，使用锥形线束CT辅助常规支气管镜检查，对肺结节的总体诊断率为70%，对恶性病变的诊断率为82%[51]。

将锥形线束CT技术推广应用于ENB是合理的。Ng和同事率先探索了这一想法，并成功利用锥形线束CT辅助ENB从一个8 mm的结节中获得了诊断标本[52]。最近的一系列报道指出，锥形线束CT技术与ENB联合应用于周围型肺结节的活检取得了较高的成功率[35]。在此项研究中，操作者在支气管镜检查过程中使用了锥形线束CT，并将CT图像与实时透视图像进行了融合，这使手术操作者能够实时确认定位导向装置与目标病灶的相对位置。必要时，在操作中追加锥形线束CT检查。所有病例均未使用径向探头超声检查。共对75例患者的93个可疑肺结节进行了活检。病灶大小中位数为1.6 cm（0.7～5.5 cm）。重要的是，仅49%的病变在标准透视下可见，且只有39%的病变在术前CT上可见支气管充气征。最终本研究的诊断率为83.7%。平均对每个病例进行1.5次CT，每例次CT的有效辐射剂量估计为2 mSV，未见明显并发症。此外，在14例周围型肺结节的患者中，联合应用锥形线束CT和经支气管镜检查工具也取得了较高的活检成功率，总诊断率为71%[53]。

上述令人鼓舞的研究结果表明，通过将锥形线束CT与ENB及其他类似方法联合，可提高从周围病灶中获取病变组织的能力。使用锥形线束CT并实时确认活检器械的准确位置，似乎为过去一直困扰大家的ENB技术定位注册/导航误差问题提供了一个切实可行的解决方案。然而，此类研究大多来自少数有经验的医疗中心，其数据需要得到其他研究中心的独立证实。目前迫切需要开展一项随机研究，以期比较锥形线束CT辅助ENB与RP-EBUS辅助ENB两者之间的诊断成功率。

由于锥形线束CT检查存在辐射，如果在支气管镜检查周围型肺结节时常规应用锥形线束CT技术，了解患者可能会受到多少额外的辐射是很重要的。在一项模型替代人体研究中，使用透视和锥形线束CT辅助支气管镜检查，20分钟的辐射暴露量为0.98～1.50 mSV[54]，该辐射暴露是安全的，不太可能对患者造成重大伤害。因此，在未来，辐射安全问题不太可能成为此项重要的新兴技术在支气管镜检查中应用的主要障碍。

三、介入呼吸病学在肺结节治疗中的贡献

肺结节的诊治是一项复杂的工作，医疗团队协作能够提供更精简、更适当、成本效益更高和以患者为中心的诊疗。在团队协作下，可以通过几种不同的方式运用先进的支气管镜技术，协助胸外科医师和放射肿瘤科医师对肺结节进行诊疗。在以下段落中，我们将简要讨论介入呼吸病科医师如何协助团队对肺结节进行合适的诊治。

（一）电视胸腔镜外科手术

与开胸手术切除肺结节相比，电视胸腔镜外科手术或机器人手术的并发症更少，疼痛程度更轻，住院时间更短，已经取代了外科开胸手术。然而，在许多情况下，由于病灶的位置、密度或患者的身体状况影响，导致手术无法触及亚厘米级结节。在该情况下，细致规划至关重要，最重要的步骤是回顾术前影像。当CT影像显示结节局限于一个肺段时，电视胸腔镜外科手术或机器人肺段切除术能够成功切除结节，并进行适当的淋巴结清扫。然而，当

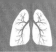

结节不局限于一个肺段并计划进行楔形切除时，无法触及的结节可能需要中转开胸。据报道，在初始计划行电视胸腔镜外科手术的患者中，有1.0%~7.5%的患者转为开胸手术[55-56]。

胸外科医师在电视胸腔镜外科手术或机器人辅助胸外科手术（robotic-assisted thoracic surgery，RATS）中使用了多种方法来定位肺结节。一个常用的方法就是CT引导下经胸穿刺放置钩丝或注射亚甲蓝，该方法的并发症包括气胸和出血。在一项电视胸腔镜外科手术的相关研究中发现，气胸和出血的发生率分别为24.5%和2.4%[57]。其他局限因素包括无法识别亚甲蓝染料和钩丝移位。在一组系列研究中，未并发气胸及发生气胸的患者中分别有12%、33%的患者发生钩丝移位。另一个具有实际意义的问题是时间安排上的冲突，将会导致介入放射的定位操作与手术室的外科手术（在时间上）难以协调[58]。基于上述原因，需要为此类患者提供更实用的定位方法。

支气管镜介入检查为电视胸腔镜外科手术术中肺小结节的精确定位提供了重要的选择。该方法主要优点是在外科手术前即刻进行定位，而无须将患者从放射科转运到手术室。据几项研究报道，导航支气管镜引导下的亚甲蓝注射提高了外科医师在电视胸腔镜外科手术时对小结节视觉定位的成功率。Awais和同事对29例肺结节患者进行了ENB引导下定位和电视胸腔镜外科手术切除[59]。病灶中位大小为10 mm，距脏层胸膜中位距离为13 mm。29例肺结节（100%）均能在电视胸腔镜外科手术时被定位并切除。另一项研究中，Marino和同事在ENB引导下用亚甲蓝对70名患者的72个结节进行标记[60]。结节中位大小为8 mm（4~17 mm），距胸膜表面中位距离为6 mm（1~19 mm）。72例结节中有70例标记成功（97.2%），无中转开胸。亚甲蓝注射对患者是无害的，而且似乎不干扰标本的病理结果，该研究没有报道支气管镜检查相关的主要不良反应。因此，使用ENB缩短了定位与手术之间的停工时间，明显改善了手术室的工作流程，提高了效率[61]。

同样的目标也可以通过其他支气管镜技术实现。在最近的一项研究中，25名患者在电视胸腔镜外科手术前使用了RP-EBUS和VBN定位周围型肺结节[62]。肺结节的中位大小为8 mm。24例患者胸膜表面可见染色。所有病例均可完成无癌缘切除，无须中转开胸。内镜操作需要额外10分钟的时间，但未见严重并发症。

（二）辅助立体定向放射治疗

虽然手术仍然是早期肺癌治疗的"金标准"，但对于部分临床Ⅰ期肺癌患者，体部立体定向放射治疗（stereotactic body radiation therapy，SBRT）是一种可接受的替代治疗方案。最近一项包括23项研究的荟萃分析显示，无论在未匹配还是匹配的队列中，手术能够带来更长的总生存期和无病生存期，更高的肿瘤特异性生存率和无局部复发率[63]。体部立体定向放射治疗是目前对医学上无法手术或拒绝手术治疗的早期肺癌患者的标准治疗。仔细分析目前的文献可以发现，与传统放射治疗相比，体部立体定向放射治疗具有更高的局部控制率和总生存率[64]。

立体定向放射治疗的基本原理是在对周围健康组织进行最小限度的照射的情况下，向肿瘤提供高生物有效剂量的辐射。放射剂量从肿瘤到周围组织的快速下降减少了高剂量治疗体积，因此降低了治疗相关的毒性。整个放射治疗可在1~2周内分3~5次完成。然而，体部立体定向放射治疗的关键是对靶区的准确勾画，为此需要制订细致的治疗计划，并在治疗期间密切关注肿瘤随呼吸的运动。现有几种运动监测策略[65]，放置基准标记物是实时跟踪肿瘤的一种策略。作为一种有效的策略，必须满足3个条件：①基准标记物必须放置在准确的位置，靠近肿瘤；②基准标记物从放置到放射治疗的时间内，不能有明显的移动；③放置基准标记物的操作相关并发症少。基准标记物可经胸或支气管镜途径放置。CT引导下经皮置入基准标记物并发气胸的病例占13%～60%[66-69]。3%～44%的病例需要胸腔置管，如此高的并发症发生率是不可接受的。支气管镜下放置基准标记物是另一种更安全的选择（图3.10）。几位研究者报道了使用导航支气管镜进行基准标记物置入的高成功率。通常采用ENB或VBN与径向探头超声结合的方法进行支气管镜下基准标记物的精准放置[70-71]。

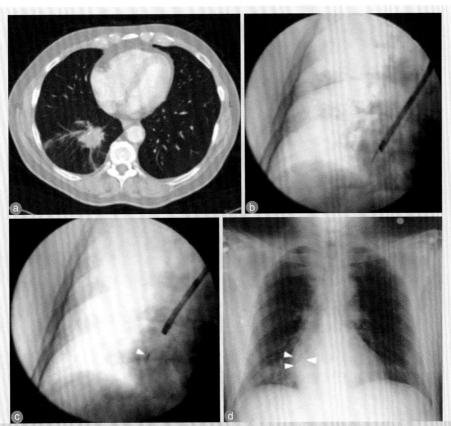

a.胸部CT上的肿瘤；b.透视图像显示一种预先装有标记物的微生物刷接近靶目标；c.在透视图像上可见放置的基准标记物；d.胸部X线显示肿瘤周围有3个基准标志物。

图3.10　支气管镜下在肿瘤内及周围放置基准标记物
（经Mayse许可转载[101]）

　　Nabavizadeh和同事在ENB的引导下，在34个肺结节中放置了105个栓塞弹簧圈作为基准标记物[72]。肺结节平均大小为2.27 cm，CT图像显示86%的基准标记物位于肺结节周围1 cm以内，保留率为98%。经支气管镜放置基准标记物是安全的，并且可在初次诊断性支气管镜检查时完成[73]。尽管一次性完成周围型肺结节活检、纵隔淋巴结分期和基准标记物放置，可能需要长时

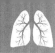

间的支气管镜操作，但对21名患者进行上述操作的一项研究显示，患者耐受性良好[74]。

ENB引导下放置基准标记物的气胸发生率（0～6%）明显低于经皮途径。选择放置何种基准标记物似乎取决于个人偏好，但许多研究者发现，与线性标记物或金标相比，螺旋弹簧标记物从初始位置发生移动的可能性更小[75-76]。

（三）早期肺癌的支气管镜下治疗

激光消融、氩离子凝固术、冷冻治疗、光动力疗法和近距离放射治疗等介入呼吸病学技术在晚期中央气道肿瘤姑息治疗中的作用已经得到公认[77]。近年来，随着支气管镜对周围型肺结节定位能力的提高，其在早期周围型肺癌治疗中的作用日益显现[78-79]。

其中一种技术就是射频消融术（radiofrequency ablation，RFA）。射频消融术的基本前提是将肿瘤暴露于电磁能量下并对肿瘤产生热损伤。放置在肿瘤内的作用电极和射频发生器从该电极向放置在体表的分散电极发送高频交流电，并在肿瘤周围产生热量，使肿瘤组织凝固性坏死。

过去，周围型肺结节的射频消融术是在CT引导下经胸入路将电极置入肿瘤内来进行的。多项研究表明，射频消融术治疗早期肺癌具有技术可行性和有效性，然而，报道显示经胸壁射频消融术的气胸发生率高达20%。随着导航定位肿瘤技术的提高，人们开始探索经支气管镜放置电极进行肿瘤射频消融术的可能性。Koizumi和同事在CT引导下经支气管镜放置冷却的射频消融术导管，对20例无法手术患者的28个周围型肺肿瘤进行治疗[80]。病灶中位大小为24 mm，范围为12～45 mm，肿瘤局部控制率为82.6%，中位无进展生存期为35个月，5年生存率为61.5%，未见严重不良反应。Xie和同事报道了对2例未行手术的ⅠA期肺癌患者和1例孤立性转移瘤患者在导航支气管镜引导下行射频消融术治疗[81]。操作时采用ENB到达病变部位，使用径向探头超声确定延伸工作通道与肿瘤的相对位置。术后3个月，1例患者完全缓解，2例患者部分缓解，无并发症发生。

尽管上述报道证实了支气管镜下射频消融术的技术可行性，但在该技术成为早期肺癌的主流治疗方法之前，还有诸多问题需要阐明。首先，最根本的问题是确定哪些患者应该接受射频消融术治疗。目前早期肺癌的标准治疗是手术治疗或体部立体定向放射治疗。射频消融术并非此类患者的一线治疗方案，需要进行相关研究来比较手术或体部立体定向放射治疗与射频消融术的远期疗效，并明确射频消融术在治疗早期周围型肺癌中的作用。在此之前，对于不适合手术，并且已经接受了最大限度放射治疗的早期周围型肺癌患者，射频消融术可作为一种替代治疗方案。在此类患者中，支气管镜下射频消融术可以提供额外的肿瘤局部控制。一旦原发肿瘤得到控制，孤立性转移病灶也可以应用该技术治疗。

利用支气管镜能够更好地导航定位病灶，也为探索周围型肺癌的其他治疗方法铺平了道路，而此类方法过去一直被用于治疗中央型肺癌。一篇报道中，10名周围型肺癌患者接受ENB引导的近距离放射治疗[82]，所有患者均达到临床缓解。

一些正在进行的研究也在探索ENB引导的光动力疗法（photodynamic therapy，PDT）治疗早期肺癌的可能性。在一篇报道中，研究者在ENB引导下对3例恶性肺结节患者进行了肺间质光动力疗法[83]。这些病灶大小为8～36 mm。患者在接受静脉注射光卟啉后48小时行ENB

引导的支气管镜检查。通过延伸的操作通道放置光动力疗法探头。术中使用锥形线束CT确定光动力疗法探头的精确定位。放置成功后，将周围的肿瘤组织暴露于630 nm光下。术后3个月胸部CT评估显示1例患者完全缓解，2例患者部分缓解，无手术相关并发症发生。

与支气管镜下射频消融术一样，近距离放射治疗和光动力疗法不太可能取代目前治疗恶性肺结节的标准疗法，但对于无法接受手术且不能再接受额外放射治疗的患者来说，两种方法为肿瘤的局部控制提供了有价值的治疗选择。

（四）新兴技术

无论是否应用径向探头超声，导航支气管镜的诊断率都明显低于CT引导下的活检。人们对进一步改进现有技术和开发创新技术，以提高支气管镜检查对肺部小结节的诊断率非常感兴趣。

如前所述，在许多情况下，操作者能够通过多种方法导航至病灶，并通过RP-EBUS确认已到达病灶，但活检却未能获得组织学诊断。虽然能够成功导航定位病灶，但无法获得组织诊断，因此该检查对临床医师没有帮助，对患者来说也是徒劳的。有必要缩小定位病灶成功率和诊断率间的差距。在此种情况下，外周冷冻活检在提高诊断率方面具有潜在作用。例如，在一项研究中，Kho和同事在用RP-EBUS成功定位外周肺结节后，比较了外周冷冻活检和标准活检的诊断率。结果显示，对于RP-EBUS定位的邻近气道的病灶，冷冻活检的诊断率（75%）显著高于标准钳夹活检（49%）。而当RP-EBUS检查支气管处于病变中心位置时，两者诊断率相似，8%接受冷冻活检的患者出现中度出血[84]。

另一个限制支气管镜检查诊断率的主要问题是CT与人体实际解剖结构位置的偏差而导致的定位误差。对现有导航式支气管镜检查平台的改进和新型平台（如LungVision™）的引入是介入呼吸病科医师非常感兴趣的领域。例如，superDimension™最近推出了一种基于断层合成的透视导航系统，该系统通过透视实时定位病变，并通过局部配准以提高导航至预定目标的精确性。Aboudara与同事在最近一项回顾性研究中发现，与标准的电磁导航技术相比，使用该基于数字断层合成的平台，使诊断率提高了25%，其结果令人鼓舞，特别是该研究中64%的结节小于2 cm[85]。

除了增强透视和断层合成校正CT与人体的偏差外，Medtronic公司的新型Illumite™平台还推出了一个附加功能。在手术过程中使用尖端嵌入传感器的导管，即使在移除可定位导向器后，该传感器也能继续向术者提供位置反馈。在获得活检标本之前，系统能检测到导管尖端任何远离目标病灶的移动，并采取纠正措施。在活检过程中导管尖端的移动是之前系统的一个重要问题，该功能有降低定位成功率和实际诊断率间差异的潜力。虽然临床经验有限，但在实际活检过程中持续导航定位是有直观意义的。Illumisite™平台还推出了crossCountry™经支气管工具，该工具使术者能够接近标准针和活检钳无法到达的位于支气管腔外的病灶，并对其进行活检。

LungVision™（Body Vision Medical有限责任公司，Ramat HaSharon，以色列）是另一个新平台，其将术前胸部CT和实时透视信息合成肺部的三维图像，在透视屏幕上生成一条路径，支气管镜医师可通过该路径导航至病灶。一旦LungVision™导管尖端到达增强的靶点，

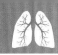

就进行RP-EBUS。最近的一项研究发现，对于中位大小为2.0 cm的57个结节，导航定位成功率为93%，诊断准确率为75%[86]。

导航技术的进步可能会提高支气管镜检查对小结节的诊断率，但需要更多的前瞻性研究来证实。在使用此类技术时，支气管镜医师还须考虑患者和操作者过量辐射暴露的可能性。

该领域的另一个令人兴奋的方向是引入机器人支气管镜对周围肺结节进行活检[87]。据报道，机器人支气管镜系统的可操作性更强，导航更精准，可到达气道更远端，在插入活检器械时，增强了通过狭窄拐角和转弯处的能力，提高了尖端的稳定性。与电磁导航（electromagnetic navigation，EMN）支气管镜检查相比，机器人系统的一个主要优势是操作者通过较小的外周气道时，能够直接可视化气道。另一个优势是能够更好地控制支气管镜的远端，有助于缩小导航和诊断率之间的差距。FDA批准的两种机器人支气管镜检查系统是Monarch™（MA；Auris Health，Redwood City，CA）和Ion™腔内平台（IEP；Intusitive，Sunnydale，CA）。Monarch™系统采用电磁导航联合大小为4.2 mm、外鞘管为5.9 mm的鞘内支气管镜（可由机械臂独立控制，活检通道直径为2.1 mm）。最初，外鞘管和鞘内支气管镜均导向结节。外鞘管牢固地嵌入肺段或亚段支气管，鞘内支气管镜向病变进一步推进。一项尸体研究报道，与同等尺寸的细支气管镜相比，机器人支气管镜的到达范围更广。在该研究中，机器人支气管镜在RB1（右肺上叶尖段）和LB1+2（左肺上叶尖后段）中的操作明显优于常规支气管镜[88]。据一项尸体研究报道，使用该系统对直径为10～30 mm的人工植入结节进行活检，活检成功率为97%[89]。

Ion™机器人系统仅有一根支气管镜（外径为3.5 mm、活检通道为2 mm）。该系统采用独特的形状传感技术，沿着术前胸部CT生成的路径导航至结节。除了常用的附件外，还用一种特殊的软性针（Flexixion™）来获取组织标本。

目前已出现了使用上述系统的临床研究，初步研究结果令人鼓舞。在哥斯达黎加的一项单中心研究中，使用Monarch系统对15个肺结节进行活检[90]，结节平均大小为2.6 cm。15名患者中有9名（60%）确诊为癌症，未见明显不良反应。在最近一项关于Monarch™机器人内镜系统上市后使用状况的研究中，包括来自4个中心的165名患者，导航成功率为88.6%，活检成功率为69%～77%。病变平均大小为2.5 cm，71%位于肺外周1/3。气胸和肺出血的发生率分别为3.6%和2.4%[91]。最近一项多中心试验也报道了类似的结果，该试验运用Monarch™机器人系统对54例患者（为肺周围型磨玻璃病变，大小为1～5 cm）进行了基于RP-EBUS导航的检查，成功率为96.2%，诊断率为74.1%。所有手术均在全身麻醉下进行，气胸发生率为3.7%[92]。Monarch™机器人系统还用于17名患者手术切除前的脏层胸膜标记，成功率为100%[93]。

Ion™机器人系统在患者中的初步使用结果也令人鼓舞。Fielding等使用该系统获取了30个病变的活检组织，病变平均大小为12.3 mm，总诊断率为80%，恶性肿瘤诊断率为88%。无操作相关的重大并发症[94]。目前，一项正在进行的大型多中心研究（PRECISE试验）正在评估该系统在从周围型肺结节获得组织诊断方面的作用。

需要更多的数据来明确机器人支气管镜系统在周围型肺小结节中的确切作用。该技术的价格昂贵，而且在处理CT图像与机体病变实际位置偏离的方面仍有不足。导航仍需要使用辅助技术（如RP-EBUS或锥形线束CT）进行确认。在推荐该项技术以更广泛使用之前，必须将其与现有技术和其他新兴技术进行无偏倚的直接比较。当然，该技术有可能成为现代杂交手术室的一个组成部分，以适当和及时地处理肺结节，如下所述。

（五）未来方向

显然，CT检测肺结节的负担将持续增加，这给呼吸科医师、胸部和介入放射科医师、放射肿瘤科医师和胸外科医师提出了挑战。每次发现肺结节时，首要目标是识别和治疗可治愈的恶性结节，同时尽量减少对良性结节的侵入性检查和外科干预，这一目标在过去几十年里没有改变[6]。发生变化的是我们通过何种路径接近并处理这些结节以实现既定目标。过去针对肺结节的"零敲碎打"和"各立山头"式的诊治方法效率低下，也并没有以患者为中心，因此显然需要转变工作模式。一些先进的医疗机构已经意识到了这一需求，建立了杂交手术室，为肺结节提供了更全面和简化的诊断和治疗方法[95]。杂交手术室的基本原则是同时拥有先进的支气管镜技术、实时手术台上锥形线束CT成像、经皮介入治疗和胸外科专科技能，确保可以同时提供所需要的服务，而无须单独检查和多次到医院就诊。尽管初始成本及投入很高，但这种医疗模式十分高效，以患者为中心，安全且具有成本效益。高级支气管镜技术是杂交手术室的关键技能，这使介入呼吸病科医师和胸外科医师能够密切合作，恰当地处理肺结节。例如，几项研究表明，在杂交手术室进行电视胸腔镜手术之前，通过ENB引导的染料注射能够成功定位肺外周小结节和磨玻璃影[96]。与经皮钩丝置入术相比，该方法不必将患者从放射科转运到手术室，降低了气胸的风险，缩短了手术时间，提高了电视胸腔镜手术治疗周围型肺结节的成功率。在无法手术的情况下，杂交手术室可用于肺结节的诊断和分期，放置基准标记物以便于体部立体定向放射治疗，以及用于在导航支气管镜引导下对合适患者进行肺癌治疗[97]。

多学科方式处理肺结节已不再是一种备选项，而是正在迅速成为一种必然。现有研究证明，具有多种功能和专业技术的杂交手术室，也是开展高质量研究、技术革新和开发新诊疗方法的理想场所[98]。可以肯定的是，在不久的将来，技术的进步将进一步简化肺小结节的处理方法，并使介入呼吸病科医师、放射介入科医师、放射肿瘤科医师和胸外科医师的工作联系比以往任何时候都更加紧密。

（尹雯，肖奎译；亢锴，杜英臻，罗玲，张骅，赵瑞，陈俊文，黄明淋校）

参考文献

▮扫码查看

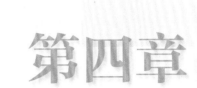

第四章

纵隔镜检查：
外科 *vs.* 内科

Kasia Czarnecka-Kujawa and Kazuhiro Yasufuku

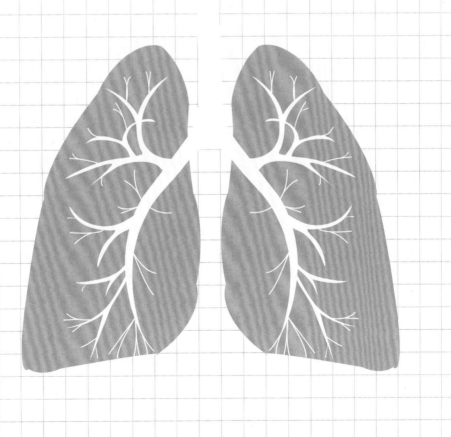

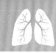

一、引言

纵隔分期是评估肺癌患者的重要组成部分，能够决定预后并指导治疗。纵隔淋巴结转移意味着疾病进展和远处转移的可能性较大。因此，大多数情况下，纵隔淋巴结转移的患者采用非手术治疗，手术治疗则主要适用于没有纵隔淋巴结转移的患者。

纵隔分期包括术前和术中评估。术前评估检查手段包括CT和PET[1]，属于无创检查。另外，使用弥散加权磁共振成像（diffusion-weighted magnetic resonance imaging，DWI)）[2]进行无创肺癌分期也有新的数据。有创的术前和术中分期评估手段包括外科入路的经颈纵隔镜检查（mediastinoscopy，Med）、前纵隔切除术、经颈扩大纵隔镜等手术方法，以及最近的电视胸腔镜外科手术和"上纵隔镜检查"经颈扩大纵隔淋巴结清扫术（transcervical extended mediastinal lymphadenectomy，TEMLA）、电视辅助纵隔淋巴结清扫术（video-assisted mediastinal lymphadenectomy，VAMLA），以及在手术切除时进行的淋巴结清扫。

过去的10年中，包括超声内镜引导下经支气管针吸活检（endobronchial ultrasound-guided transbronchial needle aspiration，EBUS-TBNA）和超声内镜引导细针穿刺抽吸术（endoscopic ultrasound-guided fine needle aspiration，EUS-FNA）等微创穿刺针吸技术逐渐成熟，并被认为是有创纵隔分期的首选方法[1, 3]。因胸部CT和PET/CT等无创技术的诊断准确性不足以指导临床决策，因此纵隔结节病理确诊是评估肺癌患者的一个重要步骤。75%～85%的肺癌患者可有淋巴结^{18}F-FDG浓聚呈真阳性表现。胸部CT上增大的淋巴结（短径超过1 cm）中只有60%为转移，其意味着，如果不对无创分期结果进行病理确认，那么15%～40%的患者可能因为无创检查呈假阳性而被排除在根治性肺癌手术之外[1, 4]。

在本章中，我们计划讨论纵隔淋巴结分期在肺癌的临床重要性，无创纵隔淋巴结分期的基本诊断方法及其局限性，以及有创纵隔淋巴结分期的适应证，对肺癌进行有创纵隔淋巴结分期的方法提供一个历史视角，概述手术和非手术策略的优势和局限性，讨论应用EBUS-TBNA和EUS-FNA微创技术进行纵隔淋巴结分期的模式转变，并讨论纵隔淋巴结分期的新技术。

二、问题聚焦

肺癌是全球癌症死亡的主要原因[5]。尽管对肺癌及其分子遗传学的认识在不断发展，检测方法也在不断改进，但肺癌的5年总生存率仍然很低，约为18%[5]。肺癌的生存率是由诊断肺癌时的分期阶段决定的，临床分期为ⅠA的患者5年生存率超过90%，而ⅣA期只有10%，ⅣB期为0[6]。纵隔淋巴结转移与5年生存率显著降低有关（ⅢA期约为36%，ⅡB期为53%）[6]。纵隔淋巴结受累意味着疾病晚期和远处转移的风险增加，有报道称N$_2$和N$_3$期患者16周时的疾病进展率为70%[7]，意味着患者在最初评估时虽然无明显纵隔淋巴结受累，但很可能已并发远处微转移。肺癌手术获益人群仅限于可以完全切除（包括对所有纵隔受累部位进行清扫）的患者。除少数特例外，纵隔淋巴结转移的患者主要采用化学治疗（简称化疗）和放射治疗（简称放疗），而不是根治性手术。因此，准确的术前纵隔分期对于避免非根治性切除手术至关重要。

从治疗角度看，纵隔淋巴结受累可分为3个不同的类别：①偶发/隐匿的微转移性病变（在根治术中"快速切片"时发现，或在术前归属为临床N0或N1期，但最终在手术标本中发现）；②散发但可被切除的病变；③巨大且不能切除的或浸润性病变[8]。对于存在纵隔隐匿性转移的患者，建议在完全切除的同时进行系统性纵隔淋巴结评估，因为研究证实该部分患者的生存率高于术前分期为N2期的患者。生存率的差别可能是因为术前分期检测到淋巴结转移的患者与隐匿性淋巴结转移的患者有不同的肺癌生物学特性（前者疾病负担较重，转移进展更快，初始评估时疾病已近晚期）。对于可切除或潜在可切除疾病的患者，可采取不同的治疗策略，包括手术切除联合化疗或放疗。目前指南推荐采用多学科的方法来治疗这一患者群体[9]。手术无法切除的患者应采用化疗或放疗进行治疗，因为大量前瞻性研究表明，辅助治疗并不能提高切除率，不完全切除并不会带来生存获益[8]。

鉴于大多数肺癌患者都接受了某种治疗，因此关于肺癌自然病史的数据较为缺乏。对于因医疗合并症而不适合任何治疗类型的患者，生存期数据会受到合并症的影响，后者可能导致生存率下降。研究显示，对于医学上无法手术的Ⅰ期和Ⅱ期患者，未接受任何治疗的患者总生存期为14个月，而按疾病分期接受相应放疗或手术治疗的患者，其生存期分别为21个月和46个月[10]。肺癌的诊断工作可能非常耗时，一些研究揭示从发现疾病到启动治疗，延迟时间超过100天[11]。然而，肺癌患者诊治的延迟关系到疾病的进展[7]。已有报道称，延迟时间为4周、8周和16周时的临床疾病进展率分别为13%、21%和46%。总体而言，8周和16周时的疾病进展率分别为13%和21%[7]。及时评估患者（包括无创和有创纵隔分期）并制定针对性治疗方案是确保疗效的关键。英国胸科协会（British Thoracic Society，BTS）、加拿大肿瘤外科协会（Canadian Society of Surgical Oncology，CSSO）及加拿大胸外科协会（Canadian Association of Thoracic Surgery，CATS）建议，除选择诱导治疗的患者外，根治性手术应在评估后4周内进行。如果超过8周后行手术治疗，强烈建议重新进行影像分期[12-13]。

胸部CT是疑诊肺癌患者的常规评估手段。除外周ⅠA期肿瘤和纯磨玻璃病变外，均建议行PET扫描[4]。胸部CT可以评估胸内疾病范围并指导进一步的干预措施，是首选的评估方式。多项系统回顾和荟萃分析显示，胸部CT对肺癌患者纵隔淋巴结分期的敏感度为55%~64%，特异度为81%[4, 14]。由于CT敏感度较低，因此多达20%~25%的患者术前评估为N0~N1期，在随后的外科淋巴结采样后证实为N2或N3期[1]。相反，多达20%的患者胸部CT怀疑有淋巴结转移而实际上并未发生转移。

PET在良性、恶性病变鉴别诊断，以及检测远处转移和纵隔转移方面具有很高的准确度，是疑似肺癌患者的重要诊断方式。多项随机对照试验、系统回顾和荟萃分析显示，在纵隔淋巴结分期中，PET的敏感度和特异度远高于CT。第一个评估PET在肺癌患者的应用价值的研究显示，通过PET分期正确识别纵隔淋巴结和远处转移可以减少不必要的开胸手术〔PET组为19/92（21%），而在传统分期组为39/96（41%）〕，此意味着使用PET分期可以降低51%的无效胸腔手术的风险[15]。对早期肺癌（主要是Ⅰ期疾病）的研究表明，使用PET会使18%的患者分期改变，13%的患者因发现为N2期病变而改变治疗方法[16]。一项关于PET的荟萃分析表明，其整体敏感度为74%（90%CI：69%~79%），特异度为85%（95%CI：

82%~88%）。PET/CT的出现将解剖结构定位和代谢活动之间建立起关联的假设变为现实。多个单中心随机对照研究、荟萃分析，以及最近的Cochrane数据库综述显示，胸部PET/CT提升了对肺癌患者纵隔淋巴结分期的诊断准确性，其总敏感度、特异度、阳性预测值和阴性预测值分别为77.4%（95%CI：65.3%~86.1%）、90.1%（95%CI：85.3%~93.5%）、65%（95%CI：43%~80%）和95%（95%CI：90%~98%）[17-22]。PET/CT降低了无效开胸手术率［N2期、N3期（ⅢA期或更高分期）或良性疾病患者的切除手术］。每5次PET/CT扫描可避免1次不必要的开胸手术[18]。然而，值得重视的是，PET/CT存在5%~15%的假阳性率[20-21]。假阳性结果可能源自炎性、非恶性病变（肺炎、结节病、吸烟相关性支气管炎），因此，PET/CT的阳性结果应最终通过病理证实。

PET/CT的假阴性结果可能发生在微转移性疾病、较小的病变（<1 cm）和分化良好的低度恶性肿瘤（包括腺癌）[22]。PET/CT在评估T1N0病变时显示出较高的诊断准确性，有文献记载，在临床T1N0M0（ⅠA期）和外周肿瘤患者中，纵隔转移的发生率为4%，表明此患者群体无须进行有创纵隔分期[1]。

基于上述证据，国际胸科和呼吸病学协会，包括ACCP、欧洲胸外科医师学会（European Society of Thoracic Surgeons，ESTS）和安大略省癌症护理协会（Cancer Care Ontario，CCO），各自制定了非小细胞肺癌（non-small cell lung cancer，NSCLC）患者的纵隔淋巴结分期指南。各协会指南的建议基本一致（表4.1）[4, 23-24]。不建议对外周型病灶（肺的外部1/3）、ⅠA期肿瘤和无可疑纵隔病变（基于CT和PET评估）患者进行有创性纵隔淋巴结分期[1, 23-24]。在浸润性纵隔病变的诊断中，建议（基于当地技术可用性和检查方法的优劣）使用具有最佳诊断效能的纵隔分期技术进行评估[1, 25]。

表4.1　非小细胞肺癌有创纵隔分期的适应证

ACCP 纵隔分期指南[1]
没有胸腔外疾病和下面任何一项：
　　纵隔淋巴结病变（短径>1 cm），伴或不伴淋巴结 FDG 浓聚
　　纵隔淋巴结肿大和任何纵隔（N2~N3）、肺门或叶间（N1~N3）淋巴结 FDG 浓聚
　　中央型肿瘤（肺的内部 2/3），伴或不伴纵隔淋巴结肿大或 N1~N3 淋巴结 FDG 浓聚

ESTS 指南[2]
　　胸部 CT 示异常淋巴结
　　PET 示淋巴结 FDG 浓聚
　　中央型肿瘤（肺的内部 2/3）
　　怀疑有 N1 病变（基于 CT 或 PET 结果）
　　原发肿瘤 FDG 低浓聚
　　肿瘤 > 3 cm

CCO 指南[3]
　　纵隔淋巴结肿大（胸部 CT）
　　PET 示淋巴结 FDG 浓聚
　　中央型肿瘤（肺的内部 2/3）
　　临床 N1 期病变
　　肿瘤 > 3 cm

三、纵隔淋巴结分期的传统方法

直到20多年前，有创纵隔分期都是采用侵入性外科技术，包括纵隔镜，特别是经颈纵隔镜检查，以及不太常见的左前纵隔切开术（又称张伯伦手术）。此外，经颈扩大纵隔镜及最近的电视胸腔镜外科手术和"上纵隔镜检查"——TEMLA和VAMLA已经陆续使用[26-27]。

（一）经颈纵隔镜检查

经颈纵隔镜检查是一种外科技术，可以沿着气管支气管结构探查纵隔，从胸骨切迹到达隆突下空间，并沿着左、右主支气管行进[28]。手术在全身麻醉和经口气管插管下进行，患者取仰卧位，在胸骨切迹上做3~5 cm的切口，通过皮下组织和颈阔肌向下延伸。分开气管前肌肉以暴露气管，剪开气管前筋膜延展气管前平面。用手指尽可能地向足侧方向钝性剥离（图4.1），将纵隔镜插入手指剥离形成的空间进行活检（完整的技术在其他章节描述）[29]。经颈纵隔镜可以到达气管前（1站）、上气管旁（2R、2L站）、下气管旁（4R、4L站）、前隆突下（7站），以及肺门（10R、10L站）淋巴结。经颈纵隔镜不能到达肺韧带（9站）、食管旁（8站）、后隆突下（7站）和主肺动脉窗（5、6站）淋巴结。目前，在大多数胸外科医疗中心，电视辅助经颈纵隔镜已经取代了传统的经颈纵隔镜，提高了手术的安全性和对肺癌分期的诊断能力。在原发性肺癌纵隔淋巴结分期中，经颈纵隔镜结果取决于淋巴结的位置和操作者技巧[30-31]。最新的关于传统经颈纵隔镜（回顾性分析了1983年至2011年间的26项研究，共纳入9267名患者）和电视辅助经颈纵隔镜（回顾性分析了2003年至2011年间的7项研究，共纳入995名患者）在非小细胞肺癌分期的系统性回顾显示，传统手术和电视辅助手术的敏感度中位数分别为0.78和0.91，阴性预测值中位数分别为0.89和0.92[1]。

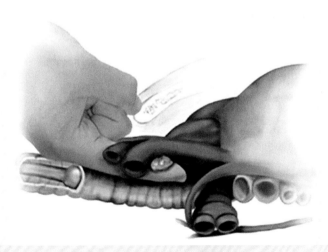

通过胸骨上小切口用手指触诊上纵隔，进而行纵隔镜检查，前方可触及无名动脉。
图4.1　经颈纵隔镜检查

一般来说，经颈纵隔镜检查是一种安全的手术操作，通常可在门诊实施。据报道，其并发症发生率高达3%，包括气胸、感染、纵隔大血管的损伤（可导致危及生命的出血）、周围神经损伤（可导致声带麻痹）、支气管和食管损伤等，与血管损伤有关的死亡率为0.08%[32-35]。对气管切开、严重的颈椎关节炎或颈椎不稳定而无法伸展颈部的患者，禁忌该手术。纵隔粘连可能会显著增加再次纵隔镜检查的手术难度[32, 36-37]。

（二）纵隔镜淋巴结清扫术的衍生术式

VAMLA和TEMLA采用的是经颈切口进行纵隔镜手术，手术的目的不是行淋巴结活检，而是进行系统性淋巴结清扫[29]。

VAMLA是用一个双叶片可分离的纵隔镜进行的，隆突下（7站）和右下气管旁（4R站）的淋巴结可被完全切除，4L站被单独切除[38]。VAMLA在肺癌分期中的敏感度为0.96（95%CI：0.81～99.3），特异度为1（95%CI：0.97～1.00），阳性预测值为1（95%CI：0.87～1.00），阴性预测值为0.99（95%CI：0.95～0.99），诊断准确率为0.99（95%CI：0.96～0.99）。

与VAMLA相比，TEMLA是一种开放性技术，使用电视纵隔镜或电视胸腔镜，可以到达1、2R、2L、3a、4R、4L、5、6、7、8站淋巴结，用该技术可以切除大量的结节（平均43个，范围为26～85个）[26-27]。据报道，TEMLA检测纵隔淋巴结转移的敏感度和阴性预测值分别为0.9和0.95。与其他外科纵隔取样方法相比，TEMLA和VAMLA能够完成完整的淋巴结清扫[38]，然而，其并发症的发生率很高（6.0%～13.2%），包括喉返神经麻痹、呼吸困难、心律失常、气胸、血管损伤（需要外科修复）并发持续的严重神经功能障碍等复杂问题，死亡率为1.2%（TEMLA）。多达20%的符合手术要求的患者因纵隔镜术后临床状态恶化而无法进行手术治疗。VAMLA和TEMLA手术费时（TEMLA平均为161分钟，范围为80～330分钟），而内镜技术的发展使得内镜的诊断率与两者相当，但其安全性更好，手术时间更短[26-27, 38-40]，因此VAMLA和TEMLA在使用中备受冷遇。

（三）胸骨旁纵隔切开术

胸骨旁纵隔切开术可以到达主动脉下（5站）、主动脉旁（6站，左侧）和血管前（3a站）淋巴结[41]。在右侧或左侧的第二肋软骨上做4～7 cm的横向切口，向下直达胸大肌，可通过切除肋软骨或通过肋间隙进行手术，需结扎内乳血管或明确其走行位置。用手指分离纵隔胸膜以暴露前纵隔（图4.2），左侧切口可以直接到达主动脉下和主动脉旁间隙，或者通过使用纵隔镜（前纵隔切开术，又称张伯伦手术）到达。右侧切口可以抵达血管前的淋巴结。胸骨旁纵隔镜检查是一种多用途的手术，不仅可以探查前纵隔，还可以打开纵隔胸膜，探查肺门和胸膜腔，并打开心包膜以评估可能的肿瘤侵袭。此外，还可以通过该种方式进行肺部活检（此类附加手术最适合单肺通气）[29]。据报道，前纵隔切开术评估主肺动脉窗淋巴结的敏感度和阴性预测值分别为78%和91%[1]，其并发症很少，主要包括膈肌和喉返神经的损伤、纵隔炎和气胸。此类进入前纵隔的技术充满了挑战（穿梭于大血管周围），而通过左侧电视胸腔镜外科手术方法进入主肺动脉窗淋巴结相对方便和简单。因此，当需要对主肺动脉窗淋巴结取样分期时，该技术已经越来越多地被电视胸腔镜外科手术取而代之。

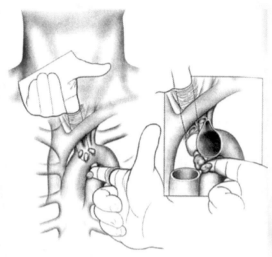

图4.2 颈前纵隔联合切开术中主动
脉下空间探查

（经许可转载自Shields[46]）

（四）经颈扩大纵隔镜检查

由Kirschner在1971年提出，并由Ginsburg推广的经颈扩大纵隔镜检查，可到达主肺动脉窗淋巴结2、4、7站[42-44]。该技术从标准的纵隔镜开始，当完成纵隔镜手术步骤后，将手指置于主动脉弓上方，在无名动脉和左侧颈动脉之间进行剥离，形成一个通道。纵隔镜在主动脉弓上方，于无名动脉前方或后方插向左侧无名静脉[29]（图4.3）。据报道，扩大纵隔镜的敏感度为71%～81%，而阴性预测值为91%[41]，其并发症少见（2.3%），包括气胸、纵隔炎、静脉曲张和通过压迫即可控制的轻微出血[38, 45]，曾有一例在术中死于主动脉损伤的报道[29]。与胸骨旁纵隔镜检查一样，由于纵隔镜在前纵隔内的可操作性有限，经颈扩大纵隔镜检查逐渐被弃用。而电视胸腔镜外科手术因为可到达主动脉下淋巴结，所以应用愈加普遍。

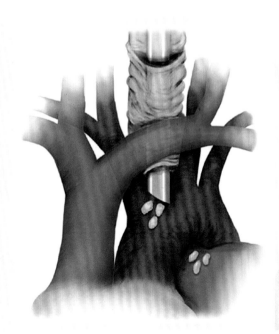

从纵隔镜检查的颈部切口，将纵隔镜
斜向推进到主动脉弓上方。

图4.3 经颈扩大纵隔镜检查

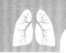

（五）电视胸腔镜外科手术和胸腔镜检查

电视胸腔镜外科手术和电视胸腔镜检查已被用于纵隔淋巴结分期，可以探查同侧纵隔（2、4站）、肺门[10]、叶间[11]和下纵隔淋巴结（8、9站）。在需要对主动脉旁（6站）和主动脉下（5站）淋巴结进行取样的患者中，电视胸腔镜外科手术已经逐渐取代了前纵隔切开术和经颈扩大纵隔镜。由于可以进入胸腔，上至肺尖，下达横膈，因此电视胸腔镜和电视胸腔镜外科手术不仅可以用于纵隔分期，还可以进入心包腔和胸膜腔，并有助于明确肺癌分期中的T和M部分，上述技术在其他章节已做出描述[46]。在包含246名患者的4个系列研究中，电视胸腔镜外科手术对纵隔淋巴结分期的敏感度和阳性预测值分别为0.95和0.96[1]。计划行肺切除术的患者术前进行电视胸腔镜检查可以避免4.4%的患者接受无效切除手术［主要是识别纵隔侵袭（1.4%）、胸膜播散（2.1%），或者非目标切除肺叶邻近结构受累及］。电视胸腔镜在排除非可切除肿瘤方面有很高的阴性预计值（0.97）[47]，且其手术相关的并发症很少（约5%），包括漏气、皮下气肿、胸痛、出血、手术伤口感染和脓胸[29]。表4.2中比较了所有外科技术的胸腔内淋巴结入路。

表4.2 不同外科手术及内镜技术的胸腔内淋巴结入路

淋巴结位置	分期技术							
	经颈纵隔镜	VAMLA	TEMLA	前纵隔切除术	经颈扩大纵隔镜检查	电视胸腔镜外科手术	EBUS-TBNA	EUS-FNA
1	√	×	√	×	√	×	×	×
2R	√	√	√	×	√	√ a	√	×
2L	√	√	√	×	√	√ a	√	×
3A	×	×	×	√	×	√	×	×
3P	×	×	×	×	×	√	×	×
4R	√	√	√	×	√	√ a	√	×
4L	√	√	√	×	×	√ a	√	×
5	×	×	√	√	×	√ b	×	×
6	×	×	√	√	×	√ b	×	×
7	√	√	√	×	×	√	√	√
8	×	×	√	×	×	√	×	√
9	×	×	√	×	×	√ a	×	×
10	×	√	√	×	×	√	√	×
11	×	×	×	×	×	√ a	√ c	×
12	×	×	×	×	×	√ a	√ c	×

注：VAMLA：电视辅助纵隔镜淋巴结清扫术；TEMLA：经颈扩大纵隔淋巴结清扫术；EBUS-TBNA：超声内镜引导下经支气管针吸活检；EUS-FNA：超声内镜引导细针穿刺抽吸术。a同侧；b仅仅左侧；c一些患者，不能到达上叶N_1淋巴结。

（六）介入呼吸病学手术在非小细胞肺癌纵隔淋巴结分期中的作用

20世纪90年代初，随着径向探头支气管内超声（radial probe endobronchial ultrasound，RP-EBUS）的引入，肺癌非手术纵隔淋巴结分期的概念应运而生[48-51]。除了在诊断支气管周围病变方面的应用[52-53]，RP-EBUS还被用来引导纵隔淋巴结患者进行TBNA和肺癌纵隔淋巴结分期。RP-EBUS引导的纵隔淋巴结TBNA的诊断率为72%～80%（在纵隔淋巴结转移高发的人群中达86%）[51, 54]，但RP-EBUS还不能够同经颈纵隔镜一样提供系统的纵隔淋巴结评估。因此，几十年来，经颈纵隔镜一直被认为是肺癌纵隔淋巴结分期的首选检查。然而，在原发性肺癌的纵隔淋巴结分期中，EBUS-TBNA和EUS-FNA显示出与纵隔镜相当或更优异的表现，进而推动了诊断模式的转变。目前，多个国际胸外科、呼吸内科和癌症组织均推荐将针吸技术作为原发性肺癌纵隔淋巴结分期的首选检查方法[1, 24, 32, 55-56]。

　　CP-EBUS是一种可弯曲支气管镜，在顶端集成了一个凸阵换能器，其扫描方向与支气管镜的插入方向平行，插入端外径和镜子外径分别为6.9 mm和6.3 mm（表4.3）。在可弯曲支气管镜的顶端结合EBUS，可以对可视化的结构（淋巴结、肿瘤）进行实时TBNA。超声探头具有B模式和彩色多普勒功能，可以区分淋巴结与血管结构。

表4.3　内镜的比较：EBUS-TBNA、*薄层EBUS-TBNA（原型，在动物和体外模型中测试）及EUS-FNA

内镜	EBUS-TBNA	薄层EBUS-TBNA*	EUS-FNA
尖端直径（mm）	6.9	5.9	13.0～14.6
内镜直径（mm）	6.3	5.7	11.8～12.8
扫描范围（角度）	50	60	120～180
管道直径（mm）	2.2	1.7	2.8～3.7
穿刺针型号（G）	19，21，22，25	25	19，21，22，25

注：参考文献[1, 23-24]。

　　与经颈纵隔镜类似，CP-EBUS可以到达2R、2L、4R、4L、7站站淋巴结。对于位于后方和深部的7站淋巴结，经颈纵隔镜可能不容易达到，导致假阴性结果，但EBUS-TBNA可以很容易地对其评估[30, 57]。EBUS-TBNA可以到达N₁淋巴结，包括肺门（10站）、叶间（11站）和一些经颈纵隔镜不能到达的叶淋巴结（12站）。然而，由于目前市面上的CP-EBUS的尺寸和弯曲角度问题，因此并不是所有的叶间和叶淋巴结位置都能顺利到达。目前正在开发一种新的薄层CP-EBUS（BF-Y0046，日本Olympus），目的是提高EBUS-TBNA在叶间和叶内区域的诊断能力[58-59]。一些研究小组使用经肺的方法进入5站淋巴结。考虑到手术风险（在不可压迫的部位进行大动脉穿刺），且左侧电视胸腔镜外科手术可作为更安全的替代方法，但该方法不作为常规推荐[60]。

　　EBUS-TBNA和经颈纵隔镜均不能到达血管前（3A站）、主动脉旁（6站）、食管旁（8站）和肺韧带（9站）结节。

　　在EBUS-TBNA术前应使用普通可弯曲支气管镜对气道进行检查。在进行局部麻醉和清醒镇静后，将CP-EBUS经口插入，直视下经声门前联合越过声带。当支气管镜进入气道，到达拟穿刺淋巴结位置时，用生理盐水注水膨胀球囊，使其与目标组织尽可能接触。弯曲CP-EBUS的尖端轻压于气道。根据国际肺癌研究协会（International Association for the Study of

Lung Cancer，IASLC）设计的国际淋巴结图，使用超声可见的血管标志来识别特殊部位的淋巴结[61]。采用多普勒模式确认和识别周围血管，以及淋巴结内的血流，确定目标病变后，同步观察支气管镜下气道图像以确定穿刺针的穿刺点。利用气道内解剖标志确定穿刺点后，将TBNA针置入气管镜工作管道中，松开针鞘旋钮调节器，将针鞘伸出至所需的长度。然后将内镜向上弯曲，在超声图像上查看淋巴结。根据白光图像将穿刺点定位于软骨环间隙。将穿刺针伸出鞘外至既定位置，当超声图像证实穿刺针进入淋巴结内，用针芯清除针道内的碎屑然后取出。利用穿刺针在淋巴结内的切割运动进行TBNA操作（图4.4）[62]。

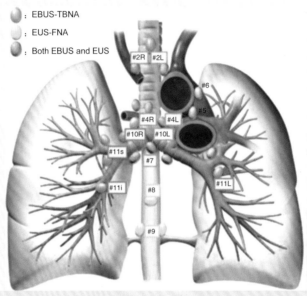

○ : EBUS-TBNA
○ : EUS-FNA
○ : Both EBUS and EUS

除5、6站淋巴结外，大多数纵隔淋巴结可以通过EBUS-TBNA和EUS-FNA进行常规评估。EBUS-TBNA也可对部分N_1结节进行采样。EUS：超声内镜检查术；EBUS：超声支气管镜。

图4.4 肺癌分期的区域淋巴结示意

（经许可转载自Yasufuku[62]）

EBUS-TBNA是一种安全的手术，并发症发生率约为1.23%（95%*CI*：0.97%～1.48%）。已报道的并发症包括出血（0.68%）、感染（0.19%，如纵隔炎、肺炎、心包炎、囊肿感染、脓毒症）和气胸（0.03%）。据报道，EBUS-TBNA的死亡率为0.01%[63-65]。EBUS-TBNA是一种日间手术，可于内镜室在清醒镇静下安全实施[66]。

（七）超声内镜引导细针穿刺抽吸术

EUS-FNA是通过使用一种专用侧视视频胃镜进行的，该内镜尖端连接一个弯曲线阵换能器。有数家公司生产EUS。EUS插入管的外径为11.8～12.8 mm，尖端的直径为13.0～14.6 mm，内镜管道内径为2.8～3.7 mm。EUS-FNA通常使用专用的22 G穿刺针，但也有较小的（25 G）和较大的（19 G）针可供选择（表4.3）。通过将EUS镜与专用超声扫描仪（EU-C60，Olympus）、通用内镜超声扫描仪（EU-ME1，Olympus）或Aloka Prosound Alpha5（Aloka）连接来处理超声图像，使食管周围半径为2～10 cm内的组织可视化[62]。将EUS镜导入后，先推进到食管远端，然后边做环形运动边慢慢退出。依此可识别解剖学标志，如下腔静脉、右心房和左心房、奇静脉、主肺动脉和主动脉。如果存在淋巴结，则按照IASLC设计的国际淋巴结图进行描述和编号[61]。然后在实时超声引导下用22号针对淋巴结进行活检，在置入和抽吸过程中对穿刺针进行监测。EUS可以穿刺肺韧带（9站）、食管旁（8站）、隆突下（7站）和气管旁（2、4站）淋巴结。此外，EUS-FNA可以穿刺左侧肾上腺、腹腔中轴淋巴结和肝脏左叶，对排除Ⅳ期疾病很有帮助。EUS通常不能够穿刺血管周围（3a站）、主动脉下（5站）、主动脉旁（6站）和N_1淋巴结。EUS是一种安全的操作，大多数的并发症仅与FNA有关，其并发症包括出血（0～1.3%）、穿孔（0～0.4%）和感染（0.3%）。菌血症的风险很低，除对胰腺囊性病变进行EUS-FNA外，不推荐使用预防性抗生素[67-69]。表4.2提供了手术和内镜技术的胸内淋巴结通路的比较。

（八）内镜技术：在纵隔淋巴结分期的表现

首个报道EBUS-TBNA在肺癌纵隔淋巴结分期的研究显示，EBUS-TBNA的敏感度为94.5%，特异度和阳性预测值均为100%，阴性预测值为89.5%，诊断准确度为96.3%[55]。纵隔淋巴结转移的发生率为63%。除提供分期信息外，EBUS-TBNA在19%的患者中还提供了诊断信息，无须进一步行有创检查。EBUS-TBNA分期避免了29次纵隔镜检查、8次开胸手术、4次胸腔镜检查和9次经皮淋巴结活检，简化了诊断流程[55]。另一项关于EBUS-TBNA分期的研究在纵隔淋巴结转移（98.2%）和结节病的高发人群中证实了EBUS-TBNA的高诊断性能，其敏感度、特异度、诊断率和准确度分别为94%、100%、93%和94%，然而，其阴性预测值只有11%，表明在纵隔淋巴结转移的预检概率较高的患者群体中，应进行确诊性经颈纵隔镜或其他分期手术以排除假阴性结果[70]。

EBUS-TBNA可以准确区分病理分期为N_0和N_1的疾病，其敏感度、特异度、诊断准确性和阴性预测值分别为73%、100%、96.6%和96.2%[71]。总体而言，EBUS-TBNA可以准确识别出临床分期为N_0的患者中有1/3的患者存在纵隔淋巴结转移。鉴于EBUS-TBNA的安全性和可探查N_1淋巴结的优势，用EBUS-TBNA进行分期可能成为早期肺癌患者检查的一个重要步骤。

迄今为止，已有多项系统综述和四项荟萃分析评估了EBUS-TBNA在肺癌分期中的表现[1, 72-75]。研究范围包括纵隔淋巴结转移发生率各不相同的人群（发生率范围为33.7%～99.3%）。36项研究分析了近3000名患者的数据，时间跨度为12年（2002—2012年）。总的来说，EBUS-TBNA表现出良好的敏感度和特异度，分别为0.88～0.93（95%*CI*：0.79～0.94）和1.00（95%*CI*：0.92～1.00），以及91%的阴性预测值（范围为83%～96%）[1, 72-74]。

一些前瞻性研究[30-31; 57]和最近的一项荟萃分析[76]也对EBUS-TBNA与经颈纵隔镜在肺癌纵隔淋巴结分期中的（诊断）效能进行了比较，其中对纵隔淋巴结转移率为中高度的人群进行了评估（转移率为32%～89%）。Yasufuku等在一项153例潜在可切除肺癌患者的队列研究中，首次对EBUS-TBNA和经颈纵隔镜的分期（诊断效能）进行了头对头比较研究。EBUS-TBNA和经颈纵隔镜的灵敏度、阴性预测值和诊断准确率分别为81% *vs.* 79%、91% *vs.* 90%和93% *vs.* 93%。两种分期方式的特异度和阳性预测值均为100%。该项研究表明，在专业人员亲自操作和对照设置的情况下，EBUS-TBNA在纵隔淋巴结分期中的诊断效能与经颈纵隔镜

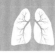

相当[57]。Ernst等的研究显示了相似的结果[31]，通过EBUS-TBNA和经颈纵隔镜评估肺癌患者，两者的病理分期正确率分别为93%和82%（P=0.083）。总体而言，EBUS-TBNA和经颈纵隔镜的灵敏度和阴性预测值分别为89% vs. 68%和78% vs. 59%。然而，EBUS-TBNA对每个淋巴结的诊断准确率高于经颈纵隔镜（91% vs. 78%，P=0.007）。两者在7站淋巴结的诊断率上存在差异（经颈纵隔镜为79%，EBUS-TBNA为98%，P=0.007）。Um等最近在一组经活检确诊肺癌的队列研究中证实，EBUS-TBNA在每例肺癌患者分期中的诊断效能优于经颈纵隔镜[30]。EBUS-TBNA和经颈纵隔镜的灵敏度和诊断准确率分别为88% vs. 81.3%和92.9% vs. 89%（P=0.005）。两者在特异度（均为100%）、阳性预测值（EBUS-TBNA为100%，经颈纵隔镜为89%）和阴性预测值（EBUS-TBNA为85.2%，经颈纵隔镜为78.8%）方面没有差异。与Ernst等的研究结果相似，EBUS-TBNA和经颈纵隔镜在7站淋巴结的诊断准确率上存在一定差异，分别为82%和75%（P=0.0614），但趋势不显著。然而，在4L站淋巴结的诊断准确率上，经颈纵隔镜明显低于EBUS-TBNA（52.4% vs. 81%，P=0.0270）[30]。

最近，一项大型Meta分析，比较了EBUS-TBNA和经颈纵隔镜在（肺癌）纵隔淋巴结分期中的间接诊断率[76]，共纳入10项EBUS-TBNA和7项经颈纵隔镜研究，对近1000例患者的（纵隔淋巴结）分期结果进行了分析和比较。总体而言，EBUS-TBNA和经颈纵隔镜在检测纵隔淋巴结转移时的灵敏度相当，分别为0.84（95%CI：0.79~0.88）和0.86（95%CI：0.82~0.90，P=0.6321）。在两种分期检测方式中，经颈纵隔镜的假阴性较低，而两种检测方式的假阴性归因于不可及淋巴结（5、6站）的转移及可及的淋巴结采样不足。经颈纵隔镜有更多的并发症（17 vs. 4），而EBUS-TBNA相关的并发症轻微且无须干预即可。

EBUS-TBNA和经颈纵隔镜都不能到达5、6、8、9站淋巴结。因此，一些作者主张采用联合方法行肺癌纵隔淋巴结分期[77-78]，比如将EUS-FNA与EBUS-TBNA相结合［联合超声检查（combined ultrasonography，CUS）］。在纵隔淋巴结检测方面（图4.4），EUS-FNA是EBUS-TBNA和经颈纵隔镜的一种补充，其能够到达2R、2L、4L、4R、5、7、8、9站淋巴结。EUS-FNA还可以进入左侧肾上腺、肝左叶、腹腔干等肺癌常见的转移部位。然而，由于气道的干扰，EUS-FNA可能更难进入上气管旁（2R、2L站）和右侧下气管旁（4R站）的淋巴结。据报道，EUS-FNA在肺癌纵隔淋巴结分期中的灵敏度、特异度、阳性预测值和阴性预测值与EBUS-TBNA相当，分别为89%、100%、100%和86%[1]。

研究证明，CUS可以提高仪器进入纵隔的能力[79]，与单独的EBUS-TBNA相比，两种检测方式的联合可以扩大淋巴结取样范围，检测到更多的转移灶，从而提高了诊断率[79-81]。Vilmann等首先提出CUS的概念[80]。31例疑似或确诊肺癌的患者接受了CUS，采用EUS-FNA（n=59）和EBUS-TBNA（n=60）共对119个病灶进行了取样。EUS-FNA和EBUS-TBNA的取样病灶中分别有26个和28个样本诊断为肿瘤。通过EBUS-TBNA获得了另外11个病灶样本的肿瘤诊断和3个可疑癌细胞的样本，而EUS-FNA未能检测出。相反，EUS-FNA发现了另外12个癌症病灶样本，其中1个为可疑癌细胞样本，1个为特定的良性诊断（结节病），而EBUS-TBNA未检测出。28例患者中有20例最终诊断为纵隔淋巴结转移。CUS诊断纵隔转移的准确率为100%（95%CI：83%~100%）。

无论是使用一个内镜{CP-EBUS-TBNA内镜用于气道（EBUS-TBNA）和食管［（超声支气管镜引导下经食管穿刺针吸活检术（EBUS-transesophageal-guided needle aspiration，EBUS-TENA）］}[82]还是两个内镜（一个专用的CP-EBUS-TBNA内镜和一个专用的EUS-FNA内镜），CUS和EBUS-TBNA的诊断率是相当的。EBUS-TBNA和CUS的诊断效能对比分别为灵敏度（84.4% *vs.*91.1%，P=0.332）、阴性预测值（93.3% *vs.*96.1%，P=0.379）和诊断准确率（95.1% *vs.*97.2%，P=0.360）[79, 81, 83]。然而，与双镜法相比，单镜法显著缩短了手术时间［（25±4.4）分钟 *vs.* （14.9±2.3）分钟，P=0.001］[82-84]。

基于上述结果，一些研究者建议在所有肺癌患者的纵隔淋巴结分期中采用CUS，并推广使用EBUS-TENA，而不是EBUS-TBNA和EUS-FNA，以节省时间[81, 85-87]。然而，在常规推荐CUS之前，需要考虑下述研究的一些重要方面。Herth等报道仅有3例阳性结果是由单独使用EBUS-TENA从2L、10L、7站淋巴结获得的，而这些淋巴结站通过EBUS-TBNA均可进行检测[81]。在另一项研究中，3例由EBUS-TENA单独确定的阳性病例（2.1%的患者）的样本来自4L站和5站淋巴结（5站淋巴结常与EBUS-TBNA可及的4L站联合采样）。在该研究中，EBUS-TENA并没有提高8站和9站淋巴结的诊断率[79]。总体而言，对于EBUS-TBNA不能取样的淋巴结站，其纵隔淋巴结转移率很低，8站为0.19%~1.20%，5站和6站为0.83%和2.2%[57, 78, 86]。将EUS-FNA加入到EBUS-TBNA进行淋巴结分期时，诊断率缺乏统计学显著差异，其背后的原因可能是仅EUS可及的淋巴结纵隔转移率低，EUS在评估右侧纵隔淋巴结方面的局限性（如下所述），以及在熟练操作者操作时EBUS-TBNA与经颈纵隔镜在诊断率的等效性。然而，将EBUS-TBNA加入到EUS-FNA中时，EBUS-TBNA的诊断率显著提高[82, 88]。从健康经济学的角度来看，使用经过食管的EBUS来进一步增加诊断率或使用两个内镜的CUS可能是不合理的。相反，如果高度怀疑EBUS-TBNA不可探及的淋巴结有转移时，则应选择性地使用CUS。

最近的一项肺癌患者纵隔分期的前瞻性研究将EBUS-EUS和经颈纵隔镜联合使用与外科淋巴结清扫术的结果进行了比较[86]。在14%的研究患者中，CUS和经颈纵隔镜联合诊断出了经颈纵隔镜未检测到的N_2/N_3期和M_1期疾病，从而避免了不恰当的手术切除。CUS的灵敏度、阴性预测值和诊断准确率分别为91%、96%和97%。有趣的是，与开胸纵隔淋巴结切除术相比，单独使用EBUS、CUS和经颈纵隔镜在阴性预测值和诊断准确率上相似（~90%，95%CI：~84%-95%）[86]。

使用针吸技术进行纵隔淋巴结分期的阳性结果对患者的治疗选择有重大影响，可提高（患者）生存率[1, 48, 89-91]。然而，如果内镜（进行纵隔）分期的结果为阴性，那么问题是，在这种情况下进行经颈纵隔镜检查是否还存在验证性的作用？如果有，适合对哪些患者进行（该项检查）？

对于EBUS-TBNA，其（诊断）效能取决于操作者的技术和研究人群的纵隔转移发生率。已证明，对于技术熟练的人员，EBUS-TBNA的（诊断）效能与经颈纵隔镜相当或更优[30, 57]。Yasufuku等的一项对纵隔转移发生率（35%）为中等人群的研究显示，EBUS-TBNA的灵敏度和阴性预测值分别为81%和91%。联合使用EBUS-TBNA和经颈纵隔镜可将灵敏度和阴性预测值分别提高至91%和96%，意味着阴性预测值总体上增加了5%，需要治疗的人数为9。在临床分期为N_0的患者群体中，手术分期可能不会显著提高诊断率。Szlubowski等证实CUS的灵敏度、特异度、诊断准确率、阳性预测值和阴性预测值分别为68%（95%CI：48%～84%）、98%（95%CI：92%～100%）、91%（95%CI：86%～96%）、91%（95%CI：70%～99%）和91%（95%CI：83%～96%）。99例CUS检测为阴性的患者行纵隔淋巴结清扫术（TEMLA），9例患者（8%）检测出存在纵隔转移性疾病[92]。

因此，在临床分期为N_0和纵隔淋巴结转移率低的患者群体中，EBUS-TBNA分期结果为阴性后再行验证性经颈纵隔镜检查可能并不合理。Anema等在纵隔淋巴结高转移率人群（49%）中比较了CUS联合经颈纵隔镜与单独经颈纵隔镜的诊断率。对于检测N_2和N_3期疾病的灵敏度，经颈纵隔镜组为79%（95%CI：66%～88%），CUS组为85%（95%CI：74%～92%，$P=0.47$），CUS联合经颈纵隔镜组为94%（62/66；95%CI：85%～98%，$P=0.02$）。评估超声检查（CUS）和手术部分（经颈纵隔镜）的灵敏度和阴性预测值分别为85%和85%（CUS）、79%和86%（经颈纵隔镜），表明经颈纵隔镜和CUS分期诊断效能可能相当，但是在纵隔淋巴结转移率高的患者群体中，对于CUS检测阴性的病例，CUS联合经颈纵隔镜的灵敏度高于单独经颈纵隔镜，从而可减少不必要的手术（CUS联合经颈纵隔镜组为7%，单独经颈纵隔镜组为18%，$P=0.02$）。将经颈纵隔镜加入CUS可使分期的灵敏度和阴性预测值分别提高9%（94%）和11%（93%），表明随着纵隔淋巴结转移率的增加，验证性经颈纵隔镜检查可能是有价值的，关于是否进行验证性检查应根据具体情况做出选择（最近报道的该试验生存数据的事后分析表明，与单独经颈纵隔镜组相比，CUS联合经颈纵隔镜组并没有带来生存优势，可能是因为该研究没有足够的能力来检测生存率差异）[93]。

（九）内镜下纵隔淋巴结分期的局限性

对于肺癌患者，针吸技术是一种替代有创纵隔淋巴结分期的安全且准确的方法。然而，重要的是要认识到该技术用于纵隔淋巴结分期时的局限性，确保仅在操作诊断率和患者获益最大化时使用。

即使将EBUS-TBNA和EUS-FNA联合使用，也无法触及大多数胸腔内的淋巴结。EBUS-TBNA无法到达5、6、8、9站纵隔淋巴结，EUS-FNA易漏诊左肺肿瘤中的N_3期和右肺肿瘤中的N_2期（因充气的气管使淋巴结可视化降低，导致右侧淋巴结中假阴性率较高，从而导致诊断率下降）[82, 88]。EUS-FNA不能到达任何叶间/叶和段淋巴结，而EBUS-TBNA可以到达下叶的部分叶间和段淋巴结，但不能到达邻近上叶气道的N_1淋巴结。虽然拟手术者可能无须行N_1期淋巴结的有创性分期，但许多患者仍无法接受根治性手术。对于此类患者，可行SBRT或射频消融等局部治疗。此外，保留组织的手术（楔形、亚段肺叶切除术）已越来越受欢迎，可能成为患者的治疗选择[94]或肺储备受限患者唯一的手术选择。假定临床分期与病理分期相关，SBRT后局部失败率高（15%）的原因可能是治疗时未检测到淋巴结转移[1, 95-103]。

所有的最新研究进展都越来越强调有创淋巴结活检分期的必要性，该活检分期超出了纵隔淋巴结，延伸至肺门、叶间，甚至包括临床N_0期患者的肺叶淋巴结[104]。EBUS-TBNA和EUS-FNA的有效性已在临床N_0期患者中进行了评估，且结果不同。某些研究报道EBUS-

TBNA的灵敏度和阴性预测值分别为89%～92.3%和96.3%～98.9%[99-100]，而其他研究显示其敏感度和阴性预测值分别为35%～60%和88.4%～93.4%[96、98]。对于EUS-FNA，在临床N_0期患者中报道的敏感度和阴性预测值分别为45%～61%和79%～88%[92、105-106]。

　　除了手术者的临床专业知识外，造成差异大的原因可能有多种：①一个淋巴结站点有多个淋巴结，但两种技术都只能选择性地进行淋巴结采样；②鉴于内部结构（即穿刺路径中有血管结构或使用EUS-FNA时气管中充满空气），无法对淋巴结采样；③未采样淋巴结的微转移（例如，在许多研究中，考虑TBNA的淋巴结大小下限为5 mm，淋巴结小于5 mm未采样）；④小淋巴结的微转移采样时可能更困难（一些作者报道，小于5 mm淋巴结的非诊断性结果的百分比更高，表明5 mm可能是针吸技术可行性的下限，超过该下限可能难以进行充分的组织取样，应谨慎解释阴性结果）[57]。据报道，包括经颈纵隔镜和电视胸腔镜外科手术等手术技术的效果可能不会像针吸技术那样受纵隔淋巴结转移发生率的影响（$cN_{0\sim3}$中灵敏度为89%）[1]。新型薄层EBUS内镜的开发可降低对某些N_1淋巴结取样的难度，但未必能降低淋巴结过小对诊断率影响的困难度[58-59]。在此之前，对于某些需要行亚肺叶切除的患者，可能需要进行手术分期。

　　虽然内镜技术可评估巨大肿瘤的纵隔侵袭，避免不必要的开胸手术和无效切除[78]，但该评估是非特异性的。如果使用针吸技术评估为阴性结果，但高度怀疑纵隔侵袭，那么手术分期（经颈纵隔镜或电视胸腔镜外科手术）是评估此类患者的灵敏方法，电视胸腔镜外科手术能够安全地对5站和6站淋巴结进行取样[1]。

　　患者生存期与肿瘤的T分期有关，T分期越低，生存率越高[107]。与手术技术（电视胸腔镜外科手术）不同，内镜技术无法评估肿瘤的活动度，或者肿瘤是否直接侵袭胸壁/纵隔及其侵袭程度[78、108]。EUS-FNA能够取得左肾上腺、肝左叶和腹腔干的淋巴结，但针吸技术无法评估肿瘤M分期与胸膜疾病和心包疾病的关系，而电视胸腔镜外科手术能够通过直接观察胸膜和心包来诊断非预期的Ⅳ期疾病（在某些系列报道中可达4%～6%患者）[109-110]。

　　针吸技术应用的另一个挑战是如何进行培训和获得内镜资源[111]。针吸技术在过去20年中越来越流行，许多医学中心已将EBUS-TBNA和（或）EUS-FNA纳入用于检测的医疗设备中，使得胸外科和呼吸内科实习医师都可以接受培训，但对于已经执业的医师，接受培训仍是一个问题。达到熟练掌握支气管腔内超声的目的，需完成的监督下操作的次数是未知的，之前的指南建议40～50次[112]，然而，最近的研究表明，学习曲线因人而异，达到"专家"能力和正确识别淋巴结站的中位训练次数分别为212次和163次[113-114]。然而，前文所述统计数据不适用于纵隔分期所需的系统性纵隔淋巴结采样（从大的淋巴结乃至亚厘米级的淋巴结），而该采样可能是使用针吸技术最具难度的操作之一。不同医师的学习曲线各不相同，多达33%的学员在其专科医师培训时间内（通常为1年）未达到专家水平[113]。许多执业医师参加了1天或2天的针吸技术培训。课后调查表明，多达77.5%的学员在课程完成后对其针吸技术并不自信[115]。即使是经过培训的医师，无设备可用也是问题，非医学中心常备设备较少（只有54%的内镜培训学员报告在其中心有EBUS）[111]。设备成本高、每次手术成本高和支持人员缺乏也是使用针吸技术的困难因素[116]。

性，应行确诊性经颈纵隔镜分期[3]。

尽管引入针吸技术后，医学学术中心进行的手术分期数量可能会减少，但外科纵隔分期技术在治疗肺癌的胸外科中心仍然作为常规使用。虽然肺癌纵隔淋巴结分期模式发生了转变、针吸技术更多地被使用，但鉴于外科分期在肺癌患者有创性分期中的重要作用，必须确保当前和未来的胸外科实习生获得经颈纵隔镜培训的机会，以期获得高质量的经颈纵隔镜分期表现。

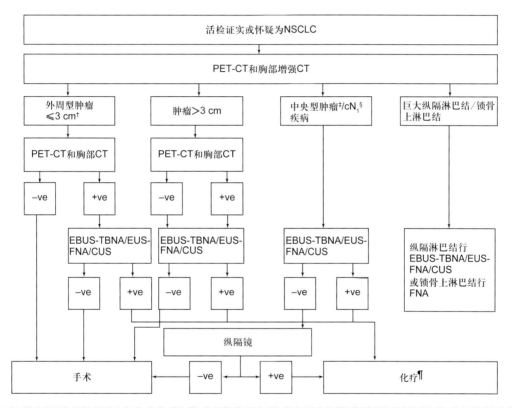

†：ⅠA期：$T_1N_0M_0$（T_1：原发肿瘤直径≤3 cm，周围包绕肺组织或脏层胸膜，或肺叶支气管远端的支气管腔内肿瘤）；‡：肿瘤位于一侧胸腔内1/3的为中央型，位于一侧胸部外2/3的为外周型肿瘤；$cN_1^§$：临床N_1期疾病=侵袭叶间淋巴结。在一些纵隔淋巴结转移患者中，根据患者的状态和就诊医疗机构的专业技术，可以考虑在新辅助放化疗后进行手术治疗。CUS：联合超声检查；EBUS：经支气管镜腔内超声；TBNA：经支气管针吸活检；EUS：超声内镜检查术；FNA：细针穿刺抽吸术；NSCLC：非小细胞肺癌；+ve/-ve：与纵隔淋巴结转移有关；PET-CT：正电子发射计算机断层显像。

图4.5 非小细胞肺癌患者纵隔评估流程
（经许可转载自Czarnecka和Yasufuku[48]）

四、结论和未来方向

随着微创内镜技术的引入，肺癌的诊断和治疗在过去的10年中发生了巨大的变化。内镜分期为原发性肺癌纵隔评估提供了一种准确且经济的方法。鉴于EBUS-TBNA在肺癌纵隔淋巴结分期中表现的高质量数据，ACCP和ESTS在最新建议中提出将针吸技术用于初始纵隔分期[1, 3]。当联合使用EBUS-TBNA与EUS-FNA时，EBUS-TBNA几乎能够完整地评估纵隔分期，对原EBUS-TBNA不可探及的淋巴结转移患者，联合诊断的准确性高于之前的"金标准"经颈纵隔镜。

医学实践在许多专业领域均有所发展，重点聚焦于微创诊疗及疾病的个性化治疗。目前，肺癌不仅可通过手术治疗，还可采用射频消融和SBRT等治疗。亚肺叶切除可能成为T_{1a}肿瘤的标准治疗[94]，也是肺功能严重受损患者唯一的手术选择[95]。在此类情况下，薄层CP-EBUS内镜不仅可以进一步深入气道，到更远的上叶N_1淋巴结采样，还可使用实时超声成像对转移性淋巴结或原发性肺肿瘤进行肿瘤特异性的个性化治疗[133-134]。此外，重要的是还需要继续改进内镜分期技术，以提高其诊断率。新型EU-ME2处理器（日本Olympus）配备了超声弹性成像功能，该新功能可辅助超声内镜进行非侵入性淋巴结评估，判断出更可能发生肿瘤的区域，以实现更具针对性的TBNA[135]。分析淋巴结独特的光谱特征可能是另一种区分恶性和未转移淋巴结的可用方法，进一步提高了内镜分期的诊断准确性[136]。

尽管全球许多医学中心已经具备了内镜超声技术，但经颈纵隔镜不太可能从肺癌患者的有创性检查中被淘汰。相反，根据具体的临床情况，联合内镜和手术评估将成为一种标准，如此便能够保证在所有阶段中都有最高的诊断率和最佳的患者管理。例如，对于纵隔转移概率高且针吸技术分期阴性的患者，经颈纵隔镜被推荐作为确诊性检查。同时，在新辅助治疗后纵隔再分期时，经颈纵隔镜也应作为首选检查（尤其是当针吸技术首次用于纵隔淋巴结分期时）。此外，尽管最近的指南有所变化，推荐微创内镜分期，但因缺乏EBUS-TBNA的专业知识且资源有限，阻碍了许多胸外科和呼吸病学中心使用该技术。因此，经颈纵隔镜仍是全球许多胸外科检查中用于纵隔分期、再分期和疾病复发诊断的首选检查方法。鉴于上述原因，对胸外科医师充分培训经颈纵隔镜和针吸技术（如EBUS-TBNA或EUS-FNA）非常重要，放射科医师、胸外科医师、呼吸内科医师、病理科医师和肿瘤科医师的多学科密切协作是肺癌诊断和治疗的重点，以确保在疾病的各个阶段对患者进行最佳管理。

译者注：EBUS-TBNA指依据支气管内超声发现支气管壁外纵隔内或肺门淋巴结肿大、新生物，在超声引导下使用穿刺针实施经支气管壁针吸活组织取样。相对于经支气管针吸活检，其避免了穿刺的盲目性，并增加了取得组织学标本的机会。

（亢锴，罗玲，阳昊，兰霞译；张骅，杜英臻，赵瑞，柳威，张钰，陈俊文，黄明淋校）

参考文献

扫码查看

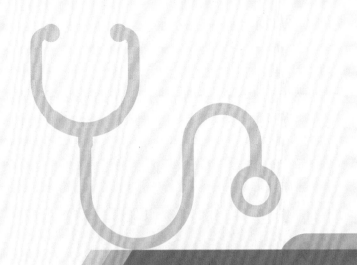

第五章

气道异物：硬质支气管镜 *vs.* 可弯曲支气管镜

Inderpaul Singh Sehgal, Sahajal Dhooria, Rajiv Goyal and Ritesh Agarwal

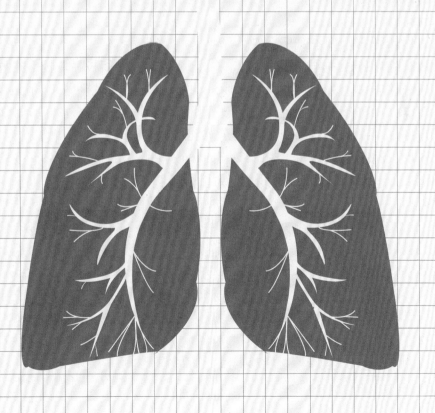

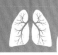

一、引言

异物（foreign body，FB）误吸可表现为医疗急症，其发病年龄一般呈双峰分布，多见于年龄＜3岁的儿童和老年人群[1-6]。成年人误吸异物并不常见，在不同中心，以气道异物为适应证而行可弯曲支气管镜检查的比例为0.2%～0.3%[1, 7]。异物吸入可为急性（表现为呼吸衰竭）、亚急性-慢性（表现为非特异性呼吸道症状）。只有临床高度疑诊的患者才能诊断，特别是无异物吸入史和胸部X线检查正常的患者。在本章中，我们讨论了异物吸入的临床和放射学表现，以及用于取出气道异物的各种工具。此外，我们还提供了处理和清除不同类型气道异物的实用技巧。

二、气道异物的类型有哪些？

异物大致分为有机、无机、矿物和内源性异物[1, 3, 7-8]。无机异物包括金属（硬币、别针、针、螺丝、钉子等）、塑料（笔帽、按钮、哨子等）、药片和磁性物体。有机异物包括食物颗粒、蔬菜、种子、坚果等。矿物质包括假牙、牙齿和骨骼，而内源性异物包括支气管结石。此外，气道异物也可以根据其特点（小或大、表面光滑或不平整、质地脆或硬、锐利或钝）来描述。

实用要点： 计划对气道异物行气管镜检查是确定异物类型的好方法，从而可以根据异物的类型选择取出异物所需的器械（可弯曲支气管镜或硬质支气管镜、钳子类型）。异物的类型信息可以从病史、胸部影像（不透X线的异物）和可弯曲支气管镜检查中获得。

三、气道异物的临床表现是什么？

异物吸入由气道保护机制失效所致，在儿童中，是由于吞咽协调性不成熟所致，而在成年人中多由继发原因引起。成年人异物吸入的危险因素包括感觉改变、药物中毒、年老、神经系统疾病、精神疾病，以及偶尔在笑、哭或打喷嚏时发生的意外[3]。异物吸入的临床表现取决于年龄、异物类型、异物嵌塞部位及其他因素。儿童比成年人更常出现急性表现[8]。这是因为儿童气道较窄，异物嵌顿在更近端的气道（声门下区域和气管），导致急性气道阻塞和窒息[5, 9-11]。成年人中，当异物阻塞在远端气道时，通常无明显有害表现。成年人异物吸入最常见的部位是右侧支气管，因为其是气管的直接延伸，与左侧支气管树相比更直、更短[6-7, 12]。只有30%～50%的病例有明确的异物吸入病史[13-14]，最常见的症状是新近发生的咳嗽、窒息发作、喘息、呼吸困难和偶尔咯血。当异物长期存在时，患者可能表现为迁延不愈的肺炎、支气管炎或支气管扩张症状（慢性咳嗽、咳痰、发热、咯血等）[1, 15-18]。

临床查体可能会发现中央气道阻塞的特征（如喘鸣或单相哮鸣音），异物在气道远端时可能没有明显的体征[6, 19]，偶尔会出现肺不张体征（呼吸音减弱、叩诊音减低、伴或不伴单相哮鸣音）。在那些异物吸入较长时间的患者中，可能存在迁延不愈的肺炎或支气管扩张的特征。胸部影像学表现取决于异物类型：有机异物吸入者，胸部影像大部分正常[20]；金属（别针、针、钉子等）或假牙等异物吸入患者（图5.1～图5.3），影像学检查具有诊断价值。影像学检查也可能发现气道异物的间接征象（单侧过度充气、塌陷、实变或支气管扩张）[20]。在鉴别气管支气管异物方面，胸部CT比胸部X线检查更敏感[21-22]。胸部CT联合虚拟支气管镜不仅可以精确定位，还有助于制定取出异物的操作方案[22]。

实用技巧：几乎50%的异物吸入患者没有异物误吸的病史。因此，只在临床高度怀疑时才诊断异物。胸部影像（尤其是胸部CT）有助于定位气道异物，并有助于规划后续的操作。

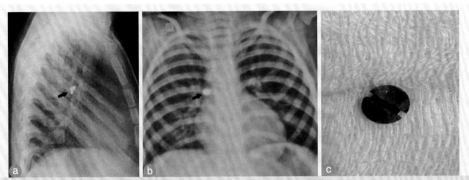

图5.1 a、b.胸部X线检查（侧位和后前位）显示了右中间支气管内不透X线异物（箭头）；c.经可弯曲支气管镜成功取出的异物（螺钉头）。

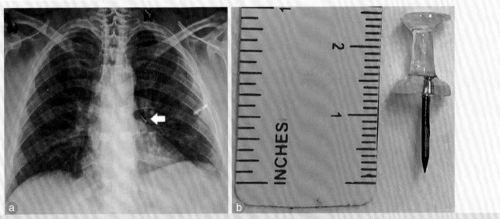

图5.2 a.胸部X线检查显示一个尖锐的异物（箭头），其尖锐边缘朝上，位于左主支气管内；b.经可弯曲支气管镜取出的板钉（右侧面板）。

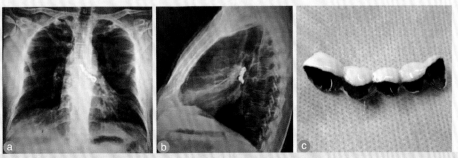

图5.3 a、b.胸部X线检查（后前位和侧位）显示了左主支气管的义齿；c.经可弯曲支气管镜成功取出。

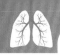

四、在气道异物的处理中，如何在可弯曲支气管镜和硬质支气管镜之间进行选择？

在支气管镜检查出现之前，异物误吸的发病率和死亡率很高[23]。Gustav Killian首次描述了使用硬质支气管镜取出异物[24]。随后，Jackson等证实使用硬质支气管镜可成功取出异物并降低死亡率[25]。Ikeda在1968年发明了可弯曲支气管镜[26]。动物研究表明在可弯曲支气管镜检查过程中，异物可被成功取出[5, 12, 27-28]。此后，多个病例系列报道了成年人异物的成功取出[6, 29-31]。目前，可弯曲支气管镜检查是气管支气管异物诊断评估的首选方法，特别是在成年人和大龄儿童中[7]。支气管镜检查有助于直接观察异物，确认其在气道内的位置、大小和分布，以及确认异物周围是否有肉芽和水肿，并对于规划手术操作、选择合适的器械及评估是否需要硬质支气管镜非常有价值。因此，可弯曲支气管镜检查不仅是诊断性的，而且在大多数情况下还具有治疗价值。最近的一项荟萃分析发现，在成年人90%（95%*CI*：86%~93%）的病例中，可弯曲支气管镜检查有助于成功取出气道异物[7]。

可弯曲支气管镜检查的几个优点：可弯曲支气管镜检查是在清醒镇静状态下进行的日间操作，其应用广泛，具有较低的发病率和死亡率，可以进行全面的气道检查，包括不能使用硬质支气管镜检查的肺上叶和远端气道。然而，可弯曲支气管镜在取出异物的过程中不能提供安全的气道，也不能保护声门。在年龄<3岁的儿童中，硬质支气管镜是取出异物的首选方式，因为他们更容易出现呼吸窘迫，更需要安全的气道。在成年人中，异物的取出很少需要使用硬质支气管镜，除外导致窒息的异物、边缘光滑的大型异物或可弯曲支气管镜检查未能成功取出的异物[32]。硬质支气管镜检查具备几个优势，其提供了一个安全的气道，并在异物取出时保护声门[32-33]。然而，硬质支气管镜检查需要全身麻醉，可能无法在所有医学中心使用。此外，单独使用硬质支气管镜不能观察到上叶和远端气道，然而，可弯曲支气管镜通常可以通过硬质支气管镜插入远端来观察气道[33]。

实用技巧：可弯曲支气管镜检查是诊断患者异物吸入的首选方法。在作者所在的研究中心，可弯曲支气管镜检查是发现和取出异物的首选操作，一般采用局部麻醉和中度清醒镇静。如果使用可弯曲支气管镜不成功，则使用硬质支气管镜进行操作。对异物引起窒息的患者和年龄较小的儿童直接行硬质支气管镜检查[6-7, 34-35]。

五、异物取出的基本原则是什么？

处理气道异物的第一步是评估患者气道的通畅性和通气受损程度。对于窒息患者，选择硬质支气管镜检查。如果不能立即使用硬质支气管镜，那么可以使用无创通气来确保通气。插入气管导管可能导致异物向气道远端移位，故需要根据患者的病情个体化决定。另一种选择是使用喉罩（声门上装置）来保护气道以行可弯曲支气管镜检查。对于呼吸道通畅且可充分通气的患者，首选可弯曲支气管镜检查。可弯曲支气管镜检查采用经口路径。检查整个气管支气管树来定位异物，一旦成功定位，取出气道异物需要3个步骤（Mehta技术），即松动、固定和取出异物[1]。为了松动气道异物，必须使用适当的钳子夹住异物，然后将Fogarty球囊放置在异物的远端并充盈[36-38]。偶尔需要轻轻拉动Fogarty球囊，使异物进入更近端的气道（主支气管或气管）。有时肉芽组织覆盖异物，该情况下需要使用氩等离子凝固（argon photocoagulation，APC）或电灼切除肉芽。一旦异物出现松动，应立即使用恰当的钳子进行夹持固定。固定完成后，需通过口腔途径将整套组件，包括支气管镜、钳子以及异物，一并取出[1, 7]。并非所有情况都需要上述3个步骤。如果异物容易被夹住，可以用合适的钳子夹住，然后立即取出。取出异物后，应再次检查气道以确保异物完全被取出，并清除积聚的分泌物。

实用技巧：气道异物的取出包括3个基本步骤（松动、固定和取出）。应该再次检查气道以确保完全取出异物。

六、通过可弯曲支气管镜抓取和取出异物的器械有哪些？

用于取出气管支气管异物的常用工具包括钳子、圈套器、网篮和冷冻探头（图5.4）。

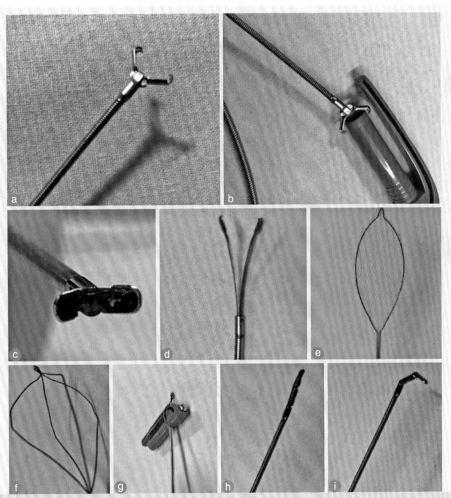

a、b.鼠齿钳；c.一种用于取出软性异物和表面平坦异物的橡胶尖钳；d.用于抓握扁平物体的"V"形钳；e.网篓；f、g.Dormia网篮，其上附有的4根线连接到前端；h、i.一种用于清除困难区域异物的刮匙。

图5.4 可弯曲支气管镜检查时使用的各种器械照片

钳子：取出气管支气管异物最常用的工具。常用的钳子包括鳄口钳（用于小物件）、鼠齿钳（用于软平物件）、鼠齿鳄口钳（用于软平物件）、三指甲钳、橡胶尖钳（用于尖锐或光滑的物件）、鲨齿钳（用于扁平物体）和"V"形钳（用于扁平物体）[1-3]。杯状钳一般不用于取出异物[1, 3]。磁力抓取器用于抓取位于远端气道且不能直视的金属异物，如断裂的细胞刷、别针或针[39]。磁力抓取器在透视引导下推进至异物。一旦异物与磁力抓取器接触，轻轻后退磁力抓取器，将异物带入更近端的气道，然后退出磁力抓取器，用抓钳夹住异物经口取出[39]。

圈套器：用来取出抓钳不能抓取的较大异物[40-41]。用圈套器网住异物并固定好，然后将圈套器和异物作为一个整体取出[40]。圈套器有助于取出常规钳子难以取出的边缘光滑的大圆形异物。

网篮：有助于取出大而光滑的异物[42-45]。Dormia网篮有各种尺寸，根据网篮的大小，最小工作通道需要2.0～2.8 mm[46-48]。网篮通常由连接在一个引线点的3～8根金属丝组成。将网篮送到异物的远端并展开，然后轻轻地后退网篮，使网篮网住异物。一旦异物固定在网篮中，就拉动导管使其牢固地固定异物，然后将异物与网篮和支气管镜作为一个整体联合取出。网篮金属丝的数量取决于异物的大小。较大的异物通常需要的金属丝较少，而较小的异物则需要更多的金属丝以防滑脱。网篓由一个细金属丝网组成，细丝网与网圈相连[1, 3]。网篓和网篮的使用方法一样，将网篓放置在物体的远端，轻轻地操作网篓，以包住网中异物。

冷冻探头：也可用于取出气道异物。硬质冷冻探针尺寸较大，但不稳定，异物易脱落。能够通过可弯曲支气管镜工作通道的软性冷冻探头更常用。通常，冷冻探头对含水量较大的有机异物最适用。有时，在无机异物上喷洒生理盐水也可以将异物取出[49-50]。在确定异物位置后，将冷冻探头推进并接触异物中心，避免与周围支气管组织有任何接触[35]。然后将冷冻探头激活，确保冷冻黏附后，在解冻前将冷冻探头、异物和支气管镜联合取出。

实用技巧：在尝试取出气道异物之前，须根据异物的类型选择适当的器械。对于软的有机异物，为了避免异物的破碎，应使用橡胶钳、冷冻探头或网篮；对于无机异物，首选抓钳；对于大的黏液栓和血凝块，冷冻探头是最好的方法。

七、硬质支气管镜在取出气道异物中的作用是什么？

硬质支气管镜检查是一种取出气道异物的有创性技术[51]，可通过使用不同尺寸的镜身来完成[51]。其优点是能保证气道安全，在操作时能够保持通气。通常在手术室全身麻醉下进行[32, 52]。取出成年人的气管支气管异物时，选择的硬质支气管镜镜身内径至少为11 mm，用于儿童的硬质支气管镜镜身内径为3.5～5.0 mm。大内径的镜身可配合使用多种仪器（光学目镜、钳、吸引导管、Fogarty球囊等）。在儿童中，通常使用光学钳来取出异物。将硬质支气管镜置于气管内，然后将可弯曲支气管镜通过硬质支气管镜镜身进行气管支气管树的全面检查。一旦异物定位，就可以使用硬钳或可弯曲支气管镜取出，具体如上所述。

硬质支气管镜检查是取出儿童气道异物的首选方法。在成年人中，硬质支气管镜检查仅限于大的、边缘光滑的和尖锐的异物，以及尝试使用可弯曲支气管镜未成功取出异物时[1, 7]。当存在呼吸衰竭时，硬质支气管镜检查也是首选。

用于硬质支气管镜的钳子较大，并且可以与光学目镜（Hopkins镜）配合使用。鳄口光学抓钳有一个限力手柄，用于抓取坚硬的异物。Killian嘴光学抓钳用于抓取花生和软性异物，具有2×2齿的光学抓钳用于抓取硬币和扁平异物。

八、如何取出金属或无机异物？

在可弯曲支气管镜检查时，首先游离尖锐的金属异物（包括别针、钉或螺钉），并从尖端固定。使用的镊子类型包括鳄口钳、鲨齿钳、鼠齿钳。钳子一旦夹住异物尖端，就将其牢固地夹住，并拉近至支气管镜前端，以牢固地固定住异物[53-54]。抓住锋利的异物尖端非常重要，否则取出过程中可能会损伤气道或嵌入黏膜[1, 7]。如果异物嵌入支气管黏膜，则从其近端钳住，并向下推，使异物尖端游离，然后固定住。预计在尖锐的异物可能造成气道损伤时，应通过气管内导管或硬质支气管镜取出异物。一旦异物的尖端被带进气管内导管/硬质支气管镜的镜身，就可将整个组件取出，如前所述。

笔帽和塑料哨子需要用较大的抓钳（如鼠齿抓钳或鲨齿抓钳）取出[55-57]。在镜子取出的过程中应极其小心，否则异物可能在声门下区域嵌顿。异物（牙齿或义齿）若长期存在，可能导致气道狭窄或肉芽组织形成（可能阻碍异物的移动），此时，可以使用氩等离子凝固或激光清除肉芽组织，随后再取出异物[58-59]。在支气管狭窄的情况下，可以使用可控径向膨胀（controlled radial expansion，CRE）球囊扩张狭窄段，然后取出异物[60-62]，也可以通过电刀处理狭窄。一旦发现异物，将Fogarty球囊置入到异物远端并充气，然后轻轻地拉动球囊，使异物越过肉芽组织或狭窄的部分。当异物移动至近端气道时，用抓钳夹住异物并将其整体取出。

大而光滑的异物（如办公室磁铁或玻璃异物）需要使用硬质支气管镜取出。用大的光学鳄鱼钳将异物夹住，带到近端气道。将异物带入硬质支气管镜镜身内，然后安全地取出，避免大的异物嵌顿在狭窄的声门下区域。有时，即使使用硬质支气管镜，抓钳也不能夹住大磁铁。在该情况下，应首先游离磁铁异物，并将其带至近端大气道，然后用放置在胸壁上的磁铁来吸引移动气道内的磁铁，便易于取出[63]。

无机异物（如片剂和铁丸）会引起机体强烈的炎症反应，并可能随着时间的推移而溶解[1, 3]。在该情况下，应彻底检查气道，并开始短期口服糖皮质激素。糖皮质激素可以消除炎症，从而有利于在后续的支气管镜检查中清除残留的异物。

九、如何清除有机异物？

有机异物包括种子、花生、坚果和蔬菜性物质，更容易引起炎症和肉芽组织形成。同时，有机异物（如种子、玉米等）也会吸收水分并膨胀，从而造成完全阻塞。如此，异物就更难移动。对于柔软和易碎的异物（如花生、坚果和蔬菜性物质），如果用力过大，就会碎裂。因此，为避免异物碎裂，应使用橡胶钳轻轻地夹持异物。易碎异物也可以用冷冻探头完全取出。由于高含水量能够产生冷冻黏附，因此大的有机异物（如种子）易被冷冻探头取出。列举一个例子，我们用常规的抓钳和网篮无法取出较大的有机异物（诃子种子），随后

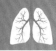

用冷冻探头将其成功取出[35]。

十、气道异物处理的最新进展有哪些？

异物处理的主要挑战是难以确定远端亚段支气管内异物的位置，且位置使用目前的设备是无法观察到的。因此，气道异物处理的进步很可能是基于支气管镜的改进和异物定位技术。外径较小（<3 mm）的细支气管镜可以到达亚段支气管，并能够取出异物[64]。唯一的不足是工作通道较小，不能使用较大的抓钳。然而，一旦确定异物位置，就可以联合使用多种仪器设备（如Fogarty球囊、磁力抓取器、透视引导等）将其取出[64]。Takenaka等报道了使用虚拟导航支气管镜成功地定位和取出了手术器械[65]。一份报道显示对于常规支气管镜检查不能发现的远端气道异物，使用电磁导航支气管镜能够取出[66]。电磁导航支气管镜不仅能够成功取出异物，还避免了手术[66]。有作者报道，常规支气管镜无法发现的远端气道异物，可使用输尿管镜定位和取出[67]。

十一、可弯曲支气管镜和硬质支气管镜检查处理气道异物的效果如何？

目前尚无硬质支气管镜和可弯曲支气管镜在取出气道异物方面的头对头比较研究。一项汇总分析研究显示，在可弯曲支气管镜处理成年人气道异物时，90%的病例获得成功[7]。手术能否成功，很大程度上取决于操作者的经验及取出异物所需要的各种仪器的可及性[1, 5]。在一项回顾性研究中，与可弯曲支气管镜相比，硬质支气管镜在取出气道异物方面的成功率更高（95% vs. 40%），但该项研究的大多数患者年龄<12岁[6]。另一项研究中，对92%的病例使用硬质支气管镜，并成功取出异物[5]。另一个系列病例报道，硬质支气管镜取异物的成功率为98%，其中6例先经可弯曲支气管镜处理，但未能成功[12]。我们认为可弯曲支气管镜应为气道异物的首选方法，当其失败时，应使用硬质支气管镜。

十二、与成年人相比，儿童异物吸入的处理有何不同？

与成年人相比，儿童异物吸入的发生率更高，特别是年龄<3岁的儿童[68-69]。由于气道直径较小，儿童气道异物常呈急性表现，通常与低氧血症有关[70]。儿童气道异物最常见的部位是近端支气管，其次是气管[6]。与成年人不同，因儿童气道异物的病情急迫，死亡风险高，所以硬质支气管镜检查为首选，并且硬质支气管镜比可弯曲支气管镜更易成功[6]。12岁以上的儿童及异物病史不明确的儿童常可选择可弯曲支气管镜检查。儿童常用的可弯曲支气管镜外径为4.2 mm，其工作通道为2 mm，仅允许部分器械通过。即使选用硬质支气管镜，也可能存在实际问题。例如，由于儿童气道直径较小，因此只能使用较小直径的硬质支气管镜，不仅限制了可用于异物取出的器械使用，还可能导致手术过程中通气困难[71]。儿童气道异物取出麻醉中的一个重要考虑因素是保持自主呼吸，特别是有气管异物的患儿。理论上，正压通气可能会使气道内异物移位，并可能将气道部分阻塞转为完全阻塞。

第五章 气道异物：硬质支气管镜 vs. 可弯曲支气管镜

十三、结论

总之，气道异物是一个重要的临床问题，对于临床高度疑诊患者需要尽早做出诊断，并需要技能、经验和团队合作才能成功处理。在非窒息性气道异物中，可弯曲支气管镜是确认和取出异物的首选方式。硬质支气管镜的使用仅限于较小儿童的异物取出、窒息性异物的取出，以及初次尝试可弯曲支气管镜取异物失败时。

（罗玲，阳昊译；方章兰，刘岗，柳威，张骅校）

参考文献

▲扫码查看▲

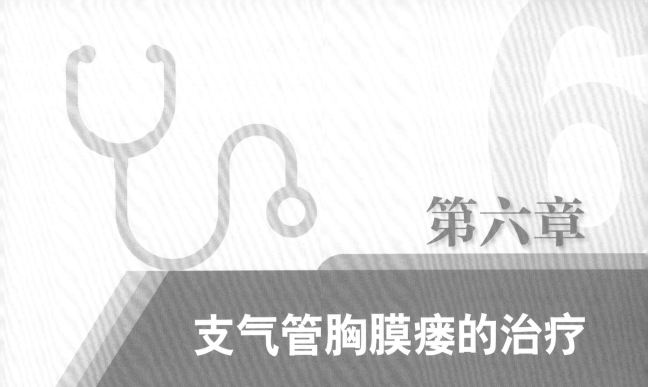

第六章

支气管胸膜瘘的治疗

Normand R. Caron, Jeremy C. Johnson and Satish Kalanjeri

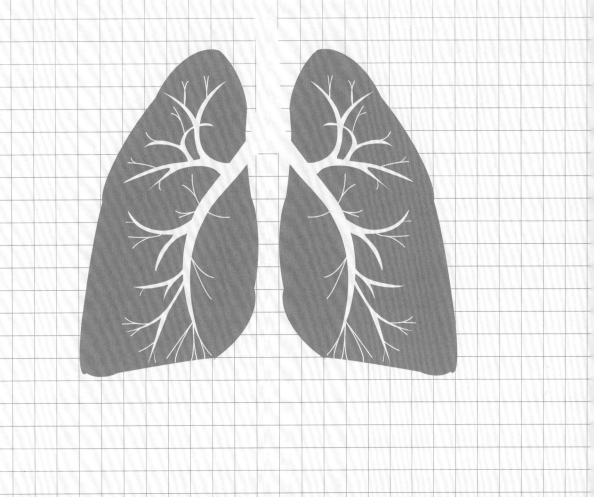

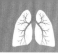

一、支气管胸膜瘘的定义

支气管胸膜瘘（bronchopleural fistula，BPF）是指主支气管、叶支气管、段支气管和胸膜腔存在交通，而肺泡胸膜瘘是指肺实质在亚段支气管以下和胸膜腔存在交通，故两者区别很大，处理也完全不同。

二、支气管胸膜瘘的风险因素

支气管胸膜瘘的病因很多，包括基础疾病、肺脓肿、肺炎伴脓胸和严重的胸部创伤。但支气管胸膜瘘最常见于肺部手术后，肺叶切除术后的发生率为1%~3%，双叶切除术或全肺切除术后的发生率高达12%。全肺切除术后75%~80%的脓胸与支气管胸膜瘘有关[1]。术后早期的支气管胸膜瘘常发生在术后14天内，常与技术因素相关，包括支气管残端较大或较长、支气管残端广泛的清扫（淋巴结清扫术）或支气管断端残留肿瘤组织。

其他因素也增加了术后支气管胸膜瘘的风险，包括高龄、既往行同侧胸部手术或右侧手术、新辅助化疗和放疗，以及术后机械通气支持。此外，患者相关因素包括营养不良（低白蛋白血症）、糖尿病、长期使用类固醇和慢性阻塞性肺疾病（低FEV_1、低DLCO）。同样，辅助化疗或放疗（包括消融治疗）的并发症可导致支气管胸膜瘘[2-4]。良性病因包括细菌和真菌感染，偶可累及胸膜腔形成支气管胸膜瘘。

全肺切除术时，外科医师必须严格遵守一些技术上的细节，包括避免离断支气管残端血管、避免高张力缝合、确保支气管残端较短，若因恶性病因行全肺切除术，应确保切缘干净等[4]。通常大多数外科医师用活组织（包括周围组织，如心包、心包前脂肪、胸膜和右侧肺切除术时的右奇静脉）覆盖支气管残端，同样可以用肋间肌或膈肌蒂覆盖支气管残端。虽然常在高危患者中使用覆盖支气管残端的方法，但尚不清楚全肺切除术后该方法是否能够获益[2, 5]。全肺切除术后，最好避免使用机械通气支持，若需要机械通气，则应将气管导管置入非手术侧的主支气管，以免造成支气管残端的气压伤。

三、临床表现

术后发生支气管胸膜瘘的患者可表现为突然的急性症状或渐进性的亚急性症状。

支气管胸膜瘘的急性症状可随时发生，但通常见于术后早期。患者常突发严重的呼吸困难，常伴有胸痛和血流动力学不稳定。因手术切口还未完全愈合，也可能形成皮下气肿。如果术后即刻发生支气管胸膜瘘，而胸腔引流管仍然在位，则引流管漏气量会明显增加，而患者症状并不是很严重，仅表现为不适感。

术后晚期发生支气管胸膜瘘的患者多已出院，常表现为发热、乏力和咳嗽伴脓痰。如果非手术侧肺发生吸入性肺炎，那么呼吸可能会极为窘迫。若全肺切除术后发生支气管胸膜瘘，则病情会更严重。此外，如果肺切除术后患者因张力性气胸而表现为血流动力学不稳定，通常为支气管胸膜瘘所致。

四、诊断性检查

支气管胸膜瘘的诊断需要精湛的临床技能和可靠的病史、影像学检查和支气管镜评估。

临床决策时需要注意患者的体征、呼吸窘迫程度、切口和周围皮肤的外观、呼吸时胸部的对称性，以及发声或出汗的任何变化。体格检查时患者经常会有一定程度的发热、呼吸急促、心动过速，可能还会有低血压。胸壁或下颈部周围可能有一些皮下气肿。听诊时，患侧呼吸音常减低，非手术侧可听到湿啰音。

确诊包括实验室检查（特别是全血细胞分类计数）和胸部X线检查（图6.1）。若术后胸部X线检查可与术前胸部X线检查相比，则术后胸部X线检查就特别有价值。若肺切除术后胸部X线检查显示胸腔积液（pleural effusion，PF）伴气液平面，则支气管胸膜瘘是最有可能的原因。非手术侧肺也可能因支气管胸膜瘘而感染（图6.1），有时可在后前位和侧位胸部X线检查上显示纵隔气肿和皮下气肿。胸部CT是更好的影像学检查方式（图6.2）。疑诊支气管胸膜瘘的胸部CT通常采用冠状面和矢状面重建，可发现纵隔移位和皮下及纵隔气肿，还可以定位胸膜腔与主气道连通的支气管胸膜瘘部位（图6.2），也可显示胸腔积液内的气泡，后者提示胸膜腔内感染。

一旦确认术后脓胸（包括支气管胸膜瘘），下一步立即开始静脉注射广谱抗生素，让患者取患侧卧位以保护对侧肺，在脓胸侧置入胸管进行引流并行脓液培养，在肺切除术后的支气管胸膜瘘中尤为重要。下一步的治疗取决于术后的时间和脓胸的进展。此外，支气管胸膜瘘的大小和患者的临床状态将影响之后的治疗。

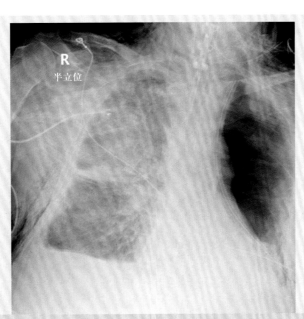

图6.1 床旁胸部X线检查显示一名72岁肺切除术后患者因左侧支气管胸膜瘘刚行胸腔闭式引流术，右肺受累

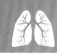

第六章

支气管胸膜瘘的治疗

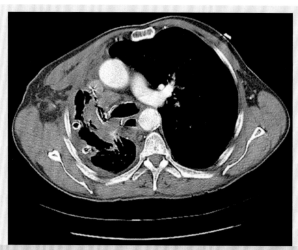

图6.2 胸部CT显示一名63岁的癌症患者在右上叶切除术后支气管胸膜瘘累及右上叶支气管

若病情足够稳定，则应对任何疑似支气管胸膜瘘的患者行支气管镜检查，将对评估瘘口的位置和大小非常重要，还可以评估对侧肺是否有累及，也可以获得培养标本。若支气管残端较长，可同时评估残端的长度。部分瘘口很小，镜下难以发现。直接观察手术部位有时无法发现支气管胸膜瘘，此时可通过滴注生理盐水观察气泡，以判断瘘口。如果患者留置了胸腔引流管，那么持续球囊封堵可能观察到采集系统集气腔内漏气停止，将有助于定位支气管胸膜瘘。如果通过支气管镜检查看到支气管胸膜瘘，则可评估患者是需要手术探查、修复，还是可通过非手术或支气管镜介入的方法治疗。

五、支气管胸膜瘘的初始治疗

支气管胸膜瘘患者的最初治疗很大程度上取决于胸外科和介入呼吸病科团队的经验。多学科治疗通常为该致残且通常致命的疾病提供了最佳机会。多数患者需行手术关闭支气管胸膜瘘，同时行胸部清创术，并用活组织覆盖修复后的支气管。术后2周内出现支气管胸膜瘘者通常如此处理。活体组织通常由肋间肌组成，但有时也由胸外肌，如前锯肌或背阔肌组成[6]，当其他胸壁肌肉不能使用时，还可以使用横隔的蒂和大网膜。再次手术者血流动力学必须稳定，能够耐受再次手术。

血流动力学不稳定、脓毒症和休克或需要呼吸支持而不能立即手术修复的支气管胸膜瘘患者，需要暂时接受支持治疗直到病情改善至足以耐受再次手术。该治疗通常在重症监护室进行，在脓胸中放置胸管进行引流，获得培养标本，并开始使用广谱抗生素。必要时可以启动正性肌力药物和呼吸支持。若患者已行肺切除术并需要插管，为避免支气管胸膜瘘一侧的主支气管通气，气管导管应插入对侧主支气管。一旦获得培养阳性结果，就可针对性选择抗生素。

对于身体状况不佳，不能直接到手术室行胸膜腔清创术和支气管残端修补（活组织覆盖和胸部闭合）的患者，需分期行胸腔开窗造口术。

六、支气管胸膜瘘的手术修复

若患者恢复良好且能够耐受手术，应在手术室行胸膜腔清创，缝合瘘口，并用网膜或活肌肉组织覆盖残端。患者无须关闭胸腔，而是通过胸廓开窗造口术（Clagett手术）用稀释的聚维酮碘或1/4强度的Dakin浸泡纱布填充胸腔，或将伤口封闭负压引流（vacuum-assisted closure，VAC）管置于胸腔内[4, 7-9]。

手术修复通常包括再次开胸手术或电视胸腔镜外科手术。通常首选开胸术彻底清理胸膜腔。此外，支气管胸膜瘘的缝合修复可能也很困难，需要解剖支气管，同时避免对附近的肺动脉主干造成损伤，对于肺切除术后的支气管胸膜瘘尤其如此。如果用活体组织来加强修复部位，就需要动用肌肉或大网膜并将其填充于胸膜腔内。

待胸膜腔清创良好、修复支气管胸膜瘘并覆盖活体组织后，通过胸腔造口术以抗生素或抗菌纱布填塞胸膜腔或在胸腔内放置伤口封闭负压引流海绵，胸壁仍然部分开放，同时伤口封闭负压引流借助125 mmHg的压力吸引。抗菌纱布或封闭负压引流海绵通常保留3天，同时根据病情尝试拔除胸腔引流管。下一次更换敷料前（通常预计在术后第3天），受感染的胸膜腔常通过填塞敷料或伤口封闭负压引流稳定良好，在手术室内帮患者小心取出敷料或伤口封闭负压引流海绵，以免覆盖支气管残端的活体组织脱落或受损。除非创面漏气很多而无法使用伤口封闭负压引流，否则不再赞成在Clagett窗内填塞抗生素或抗菌纱布。其实我们更倾向使用伤口封闭负压引流，原因是伤口封闭负压引流可促进肉芽组织形成，使胸膜空间缩小，较少需要手术清创，通常可缩短住院时间，并允许患者带着伤口封闭负压引流出院。患者每周可复诊2次并更换伤口封闭负压引流。如果患者曾多次更换伤口封闭负压引流，甚至可以在换药室进行，那么极少需要胸膜清创[9]。

一旦胸膜腔的肉芽组织生长良好，应关闭胸壁。除去伤口封闭负压引流海绵且关闭胸壁后，用来自Clagett手术的抗生素溶液（每升生理盐水含500 mg新霉素、100 mg硫酸多黏菌素B和80 mg庆大霉素）填充胸腔。

用抗生素溶液填充整个胸膜腔后，为防止胸膜腔中抗生素溶液的丢失，闭合胸壁时需要防止渗液[7]。

其他闭合胸膜腔的方法包括将胸外肌翻转至胸膜腔、游离大网膜植入胸膜腔内、进行胸廓成形术。胸外科医师擅长游离肋间肌或前锯肌来覆盖支气管残端。若胸腔内有残余的肺组织，也有助于填充剩余胸腔空间。当涉及全肺切除术后需填充整个胸膜腔时，可在整形外科医师的帮助下游离具有窄蒂和血供良好的大肌肉瓣[9]，全肺切除术允许在胸膜腔内放置大的肌肉组织。

大网膜从腹部移位至胸腔也会使大量的活体组织进入胸膜腔。然而，其需要单独的剖腹手术来游离大网膜，由此会带来脓胸污染腹腔的固有风险。

还可选择胸廓成形术，即切除大部分肋骨，使胸壁覆盖的软组织填充胸腔的残余空间，该手术在结核病较流行且无有效抗生素时较为常用。然而，胸廓成形术已不受青睐，大多数年轻的外科医师从未见过或实施过胸廓成形术[10-11]。

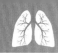

七、支气管胸膜瘘的非手术治疗

对于较小的（通常小于8 mm）支气管胸膜瘘，可尝试通过非手术治疗闭合支气管胸膜瘘。如果支气管胸膜瘘较小、引流良好且胸膜腔感染不严重，那么瘘管可自行愈合。然而，多数专家更倾向于通过支气管镜治疗来封闭瘘口，或使用堵塞材料，如纤维蛋白胶等来减少漏气和胸腔感染。上述办法有时可以让患者从脓毒症中恢复、脱离呼吸机，使患者获得再次手术的机会。大于8 mm的支气管胸膜瘘也可以通过覆膜气道支架、塞子、纤维蛋白胶、血块补丁、Amplatzer装置（译者注：一种腔内封堵装置）或支气管内活瓣等支气管镜介入的方法进行治疗[12-13]。

八、支气管内活瓣

在治疗支气管胸膜瘘中使用最广泛的支气管镜下治疗是置入支气管内活瓣（endobronchial valve，EBV）。目前，FDA批准了2种用于支气管镜下肺减容术的活瓣，分别是伞形Spiration活瓣（Olympus，美国）和鸭嘴形Zephyr活瓣（Pulmonx公司，美国）。然而，截至本书撰写时，FDA只批准Spiration活瓣用于人道主义使用装置（humanitarian use device，HUD）豁免下治疗持续漏气。FDA批准使用该装置的适应证是控制肺叶切除术、肺段切除术或肺减容术（lung volume reduction surgery，LVRS）后的持续漏气或可能发展为持续漏气的严重漏气。一般认为术后7天仍有漏气即为持续漏气，但仅在用力呼气或咳嗽时出现漏气者除外。若术后第5天漏气出现下列情况，则需要考虑治疗：①持续漏气；②正常吸气相的漏气；③正常呼气相漏气且伴有皮下气肿或呼吸损害。Spiration活瓣的使用期限为6周。

Spiration活瓣是一种阻止空气在放置瓣膜的气道内流动的伞形装置，但允许空气和分泌物从活瓣远端的肺段排出。操作过程包括使用诸如Fogarty导管等球囊来堵塞患肺的叶支气管，直至漏气减少或停止（图6.3，图6.4）。与自发性气胸后持续漏气的情况不同，因支气管胸膜瘘患者在CT上常可辨别目标肺叶，该操作在支气管胸膜瘘患者中通常很容易进行。在确定目标肺叶后，对段支气管进行阻塞，以确定是否是该段或亚段支气管导致了漏气。一旦确定目标气道，使用标注好大小的导管测量气道直径并选择合适尺寸（5 mm、6 mm、7 mm、9 mm）的活瓣。据我们的经验，9 mm活瓣最常用，因为其能够堵塞段支气管，从而避免在亚段支气管中使用多个活瓣。通过专用导管置入活瓣（图6.5，图6.6），早期数据建议每个患者使用4~6个活瓣，但随着9 mm活瓣的有效使用，该数字有所下降。并发症包括肉芽组织增生、肺炎、脓胸和移除活瓣后的出血。虽然同侧气胸是支气管镜下支气管内活瓣肺减容术后的常见并发症，但对于支气管胸膜瘘患者，术前气胸和胸腔引流管的留置使得气胸的确定变得困难。

在一个多中心研究中，Gilbert等[14]研究了支气管内活瓣对75例患者的疗效，患者们分别来自8个中心，其中25%的病例为术后病例。所有外科手术后持续漏气患者停止漏气，58%的其他原因致漏气患者停止漏气。外科手术后支气管胸膜瘘患者停止漏气的中位时间为10天，继发性自发性气胸患者停止漏气的中位时间为15天。2例患者发生了支气管内活瓣相关并发症——脓胸和对侧气胸。预计在不久的将来，Spiration和Zephyr活瓣均会获得FDA批准，并用于持续漏气的治疗。

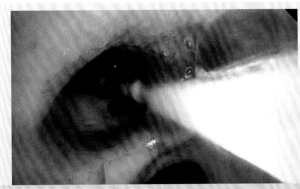

图6.3 位于段支气管内的Fogarty球囊导管

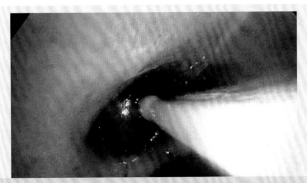

图6.4 充气的Fogarty球囊阻塞段支气管以隔离漏气部位

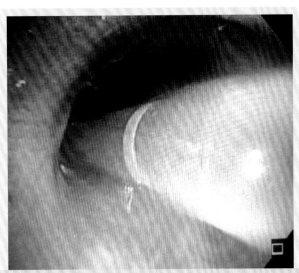

图6.5 放置活瓣前，将活瓣置入导管，并放置在段支气管内

第六章

支气管胸膜瘘的治疗

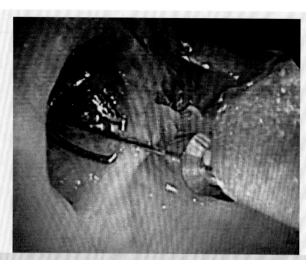

图6.6　置入导管后立即放置支气管内活瓣

九、难治性患者

某些患者不适合手术，如病情不稳定、之前尝试支气管胸膜瘘治疗失败、瘘管不能关闭或消除的患者。患者漏气现象可能会持续好几个月，此类患者可以通过胸腔开窗造口术长期治疗。胸腔开窗造口术可以是Eloesser皮瓣或每天填塞胸腔的Clagett窗。如果瘘口不愈合，则不能够使用伤口封闭负压引流。

十、Eloesser皮瓣

Eloesser皮瓣手术是一种在胸壁上制造一个开放的创口以方便胸膜腔长期引流的外科手术。通常在胸壁做一个"U"形切口，形成舌形瓣，部分手术需要切除2根肋骨，将舌形瓣叠入胸膜腔，缝于壁层胸膜，形成一个永久开放的窗口，该窗口可用于冲洗或填塞胸膜腔。若窗口较小，胸腔内有残留肺组织，则可能通过肉芽组织增生而自愈。然而，由于间隙往往太大而无法自愈，因此通常需要通过肌皮瓣转位充填间隙，闭合缺损。Eloesser皮瓣的好处是胸膜腔和胸壁之间保持永久开放，有利于胸膜腔感染的长期控制[15]。

十一、Clagett窗

Clagett窗（图6.7，图6.8）也是通过部分切除后外侧下肋骨的方式在胸壁上做一个预期的暂时性开口，便于冲洗和填充胸膜腔，直至胸膜腔充分清创。每天都要进行抗菌材料填充，该机械作用会清创胸膜腔，填塞物可为湿-干生理盐水纱布。当整个胸膜腔肉芽组织生长良好时，可以尝试通过灌注抗生素溶液关闭胸壁。为此，我们使用上文提到的最初的Clagett溶液，成功率大约是80%。如果失败，则可以考虑将游离胸外肌放置在胸腔内[6]。

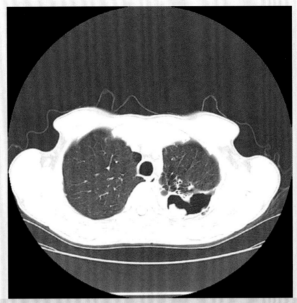

图6.7 64岁营养不良男性，胸腔内有鸟分枝杆菌复合体和真菌球

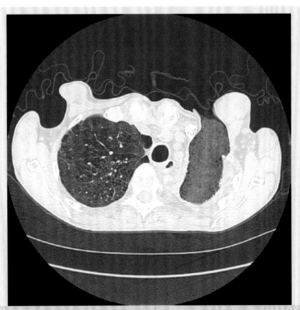

使用Clagett窗和填塞物对持续漏气的胸膜腔进行灭菌。
图6.8 左上肺叶鸟分枝杆菌复合体切除后

十二、预后

总的来说，支气管胸膜瘘的致残率和致死率均较高。根据Bribriesco和Patterson[4]的研究，全肺切除术本身致残率超过50%，死亡率为5%~7%，而在肺切除术后的脓胸患者中，60%~80%存在支气管胸膜瘘，死亡率为21%~71%。

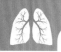

第
六
章

支
气
管
胸
膜
瘘
的
治
疗

十三、总结

手术仍是支气管胸膜瘘确定性治疗的"金标准"。然而，随着支气管镜介入治疗（特别是支气管内活瓣）的出现，当不能手术或手术风险高时，微创治疗提供了一种有吸引力的替代方案。

（张钰译；邢西迁，刘岗，柳威，张骅校）

参考文献

◀ 扫码查看 ▶

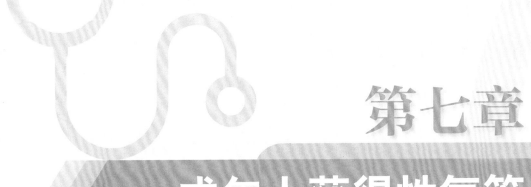

第七章

成年人获得性气管食管瘘的治疗

Danai Khemasuwan and David Griffin

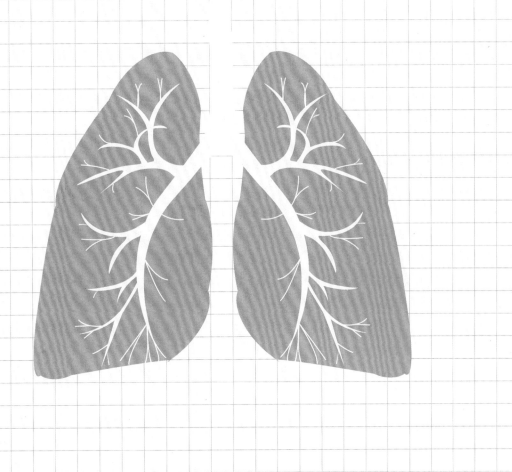

一、引言

气管食管瘘（tracheoesophageal fistula，TEF）是指气管和食管之间的病理性瘘管，口腔和胃分泌物可通过该病理性瘘管外溢至呼吸道[1]。气管食管瘘主要分为两大类：先天性和获得性。先天性气管食管瘘最早由Thomas Gibson于1697年提出[2]，常合并食管闭锁。从那时起，已确立先天性气管食管瘘的诊断和手术修复技术，其预后显著改善。同时，获得性气管食管瘘进一步又分为恶性和良性两类。约一半的获得性气管食管瘘由恶性肿瘤引起[1]。最常见与恶性气管食管瘘相关的癌症是食管癌，超过10%的患者在疾病进程中发生气管食管瘘[1, 3]。气管食管瘘最常见的临床表现是呼吸窘迫、吞咽困难和反复肺部感染，症状的严重程度主要取决于气管食管瘘的大小和部位。气管食管瘘的治疗需要及时的多学科方法，包括介入呼吸病科、消化内科和胸外科[4]。某些情况下可以考虑手术矫正，特别是良性瘘管，但常寻求更微创的治疗策略。微创治疗常使用支架置入，但在过去的几年里出现了使用新设备和新技术的替代方法。本章将描述获得性气管食管瘘的危险因素、临床表现、诊断方法、治疗流程、传统和新的治疗手段，以及预后的现有数据。

二、病因及危险因素

良性气管食管瘘发生于胸部或颈部钝性创伤、创伤性气道损伤、长时间气管插管、创伤性气管插管、气管造口插管损伤、肉芽肿性纵隔感染、支架相关损伤、吸入异物或腐蚀性物质[5]。既往，获得性良性气管食管瘘最常见的病因是肉芽肿性纵隔感染（如结核）。然而，最近最常见的病因是长期插管气囊相关损伤和气管造口套管损伤造成的医源性损伤[4]。两者的损伤机制均为气囊引起的压力性坏死，由于相似的损伤机制，导致与气管插管术相比，气管造口术并不能降低获得性气管食管瘘的发生率。糖尿病、既往气道感染、使用类固醇和使用鼻胃管等易感因素也会增加气管食管瘘形成的风险[6]。

另外，恶性气管食管瘘见于食管、气管、肺、喉和甲状腺等部位的癌症。在恶性气管食管瘘病例数最多的一项报道中，包含207例患者，在这些患者中，有77%的病因是原发性食管癌，而仅有16%的病因是原发性肺癌[7]。由于食管上、中段解剖结构上毗邻气管后壁和左主支气管，因此食管来源的肿瘤很容易浸润邻近气道。在恶性气管食管瘘中，鉴于反复误吸损伤、胃酸的腐蚀性损伤、呼吸道和胃分泌物聚集及组织愈合不良（特别是同时使用类固醇或放化疗进行癌症治疗）等综合因素，瘘口大小会随着时间而进展。治疗气管食管瘘的临床挑战之一为癌症的进展和癌症的治疗均可形成瘘管。当桥接气道、消化道的肿瘤细胞坏死时（常因化疗或放疗），肿瘤细胞间的空隙在气道及食管中形成交通（瘘管）。在该情况下，可以观察到"边缘整齐"的气道壁缺损，且活检通常未显示恶性肿瘤。Choi等报道了52例食管癌伴气管食管瘘患者，其中28.8%的气管食管瘘被认为与肿瘤的治疗有关，而非肿瘤进展[8]。进而，Balazs等发现，从开始放疗到检查出气管食管瘘的平均潜伏期约为4.4个月（范围：1～13个月，SD：2.98，CI：3.5～5.4）[9]，也强调了对接受癌症治疗的患者需要密切监测，特别是在癌症开始治疗后3～6个月。若患者出现相关症状或临床医师根据放射学检查结果高度疑诊，则有必要行内镜检查。同样，支架也与气管食管瘘的形成相关。食管支架相关气管食管瘘的发生率估计为4%，食管支架置入后发生气管食管瘘的中位潜伏期为5个月（范围：0.4~53.0个月）[10]。

三、临床症状

取决于气管食管瘘形成速度、大小、部位、患者的合并症和营养状况等因素，气管食管瘘患者的临床症状各异。Burt等进行的一项纳入200多例患者的研究发现，气管食管瘘的症状和体征为咳嗽（56%）、误吸（37%）、发热（25%）、吞咽困难（19%）、肺炎（5%）、咯血（5%）和胸痛（5%）。81%的已知气管食管瘘患者中有Ono征（吞咽固体/液体时咳嗽加重），尽管该体征既不敏感也不特异[11]。恶性气管食管瘘从出现症状到诊断，平均时间约为7.3个月（范围：1~58个月，SD：4.25，CI：6.5~8.1）。良性气管食管瘘病例出现症状的时间跨度较大，从外伤因素所致气管食管瘘的5~15天至医源性气囊相关损伤气管食管瘘的21~30天（表7.1）[8]。

表 7.1 获得性良性气管食管瘘症状的时间进程

病因	时间（天）
外科手术	1~5
缺血/创伤	5~15
局部感染	15~21
气管气囊相关损伤	21~30

在镇静和机械通气的患者中，如气囊充气良好，但仍检测到呼吸机回路持续漏气，则应怀疑存在气管食管瘘。提示气管食管瘘的其他征象可有腹胀、饱胀、呼吸机潮气量减少、氧合恶化、反复肺脓毒症和反复脱机失败。气管食管瘘自愈的可能性小，且最终会导致呼吸系统并发症和死亡，因此应及时进行风险分层和诊断。

四、诊断评估

结合胸部影像学检查和内镜检查（若可能，使用可弯曲支气管镜和上消化道内镜检查）来诊断气管食管瘘。通过胸部X线检查对呼吸道症状进行初步评估，是一种合理的方法。根据症状持续时间的不同，胸部X线检查表现可以从早期的双肺基底部浸润到更明确的基底部实变。除与误吸相关的影像学改变，初始的放射学评估可能明确气管食管瘘的病因，如肺部肿块或气管导管/气管切开导管气囊的过度充气。虽然无正式的临床指南，大多数专家均认为有必要经食管造影和内镜检查对气管食管瘘进行诊断和术前评估。泛影葡胺的高渗性与肺水肿和死亡有关，而与泛影葡胺相比，钡剂因具有良好的生理特性而应首选[12]（译者注：当前较多文献建议怀疑气管食管瘘时，食管造影时禁用钡剂，因钡剂在肺泡内不能清除，可导致肺炎、呼吸衰竭，严重时造成死亡）。当存在气管食管瘘，食管造影时口服造影剂将穿过瘘管，在气道内显影（图7.1）。造影剂增强的食管造影在约70%的气管食管瘘患者中显示瘘[13]。该方法不适用于不能够吞咽造影剂的患者［如镇静和（或）机械通气的患者］。对此类患者可行胸部CT以评估瘘管、呼吸消化道解剖结构和纵隔病变的征象。目前尚无资料评估CT在已知气管食管瘘情况下的敏感度、特异度、阴性预测值和阳性预测值。

第七章

成年人获得性气管食管瘘的治疗

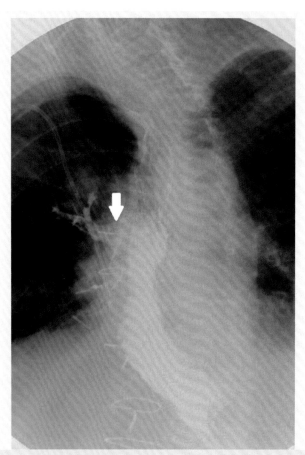

图7.1 食管造影显示右肺上叶支气管有造影剂漏出（箭头）

（经许可转载自©ERS 2021: European Respiratory Review 29 (158) 200094；DOI: https://doi.org/10.1183/16000617.0094-2020 Published 5 November 2020）

　　一旦胸部影像学证实了气管食管瘘，下一步就是通过上消化道内镜和支气管镜进一步评估解剖结构。内镜直视可对气管食管瘘更好地定位、观察形态特征，并可能进行治疗（图7.2～图7.4），可在中度镇静或全身麻醉下进行。黏膜炎症、水肿及胃内容物残渣能够掩盖小的气管食管瘘，因此，直视可能比较困难。轻柔地操作内镜的头端，精确吸引，可以去除残渣、泡沫或胃内容物，从而改善被遮掩气管食管瘘的可视性。类似地，为改善呼吸道的可视性，还可以通过弯曲支气管镜或硬质气管镜来清除脓性分泌物或溢出至气道内的胃内容物。对于因大小、位置或黏膜碎片而难以观察瘘管的患者，在内镜评估时口服或经鼻饲管给予亚甲蓝有助于明确气管食管瘘[14]。对于服用某些药物的患者，特别是选择性5-羟色胺再摄取抑制剂（selective serotonin reuptake inhibitor，SSRI），如氟西汀、帕罗西汀，亚甲蓝导致5-

羟色胺综合征的风险较小。如果置入气管内导管进行操作，应在支气管镜检查时后退气管内导管的头端，以便对气道进行完整的观察。应考虑内镜和（或）支气管镜下对病变进行活检以明确气管食管瘘的基础病因。获得的信息可能有助于进一步的治疗和（或）姑息治疗。

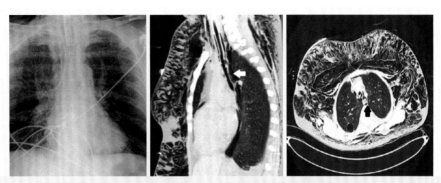

图7.2 气管食管瘘引起的广泛纵隔气肿及皮下气肿

（由Harpreet Singh Grewal MD提供，经许可转载自©CHEST 2021: CHEST 2019 Mar;155(3):595-604. DOI: https://doi.org/10.1016/j.chest.2018.07.018. Epub 2018 Jul 27）

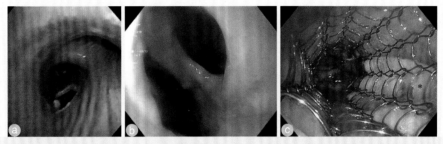

a.右支气管中间近端后壁气管食管瘘的支气管镜视图；b.同一气管食管瘘的食管内镜视图，显示瘘口和黏膜异常；c.使用Alloderm（＊）和气管内自膨式金属支架封堵气管食管瘘。

图7.3 气管食管瘘经支气管镜和食管镜视图

（经许可转载自©ERS 2021: European Respiratory Review 29 (158)200094；DOI: https://doi.org/10.1183/16000617.0094-2020 Published 5 November 2020）

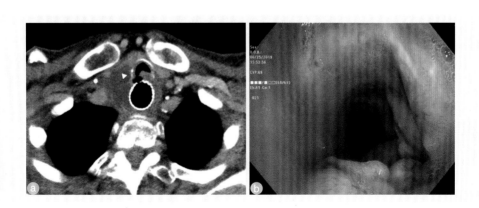

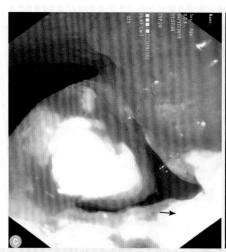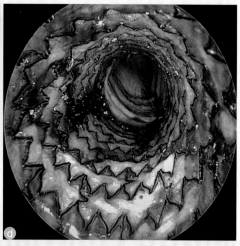

a.胸部CT显示食管支架近端层面（箭头）的气管食管瘘；b.支气管镜检查显示气管黏膜异常致气管后壁瘘口显示不清；c.TEF支气管镜特写近照，气管食管瘘底部可见食管支架（箭头）；d.医源性TEF病例：使用Alloderm（*）和气管内的自膨式金属覆膜支架封堵瘘口。

图7.4 转移性食管癌放疗后置入食管自膨式金属支架后发生恶性气管食管瘘1例

（经许可转载自©ERS 2021: European Respiratory Review 29 (158)200094；DOI: https:// doi.org/10.1183/16000617.0094-2020. Published 5 November 2020）

五、气管食管瘘部位

气管食管瘘的部位取决于病因和致瘘损伤的性质。对于气囊相关损伤引起的医源性气管食管瘘，瘘将发生在与气囊位置相对应的气管中远端。大多数创伤性气管食管瘘由机动车事故导致，多发生在隆突水平，与隆突对应的胸壁在撞击方向盘时遭受了强有力的挤压有关。对于吸入性损伤、有毒化学物质的吸入和纵隔感染引起的气管食管瘘，位置尚不明确。

恶性气管食管瘘的部位很大程度上取决于原发肿瘤的位置。Burt等进行的一项大多（77%）由食管癌患者组成的恶性气管食管瘘研究显示，气道部位的瘘口，110例（53%）位于气管，46例（22%）位于左主支气管，33例（16%）位于右主支气管，5例（2%）为多部位，13例（6%）为支气管胸膜瘘[7]。Balazs等进行的另一项并发气管食管瘘的食管癌患者的研究显示发病趋势一致，120例（46%）为气管/隆突瘘，118例（45%）为右主支气管瘘，22例（8%）为左主支气管瘘，4例（2%）为远端气管瘘[8]。两项研究的差异可能与食管癌患者人群和食管癌患者比例有关，但两项研究都强调了食管癌与气管内瘘形成密切相关。

六、治疗

（一）术前管理

气管食管瘘的治疗策略应考虑疾病的多方面，包括确定基础病因、患者合并症、营养状况和治疗目标。在治疗干预前，明确和治疗与气管食管瘘形成有关的基础疾病至关重要。术前处理的一般原则是治疗解剖结构畸形引起的并发症，同时解决瘘形成的可变风险因素。最令人担忧的并发症是呼吸道感染，可导致肺炎，最终造成呼吸道脓毒症。患者应禁食，并进行抑酸治疗以降低胃酸的酸度和减少其分泌量。术前处理还包括药物治疗联合体位干预（保持床头抬高角度＞45°）、严格限制经口进食、频繁经口吸痰。对于机械通气的患者，为防止呼吸道污染，可将气管导管向远端推进至气囊置于瘘口远端。为防止瘘管周围黏膜发生压力性坏死扩散，应拔除气管食管瘘患者的鼻胃管和口胃管，尤其是气管插管的患者。在合适的临床情况下，也可以考虑放置胃造瘘管以排空残留胃内容物，并放置空肠造瘘管以进行肠内营养。

（二）术中管理

术中管理的关键原则与术前管理的关键理念一致。为尽量减少胃内容物溢出至呼吸道，必须基于气道、消化道的解剖结构和气管食管瘘的部位制定治疗策略。经支气管镜治疗气管食管瘘时必须看到瘘口，如果气管导管的顶端位于气管食管瘘近端，就可有胃内容物外溢至呼吸道的风险。通过可弯曲支气管镜或经硬质支气管镜置入吸引管进行充分的吸引通常足以清除气道内的胃溢出物，并提高可视性。

内镜检查时，必须意识到正压通气可导致胃过度膨胀而使胃内容物外溢。在食管镜检查时，也可能发生一种潜在且独特的呼吸系统并发症（取决于瘘口的大小和部位，从内镜注入的空气可进入气道，导致气道压力增加、无效通气及肺气压伤）。内镜医师和麻醉科医师之间的及时沟通对减少手术时出现的并发症至关重要。

（三）气管食管瘘的支架治疗策略

存在两种情况可考虑支架置入：确定性手术前封堵良性气管食管瘘、缓解恶性气管食管瘘的临床症状（如误吸、吞咽困难、呼吸状况恶化、改善营养不良状态）。一般而言，由于良性气管食管瘘损伤的性质和有更好的营养状态，其更适合确定性手术干预。然而，心肺功能不稳定可能阻碍确定性手术干预，并可能需要治疗优化，极端情况下，体外治疗设备可用于稳定肺功能和血流动力学。相比之下，恶性气管食管瘘患者往往营养不良且常化疗和（或）放疗，使得他们不适合手术治疗。对于恶性气管食管瘘病例，为改善营养状况，同时防止肺炎和脓毒症等进一步的并发症，常首选包括支架置入在内的内镜微创手术。

内镜下处理气管食管瘘的主要技术是食管和（或）气道支架置入术，目的是封堵瘘口，防止胃内容物溢入呼吸道[15]。大多数支架是圆柱形的，完全释放后可在腔内施加径向支撑力。过大的支架可因膨胀性径向支撑力而绷紧管腔，导致瘘口增大，从而降低愈合的可能。因此，通常认为支架置入是一种姑息性治疗，可能会提高生活质量，但可能不会促进瘘口的愈合[15]。基于恶性气管食管瘘患者的不良预后（平均预期生存期为1～6周）[16]，支架置入术是合适的治疗。气管食管瘘的治疗流程如图7.5所示。支架的类型、数量、放置部位是临床医师必须考虑的非常重要的方面，相关策略回顾如下。

1.单食管支架置入

食管支架置入是封堵食管中下段瘘口的一种良好选择，特别是对已知无气道狭窄的患者，该依据是基于食管支架可能通过外部压迫导致气道阻塞和（或）瘘口形成。此外，食管壁具有相当的柔韧性，使其适合圆柱形的支架。相对于其他可用的自膨式塑料支架或可降解生物支架，自膨式金属支架由于其持久性、有效性及对多种恶性食管疾病的良好疗效而常选用。与裸自膨式金属支架相比，覆膜自膨式金属支架对进展期肿瘤有更好的抗肿瘤生长特性，但移位的概率更高[17-18]。因易回收，良性气管食管瘘病例常使用自膨式塑料支架作为桥接外科手术的手段[19]。对于支架尺寸，内镜下食管的扩张球囊可用来估算合适的直径，以协助选择合适的支架。已知的食管支架置入术的并发症包括外源性气道压迫、出血、食管穿孔，以及矛盾性地形成新的气管食管瘘[20]。对于食管支架置入压迫气道致气道阻塞高风险的患者，在特定的情况下可考虑气道和食管双支架同时置入。

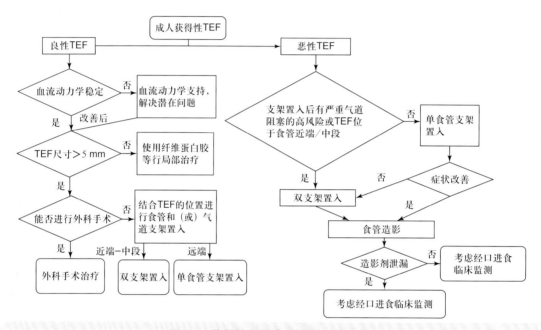

图7.5 获得性气管食管瘘的治疗流程
（经许可转载自©ERS 2021: European Respiratory Review 29(158) 200094；DOI: https://doi.org/10.1183/16000617.0094-2020 Published 5 November 2020）

2.单气道支架置入

在美国，主要有两种气道支架：硅酮支架和金属支架。对于气管食管瘘患者，自膨式金属支架因其易于放置、有强大的膨胀力及能够更好地贴合气道黏膜，常首选。自膨式金属支架既可在导丝/透视下经可弯曲或硬质气管镜放置，也可在直视下放置。与硅酮支架相比，自膨式金属支架可放置在不易放置的部位，而且其优势之一是在展开后可立即快速调整（尽管该调整很大程度上取决于支气管镜医师的经验和技术）。放置不当的支架会阻塞气道并对瘘口或周边结构进一步损害，因此调整支架放置的能力至关重要。此外，自膨式金属支架与气道壁的贴合较好，可降低支架移位的发生率[21]。但自膨式金属支架设计的耐用性较差，可能导致金属疲劳和支架断裂。在恶性气管食管瘘中，金属支架的耐用性缺点不受关注，因为此类患者的存活时间很少长于支架发生断裂的时间。总体而言，自膨式金属支架在恶性气管食管瘘中更受青睐，Wang等的一项研究表明，恶性气管食管瘘患者的完全封堵率为71%[22]。

相比之下，硅酮支架有直筒和"Y"形两种形状。为防止支架移位和减少黏膜缺血，硅酮支架外表面设计有钉状突起[23]。然而，钉状突起可能会导致支架与气管壁不能完全贴合，因此很难完全封堵气管食管瘘。在良性气管食管瘘的治疗中，与自膨式金属支架相比，硅酮支架因其耐用性较好而更受青睐。由于气道的"C"形解剖结构和呼吸周期中气道的动态变化，使气道支架的选择没有"一刀切"的原则，因此应个体化。表7.2是自膨式金属支架与硅酮支架的比较。

表 7.2　用于气管食管瘘治疗的气道支架比较

支架类型	优点	缺点
自膨式金属支架	• 易于放置 • 移位较少 • 更好地与气道壁贴合 / 封堵	• 可有覆膜破损或错位、金属疲劳和肉芽组织形成等并发症的风险 • 由于有支架断裂风险而致耐用性差 • 支架放置后，瘘口可能会增大
硅酮支架	• 耐用性好 • 可定制 • 易于调整及取出	• 外层钉状突起可能会影响封堵效果 • 更难置入（需经硬质气管镜） • 放置支架后，瘘口可能会增大

单气道支架置入的理想适应证是近端气管内的气管食管瘘，近端气管部位相对应的食管支架置入难度较大，可能与食管瘘口部位（通常是超近端瘘口）、狭窄或大块肿瘤引起的食管腔闭塞有关，从而导致扩张或食管支架置入的难度很大。气道支架必须完全覆盖瘘口，最好超出瘘口两端各20 mm[24]。理论上，该方法为支架置入后瘘口纵向扩张后亦有支架覆盖提供了保证，但是，受限于瘘口位置，可能无法保证20 mm的安全距离。

3.气道及食管双支架置入

气道及食管双支架置入虽然有争议，尤其是对适当大小的食管支架置入后气道损伤风险较低的患者，但仍被视为中远端气管恶性气管食管瘘患者的一线干预措施[25-28]。双支架置入可以防止食管支架对气道的压迫，防止食管支架移位至气道。为进一步防止气道损伤，通常先放置气道支架，后放置食管支架。减少食管支架移位的另一种策略是使食管支架的近端高于气道支架上缘，不过该技术的效果尚不明确。内镜夹也可以提供一个食管支架的固定点。在放置食管支架后，通过支气管镜或影像学检查确定气道支架的位置非常重要。双支架置入的主要问题之一是，由于气道和食管支架之间的摩擦点（特别是在两枚支架的金属接触面）应力或压力性坏死，瘘口有扩大的风险。

基于个案的成功和较小的病例系列，放置单支架和双支架的策略已被认为可行，但尚无头对头的研究来评估两种方法的有效性。双支架置入与单支架置入疗效对比的唯一前瞻性数据来自Herth等的一项研究[16]，112例患者中，65例采用单气道支架（58%），37例采用单食管支架（33%），10例采用双支架（9%），未调整的中位生存时间分别为182天、249天和245天。表7.3总结了其他较小的回顾性病例系列。

表 7.3 单支架与双支架的比较

作者	方法	病因	位置/瘘大小	样本大小	预后
Ke M 等（2015）	回顾性病例分析	未确定	未确定	61 例（26 例气管支架、35 例双支架）	气管食管瘘双支架有较好的增强影像分辨率且能改善临床症状
Herth F 等（2010）	前瞻性病例分析	恶性	气管、主支气管，大小未报告	112 例（65 例气管支架、37 例食管支架、10 例双支架）	平均生存时间增加（气管支架 182 天、食管支架 249 天、双支架 245 天）
Freitag L 等（1996）	回顾性病例分析	恶性	气管，1~4 cm	30 例（12 例气管支架、18 例双支架）	双支架平均生存时间增加（24 天 vs.110 天）

（四）气道支架疗效评价

两种方法可用来评估支架置入后充分密封气管食管瘘中的效果：一种经口/鼻饲管注入亚甲蓝可以用来确认支架位置是否合适和是否成功封堵瘘口，将染料滴入食管，支气管镜用于评估染料是否渗漏到气道，如果支气管镜检查未发现污物，那么说明瘘口封堵成功；另一种确定是否渗漏到气道的评估方法是吞钡测试。

对于大多数患者，置入支架有助于预防包括吸入性肺炎在内的肺部并发症。在极少数瘘口已经完全封堵的特定患者中，可恢复经口进食。但大多数患者需要胃造口术、空肠造口术、鼻空肠管、肠外营养进行营养支持。

（五）其他治疗方法

目前已有数种替代治疗方式的报道，这些方式包括纤维蛋白胶注射、房间隔封堵器和其他外科工具，但是大多数方式都未经充分研究，只有病例报告支持其应用。纤维蛋白胶注射已用于治疗小瘘口（<5 mm），由于纤维蛋白胶的凝固溶解迅速，而导致瘘管再通，但该方法对于较大的瘘管（>8 mm），失败率较高[29-31]。房间隔封堵器（Amplatzer）最初设计用于经导管房间隔缺损封堵，现已成功地用于封堵气管食管瘘和与非恶性病因相关的支气管食管瘘[32-35]。然而，有报道称使用Amplatzer会导致严重的气道并发症，包括黏液瘀滞、肉芽组织形成导致的气道阻塞，以及与该装置本身有关的侵蚀性改变，形成新的气管食管瘘。此外，与气道支架不同，Amplatzer减少了气道的横截面积。因此，该装置一般不用于气管食管瘘的治疗[32]。ACell®基质是一种用于促进自然愈合过程脱细胞的猪膀胱基质，在良性气管食管瘘患者中，超说明书使用证实了其可促进瘘管愈合，10天后瘘管完全闭合[36]。然而，由于未经实证研究和缺乏更大队列的循证学依据，此类方法不常用于气管食管瘘。

表7.4总结了已报道的几种食管侧内镜下修复技术用于治疗气管食管瘘，例如：①体外缝合装置的推结器[37]；②Cor-Knot器械[38]；③经气管造口修复[39]。在Mozer等的报告中[38]，可经硬质食管镜缝合瘘管，并使用Cor-Knot装置固定，闭合良性气管食管瘘。术后食管造影中观察到瘘管完全闭合，患者在6个月随访后能够完全恢复经口进食。腔内真空辅助闭合术（endoluminal vacuum-assisted closure，EVAC）可用于气管食管瘘的修复。EVAC在瘘管腔内

放置海绵的同时会产生负压。海绵通过鼻胃管连接，可以持续清除分泌物，该过程诱导了肉芽组织的形成和瘘管的闭合[40]。

表 7.4　替代气管镜下支架置入术的其他治疗方法——非常规法的总结

作者	方法	病因	位置 / 瘘大小	改善	并发症
Scappaticci 等（2004）	纤维蛋白胶——Tissucol	良性——插管后	气管，< 5 mm	24 小时内接近完全闭合	无
Miller PE 等（2014）	房间隔封堵器——Amplatzer®（AGA Medical；Golden Valley，Minnesota，USA）	良性——支架置入术时间延长	气管，未报告	完全关闭	支架移位，气道阻塞，支架置入 3 个月后感染
Traina M 等（2018）	房间隔封堵器——Amplatzer®（AGA Medical；Golden Valley，Minnesota，USA）	良性——气管切开术后	气管，未报告	完全关闭	无
Mahajan AK 等（2018）	ACell® 脱细胞猪膀胱基质；"Y" 形支架	良性——炎症	右主支气管，2 cm	10 天后完全闭合	无
Traina M 等（2010）	超范围切除（Ovesco Endoscopy GmbH）	良性——气管切开术后	气管，声带下 4 cm——大小 1 cm	完全封闭 / 恢复饮食	无
Mozer AB 等（2019）	支气管内缝合（Cor-Knot 装置）	良性——医源性手术	气管，12 mm	完全关闭	无
Wong，An-Kwok 等（2019）	纤维蛋白密封剂（Ethicon Evicel）/ 硅涂层支架（Bonastent）	良性——支气管结石症	右主支气管，2 mm	完全闭合 / 恢复饮食	无
Lee HJ 等（2015）	内镜真空辅助闭合（EVAC）	食管癌，食管切除术后	不适用	10 天后完全闭合	无

七、预后

气管食管瘘是一种可在多种情况下发现的病症——无论是良性还是恶性。因此预后因人而异。因营养状况更好、合并症较少，以及确定性手术干预的可行性等因素，良性气管食管瘘的临床预后良好。在最近的外科文献中，有两个最大的病例系列显示，围手术期的死亡率为 0 ~ 2.8%，肺炎、呼吸衰竭和气管食管瘘复发的发病率为 32% ~ 56%。在 Marulli 等的系列研究发现，25 例行手术治疗的良性气管食管瘘患者在随访期内中位存活期为 41 个月[41]。

对于恶性气管食管瘘，现有的数据表明其临床预后显著较差。尽管手术相关死亡率低于 0.5%，但 Balazs 等的一项大型病例系列研究显示，气管食管瘘诊断后，恶性气管食管瘘患者的平均生存期仅为 2.8 个月[8]。在此项研究中，食管支架置入术后患者的平均生存期为 3.4 个月，提示潜在的生存获益[8]。Freitag 等在一项回顾性研究中观察了双支架置入术的临床疗效，与单气管支架置入术后患者的生存期（24天）相比，双支架置入术后患者的生存期（110天）更长，且得到了Herth等进行的一项更大前瞻性研究的支持，该研究中双支架组患者的中位存活期为245天，单气管支架组患者为182天。根据报道，支架置入后患者在呼吸困难和吞咽困难评分及生活质量方面［通过欧洲癌症研究和治疗组织的生活质量问卷（EORTC QLQ-C30）评估］显著改善，支持其在姑息治疗中的作用[16, 41]。

八、结论

由于诱因和基础疾病的异质性，气管食管瘘的诊断往往会被明显延迟诊断或漏诊。及时诊断的第一步是了解气道和食管之间瘘口形成的病理生理学，并识别相关疾病。临床体征和症状常有助于诊断，但常无特异性，需要仔细检查症状、通气变量（如潮气量下降）、呼吸系统感染的频率及胸部影像学的变化。诊断的下一步是通过食管造影或内镜/支气管镜对瘘口进行直接观察，在诊断的同时制订重要的术前计划。最终的手术方式、是否行姑息性支架置入术、使用何种评估方法及手术入路的选择取决于患者的病情、气管食管瘘的基础病因、治疗目标和已有的专业知识。

目前，对于需要姑息性治疗的恶性气管食管瘘患者或需要支架作为桥接最终手术的良性气管食管瘘患者，内镜下支架置入是最可行的、研究最充分的干预手段，在此种情况下，已证明支架置入术可提高气管食管瘘患者的生活质量，并减轻呼吸困难和吞咽困难症状。因硅酮支架和金属支架各有优缺点，如何选择很大程度上取决于支气管镜医师的感受和经验。对于无已知气道损伤的食管远端气管食管瘘，首选单食管支架置入。单气管支架置入是超近端气管食管瘘的理想选择，因超近端气管食管瘘时，食管支架置入在技术上存在挑战。若单气管支架置入在超近端气管食管瘘中不可行，双支架置入可能是首选，因为双支架置入提供了瘘口两侧的结构支持，同时密封，以防止分泌物溢出，但可能导致压力性坏死。为达到理想的临床预后，在病情极度复杂的患者中，必须密切监测手术并发症的症状和体征。

感谢Harpreet Singh Grewal博士在本章中分享其数据。

（邢西迁译；张骅，刘岗，李云雷校）

————— 参考文献 —————

◗ 扫码查看 ◖

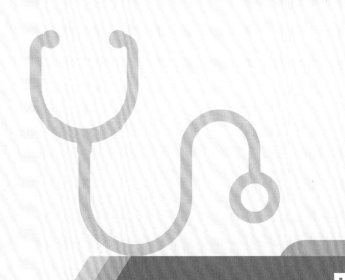

第八章

肺减容术：
外科手术 *vs.* 经支气管镜

Pallav L. Shah and Samuel V. Kemp

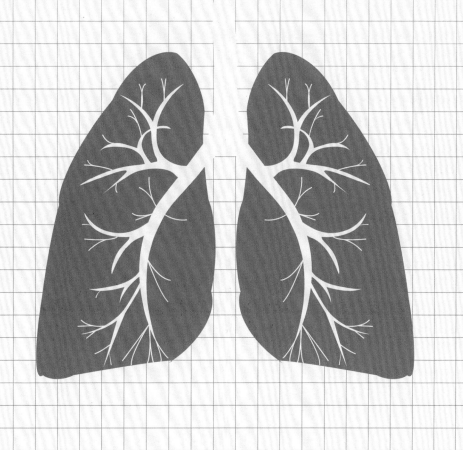

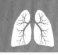

一、引言

慢性阻塞性肺疾病是一种异质性疾病，主要由吸烟引起，在某些发展中国家与在通风不良的室内用生物燃料烹饪有关[1]。此类疾病包括慢性支气管炎、气流阻塞和肺泡破坏，后者称为肺气肿，由Bonet[2]于1679年首次提出，并将其描述为"巨大肺"。1769年，Morgagni发表了第一个病例系列（纳入19例患者）[3]并在其中描述了肺的"充气肿胀"。Laënnec首次详细描述了肺气肿的病理[4]，并报告了一些尸检结果，发现肺过度充气，经常被黏液阻塞，排空不良。肺气肿定义为终末细支气管管壁破坏伴远端气腔的异常、持久性扩张，无明显纤维化。尽管使用抗胆碱能药物、β₂受体激动剂、长效支气管扩张剂、吸入和口服糖皮质激素，晚期肺气肿患者仍呼吸困难。虽然氧疗能部分缓解呼吸困难症状，但几乎未改变患者的活动障碍和呼吸困难感受。肺移植和肺减容术仍是显著改善患者肺功能、运动耐量和生活质量的唯一现实选择。

二、肺气肿的病理生理学

肺弹性组织的破坏导致气腔扩大、小气道塌陷和进行性过度充气，此类改变使肺顺应性曲线右移。任何潮气量通气都需要更大的压力变化，因此，呼吸更为费力。肺气肿的破坏性过程降低了肺实质对气道的牵拉作用，导致呼气早期气道塌陷、呼气时间延长和气体陷闭。运动或任何用力活动会加剧上述改变，因为增加呼吸频率进一步缩短了呼气时间。因此，肺气肿患者可表现为静态和动态肺过度充气。因为过度充气时长度-张力关系变化使吸气肌处于机械劣势，所以过度充气进一步增加了呼吸做功[5]。

除已讨论过的肺力学变化外，动态过度充气还导致其他有害的后果：显著的V/Q失调、无效腔增加、较高的内源性呼气末正压（positive end-expiratory pressure，PEEP）。内源性呼气末正压压迫肺血管，运动时引起肺动脉高压进一步增高，静脉回流心脏受阻，从而减少心输出量。气道陷闭本身也会导致运动期间的高碳酸血症和缺氧。

肺气肿有3种主要亚型：小叶中央型、全小叶型或全腺泡型、间隔旁型。小叶中央型肺气肿是指以呼吸细支气管为中心的气腔异常增大，常以上肺叶为主，是吸烟者最常见的病理形式，CT表现为次级肺小叶中心的低密度灶。随着疾病的进展，小叶中心低密度区可融合，形成越来越大的大泡。全小叶型肺气肿累及整个次级肺小叶，通常与α₁-抗胰蛋白酶缺乏相关，常发生于肺下叶。肺泡壁和呼吸细支气管壁的弥漫性破坏，CT上表现为广泛低密度区域。间隔旁气肿发生于次级肺小叶的远端，通常累及邻近胸膜的肺区域，此类型的肺气肿可引起"消失肺综合征"或巨疱性肺气肿，常发生于上叶，与气胸的风险增加有关（译者注：消失肺综合征指X线检查上肺部表现为消失的放射学综合征，该综合征的特征是肺部的影像学不透光性逐渐减少。病因包括肺气肿破坏肺的加速进展或感染对肺的快速囊性破坏）。

三、肺移植

肺移植是唯一可能治愈肺气肿的方法。尽管最近在器官采集和保存（如离体肺灌注）方面取得的进展可能增加了供肺，但供肺数量仍不足[6]。大多数国家的移植标准很严格，仅少数患者现实中可选择肺移植。即使移植，患者的残疾率和死亡率也很高，90天死亡率为13%，1年死亡率为22%[7]。相比单肺移植，肺气肿患者双肺移植的供肺数量更为稀少，但改善了生存期（5年生存率：66.7% *vs.* 44.9%）[8]。虽然移植是治疗肺气肿的外科方法，但本章主要关注肺减容术。

四、肺减容术

缓解肺气肿症状的外科手术已经尝试了多年，方法多种多样，包括人工气腹、膈神经离断术、胸廓成形术、肋软骨切除术和改善肺血流的手术。由于这些手术普遍令人失望或有着灾难性的结果，因此都很快被废弃了。但Brantigan在1957年首次报道的肺减容术（通过切除部分病变肺减少肺容积）似乎有某些价值[9]，其概念很简单，就是通过减少过度充气的肺容积来改善膈肌和呼吸肌的功能。Brantigan的团队发表了一项纳入33例患者的系列报道，结果提示肺减容术改善了75%的存活者症状。然而，他们并未报道改善的客观指标，由于对手术致残率和致死率（18%）均有担忧，因此手术被废弃。

Delarue等[10]在1977年发表了一系列研究，结果显示肺减容术术后死亡率为21%，但也证明了某些存活者的功能得到改善，提示肺减容术可以让特定患者受益。20世纪90年代，Joel Cooper改良了肺减容术的手术技术后，该手术才获认可，Cooper等[11]在胸骨正中切开后采用吻合器缝合技术切除整肺的20%~30%，即最严重的肺气肿组织。平均随访6个月，报告肺功能改善显著，FEV_1改善82%，FVC改善27%，症状评分有显著改善，但步行距离没有变化。虽然超一半的患者有长时间的漏气，但随访期间无死亡。所得惊人的结果重新燃起研究者对肺减容术的兴趣。次年发表的纳入150例患者的更大样本系列研究结果显示患者持续受益至2年，90天的总死亡率为相对较低的4%[12]。

几项小型、短期、随机对照研究支持肺减容术，一项对37名随机行肺减容术或肺康复治疗患者的研究表明，术后3个月时手术组的肺功能得到改善[13]。在英国皇家Brompton医院进行的一项研究将肺减容术与药物治疗进行了比较[14]。可能符合条件的患者先接受强化药物治疗，并在随机分组前完成了戒烟和为期6周的门诊康复计划，48名患者被随机分至手术组或继续药物治疗组。6个月时，两组间的死亡率无显著差异，但与药物组相比，手术组的FEV_1（$P=0.02$）和往返步行距离（$P=0.02$）均有统计学意义上的改善。然而，在手术组中，19名存活患者中5名未观察到获益。中期随访（中位数为25个月）表明，手术虽改善了FVC、减少了过度充气，但即刻增加的FEV_1并未持续。随着氧饱和度的改善，转移因子也逐渐和持续增加[15]。

加拿大肺减容术（Canadian lung volume reduction，CLVR）研究和Overholt-Blue Cross肺气肿手术研究（overholt-blue cross emphysema surgery trial，OBEST）是两个相似的、独立构思和实施的多中心、随机的肺减容术临床研究，但其结果作为单一（荟萃）分析发表[16]。纳入的患者需有严重的气流阻塞、过度充气和可评估的呼吸困难。两项研究中的最佳内科治疗包括肺康复。CLVR研究随机选择了58例患者，而OBEST随机纳入了35例患者（两组共93例患者），两项研究中54例患者随机接受手术治疗，39例患者随机接受内科治疗。6个月后的

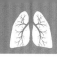

研究结果与Brompton研究相似，手术和内科组间的死亡率无差异，手术组的肺活量测定、过度充气和运动能力显著改善。另两项小型临床研究也报道了肺功能和生活质量指标的改善，但后一项研究中，手术死亡率较高（12%）[17-18]。

上述令人鼓舞的研究导致肺减容术数量广泛开展，但医疗保险和医疗补助服务中心（Centers for Medicare & Medicaid Services，CMS）于1998年公布的数据显示，1995年10月至1996年1月期间提交的索赔申请中，3个月和12个月的死亡率分别为14.4%和23%，再住院率也高，随后停止了对该手术的投保[19]，由此就开展了肺减容术和药物治疗的多中心、前瞻性、随机研究，即国家肺气肿治疗研究（National Emphysema Treatment Trial，NETT）[20]。在CMS和国家心肺血液研究所（National Heart，Lung，and Blood Institute，NHLBI）的资助下，该研究旨在回答两个基本问题——手术能否有持续的生存获益，以及肺减容术能否改善肺功能、运动能力和生活质量的指标？美国的17个指定中心招募了1281名严重气流阻塞、双侧肺气肿和胸部X线检查显示过度充气的患者，并将其随机分配至最佳药物治疗组或最佳药物治疗加肺减容术组。24个月时的结果显示，手术组的早期死亡率高于药物治疗组（30天时2.2% vs. 0.2%，90天时5.1% vs. 1.5%），但24个月时的死亡率无总体差异[21]。无论哪个时间点，改善的患者比例在手术组均更高（6个月时24% vs. 4%，12个月时22% vs. 5%，24个月时15% vs. 3%），手术组患者更有可能改善FEV_1、健康相关生活质量和呼吸困难评分，并且急性加重的频率减少，至首次加重的时间也延长[22]。

安全监测委员会确认了一组死亡率似乎更高的患者[23]。6个月时，$FEV_1<20\%$且TLCO<20%预计值或均质性肺气肿患者，35%已经死亡。2001年5月起，具有上述特征的患者停止入组，当时已经招募了140名患者，每组有70名，其中，所有患者的$FEV_1<20\%$预计值，94%的患者具有均质性肺气肿，87%的患者TLCO<20%预计值。41名患者符合全部3个标准。手术患者的年死亡率为0.43人，而药物治疗的患者年死亡率为0.11人。高危手术组30天的死亡率为16%，药物治疗组为0，高危手术组不良预后持续两年[21]。

短期安全性分析表明，预测手术组的死亡率时仅有两项独立术前因素具有统计学意义：CT结果是否以病变上叶为主和基线运动耐量（决定死亡风险的低运动能力的临界值为正常值的第40百分位，女性为25瓦特，男性为45瓦特）。在24个月时根据这两个参数将患者分为4个组，可以看到分组后组间获益各不相同，详见表8.1。在24个月的研究结束后，继续进行受试者监测，对70%的幸存者延长了随访。总体而言，肺减容术组在第5年时显示出有意义的生存优势（每人年死亡数：手术组0.11人 vs. 药物组0.13人；分别为283人和324人死亡），肺减容术组3年内的运动能力和5年内的生活质量都得到了改善[24]。对整体幸存者而言，FEV_1、运动能力和步行距离发生小幅度有意义的改善，但生活质量没有改善。高危患者依然表现出过高的死亡率而无功能获益，而以上叶病变为主的低运动能力组患者始终显示手术获益最大。然而，此种改善花费相当大，所有患者的每质量调整生命年（quality adjusted life year，QALY）的费用估计为190 000美元，而上叶病变和低运动耐量的患者则为98 000美元[25]。

〔译者注：质量调整生命年为同时考虑生存时间和生存质量的一种综合测量指标。即将一个人的实际生存年数换算成相当于完全健康人生存的年数。质量调整生命年是一种对质量调整后的寿命年，用于评价和比较某种干预（如营养支持）对健康的影响。假定健康地生活了一年则记为1，死亡则记为0，患者根据适当的标准记为0~1的数字。在连续质量调整生命年观察的情况下，可以计算曲线下面积，在比较有无干预的两个群体（或组）时，可以计算两个不同曲线下面积，即表示两种干预的疗效差别，再结合成本差别，就能计算其成本–效果之间的比值，以此来比较考虑成本后的不同干预效果差别。现国外将其用于临床某些科室研究的疗效评价之中，也用于有干预的随机对照研究或前瞻性队列研究及双盲或单盲临床研究中]。

表 8.1 根据疾病分布和基线运动能力分层的 NETT 预后

	上叶病变为主	非上叶病变为主
低基线运动能力	生存↑ 生活质量↑ 运动能力↑	生存↔ 生活质量↑ 运动能力↔
高基线运动能力	生存↔ 生活质量↑ 运动能力↑	生存↓ 生活质量↔ 运动能力↔

　　NETT表明，特定的患者群体在生存、运动能力和生活质量方面都有显著获益，并确定了一个明显的治疗高反应组：上叶病变为主的肺气肿和低基线运动能力的患者，然而并不意味着手术数量的增加，因为短期高死亡率、高致残率和高费用使患者很少选择手术。自NETT发表以来，外科技术取得了重大进展，更多地使用电视胸腔镜方式和单侧治疗，以及发展非切除肺减容术。后者需要使用合适的闭合器，其可有效地分离肺的两个区域，而不会切除肺叶的肺气肿部分，并使肺叶的肺气肿部分原位塌陷和折叠。肺减容术目前集中在较大的医学中心，据报道，在过去5年中，部分人群的90天死亡率<1%[26]。

　　然而，上述的各种挑战、手术的有创性质和不可预测的住院时间推动了非外科肺减容术的发展。现已有几种不同的支气管镜技术和设备，采用各种巧妙的策略来达到预期效果，可以分为气道阻塞器、硬化剂、弹簧圈和气道旁路技术，下面分别进行讨论。

五、支气管内活瓣

　　作为单向阀的支气管内活瓣，气体可在呼气相排出，但更多是阻止吸入的空气到达治疗区域。只有在无明显旁路通气的情况下，当几个活瓣一起使用并完全封闭肺叶时，才能够有效减少肺容量。支气管内活瓣是评价最广泛的支气管镜肺减容技术。临床研究已获得关于患者选择、治疗策略和并发症的关键信息，不同制造商所采用的策略对如何成功地应用这些设备有重大影响。

　　目前市面上有两种活瓣系统，最早用于患者的活瓣由Emphasys医疗公司（Redwood City，CA）开发，随后该公司被Pulmonx公司（Redwood City，CA）收购，活瓣形状类似于水龙头，由围绕不锈钢圆筒中硅胶鸭嘴阀的镍钛（一种超弹性记忆合金）框架组成（图8.1a）。为减少肉芽组织的形成，随后开发出来更精致的第2代活瓣（Zephyr活瓣），带有自膨式镍钛合金框架和乳胶单向阀（图8.1b）。有3种尺寸，适合气道直径为4~7 mm的

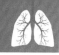

4.0 mm活瓣、适合长度较短的4.0 mm活瓣（4LP）及适合气道直径为5.5～8.0 mm的5.5 mm活瓣。另一种商用活瓣是由Spiration公司（现已被Olympus医疗公司收购）开发的支气管内活瓣©（IBV）。如图8.1c所示，IBV由乳胶薄膜覆盖的镍钛合金框架组成。该"伞形瓣"有5个可穿入气道黏膜下大约1 mm的远端锚爪和6个柔韧的近端支柱，无论吸气还是呼气，支柱都能够适应气道的形状，并将乳胶薄膜覆在黏膜上以阻止吸气的气流通过，同时允许空气和分泌物从远端向近端通过，直径分别为5 mm、6 mm、7 mm和9 mm几种规格。与外科手术和其他支气管镜介入相比，此类装置的一个显著优势是手术可逆，通过可弯曲支气管镜可取出活瓣。

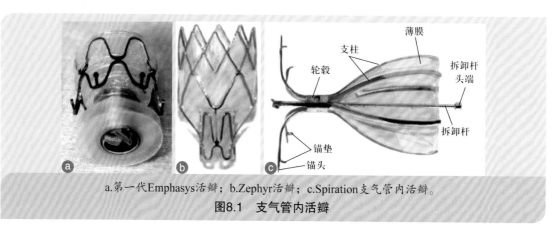

a.第一代Emphasys活瓣；b.Zephyr活瓣；c.Spiration支气管内活瓣。

图8.1　支气管内活瓣

在皇家Brompton医院进行的第一项临床研究证实了支气管内活瓣置入可行且安全，一些早期研究报告了受试者的肺功能参数、生活质量和运动能力得到了改善[27-29]。对几个中心早期经验的回顾性收集显示了令人鼓舞的结果：FEV_1平均变化为+10.7%（$P=0.007$），FVC为+9.0%（$P=0.024$），残气量（residual volumes，RV）为-4.9%（$P=0.025$），6分钟步行距离（6-minute walking distance，6MWD）为+23.0%（$P=0.001$）[30]。在该98例患者的系列研究中，临床实践各不相同，在单肺和双肺部联合治疗中，有些是完全性肺叶闭塞，有些仅是肺段闭塞。肺叶闭塞的患者（70.4%的受试者）尝试治疗后，效果最佳。有趣的是，单侧肺治疗的患者（65.3%）在测量参数后，显示比双侧肺治疗组（34.7%）更大的改善。

针对重度非均质性肺气肿［FEV_1<45%预计值，肺总量（total lung capacity，TLC）>100%预计值，RV>150%预计值］设计了一个多中心、前瞻性、随机对照的活瓣治疗肺气肿缓解研究[31]。为评估单侧完全性肺叶闭塞的安全性和有效性，患者以2∶1的比例随机分为治疗组和对照组，在第180天的FEV_1和6MWD平均百分比变化为共同的主要研究终点。

321例患者被纳入研究，并随机接受支气管内活瓣治疗（220例）或标准药物治疗（101例；译者注：原文这里是US arm，查引用文献未见US组，对应的是标准药物治疗组，也就是对照组）[32]。与对照组相比，治疗组患者在6个月时的两个主要研究终点方面的改善均有统计学意义（FEV_1，$P=0.005$；6MWD，$P=0.04$）。圣乔治呼吸问卷（St George's Respiratory Questionnaire，SGRQ）和呼吸困难评分的改善也有统计学意义。虽然改善有统计学意义，但大多数临床医师认为这些变化不大，未达到最小的临床显著差异。随后的分析揭示了与更好预后相关的受试者特征。通过对受试者扫描结果的定量密度分析，将目标叶和邻近的同侧非目标叶间在−910 Hu以下像素百分比的差异中得出非均质性评分，显示当非均质性评分达25%时，受试者FEV_1（P=0.003）和6MWD（P=0.009）显著改善。更重要的是，与对照组相比，在完全性叶闭塞（治疗后CT评估）和只有解剖学上的上叶病变（也可通过叶间裂完整性CT分析确定）的受试者中，经支气管内活瓣治疗后FEV_1增加了16.2%（P<0.001），随访1年持续受益（FEV_1增加17.9%，P<0.001）。

在欧洲使用相同方案进行了一项平行研究，招募了171例患者，随机分为支气管内活瓣治疗组（n=111）和药物治疗组（n=60）[33]。结果再次表明，在持续1年的随访中，与药物治疗组相比，支气管内活瓣治疗组在FEV_1［（7±20）% *vs.* （0.5±19）%，P=0.067］、踏车测力计检测［（2±14）W *vs.* （−3±10）W，P=0.04］和SGRQ［（−5±14）分 *vs.* （0.3±13）分，P=0.047］均有统计学意义上的改善，但不认为改善具有临床意义。两组间并发症的发生率无显著差异。同样，目标肺叶临近叶间裂完整并执行了正确操作（闭塞肺叶）的患者，其平均肺叶体积减小了80%，超过了改善临床阈值最小限度（50%）。

支气管内活瓣（Spiration/Olympus）最初是将活瓣置入双肺上叶的气道，前30例患者中使用SGRQ检测，超过15例显示临床改善有意义（降低>4分，但在NETT检测中，需要降低>8分，才认为有临床意义）。然而，测量的任何肺功能参数或运动耐量均无有意义的变化[34]。随后，该开放性研究扩展至全球多个中心，招募了98名患者，初步报告表明，治疗后肺叶体积减小，生活质量改善[35]。9例受试者（9.2%）在第2周时出现肺不张，其中5例发生气胸（1例死亡）。无肺不张的患者中有3例气胸，支气管内活瓣置入舌段治疗的患者（n=18）中有6例气胸，导致试验登记了65例患者后停止了舌段支气管内活瓣的置入。

遗憾的是，55.6%的患者发生了肺不张，其气胸发生率高，影响了随后的随机研究[36]，该研究采用单次手术双侧上叶不完全闭塞的治疗策略。该项关于非均质性肺气肿的欧洲多中心研究（7个中心的73例患者）显示，与对照组相比，受试者在3个月时肺上叶容积减少有统计学意义［（−7.3±9.0）%］，而未治疗的肺叶容积也有统计学意义的相应性增加［（−6.8±6.9）%］［译者注：经查原文，未治疗的肺叶容积增加是（6.7±14.5）%］。6个月时CT分析显示上叶容积轻度减少了（5.3±7.8）%。对照组的肺容积无变化。进行应答者分析发现，应答者3个月时治疗肺叶体积减小了7.5%、SGRQ评分下降≥4分，治疗组的有效率为24%，对照组为0。基于该结果，作者认为IBV行双侧不完全肺叶闭塞治疗慢性阻塞性肺疾病有效。然而，两组间整体的SGRQ评分变化无差异，应答者间的SGRQ评分无差异，SGRQ评分的变化与容积变化无相关性。SGRQ评分变化在两组间随机分布，与任何治疗效果无关。此外，两组之间肺功能参数、呼吸困难或6MWD的变化无差异。

在VENT研究的入组阶段，尚未充分认识到侧支通气对支气管内活瓣治疗的成败有关键影响。侧支通气是指借助绕开正常气道的通道或管路对肺泡进行通气[37]。随着气道阻力接近侧支通道阻力，气流阻塞增加，以及肺泡破坏致气腔融合，高阻力的侧支通道越来越重要。叶间侧支通气很可能在很大程度上继发于不完全的叶间裂，且可能是正常健康肺的一个特征（venuta respiration ref）[38]或继发于肺气肿时肺组织蛋白水解损伤。除了侧支通

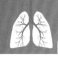

第八章

肺减容术：外科手术 vs. 经支气管镜

气对支气管内活瓣治疗成败的影响，正确的活瓣放置技术也是必不可少的，在VENT研究中，46.9%的手术治疗者（美国组85/194和欧洲组58/111）因活瓣放置不当，未能完全闭塞肺叶[32-33]。Eberhardt等直接比较了完全或不完全闭塞[39]，他们将22例患者随机分至双侧不完全闭塞组或单侧完全闭塞组，只在完全闭塞组观察到受益。该亚组中观察到的变化似乎表明，临床和统计学上有意义的变化与正确选择患者有关，事实上，已公布的长期生存数据显示，术后肺叶塌陷患者存在生存获益[40-42]。

随后，一种预测是否有侧支通气的系统被开发出来，包括一个与压力和流量传感器结合的球囊导管[43]。将球囊导管置入靶肺叶，充盈球囊使其完全堵塞肺叶，通过导管的中心通道测量压力和气流模式。在无侧支通气部位，数分钟内导管测得的气流量应稳定下降并同时保持吸气压恒定；而在侧支通气的部位，气流持续常超过5分钟（5分钟通常可排空数升空气）。该方法在预测靶肺是否会出现肺不张（肺容积减少≥350 mL/s）方面的准确度为75%，而那些预测有治疗反应的患者显示术后FEV1改善更大、肺容积下降也更大[44]。随后的Zephyr活瓣研究中在放置活瓣前，使用Chartis系统检测侧支通气状态。

Brompton随机、双盲、假对照的支气管内活瓣研究（BeLieVer-HiFI研究）[45]选择了CT提示主要叶间裂被评估为完整（>90%）的患者，Chartis系统也评估了侧支通气，患者被随机分为治疗组或假手术对照组而未考虑Chartis评估的侧支通气状态。50例患者随机分为在常规治疗的基础上行支气管内活瓣置入术（n=25）或对照性的假手术（n=25）。患者病情严重，平均FEV$_1$为预计值的31.7%，严重过度充气，RV为预计值的232%。干预组FEV$_1$平均改善24.8%（改善中位数为8.8%），而假手术组平均改善3.9%（改善中位数为2.9%）。然而，该研究的治疗组中有4例患者在Chartis评估中发现有侧支通气，另有4例受试者的评估结果不确定。排除侧支通气的患者后，一系列参数得到了进一步改善。治疗组中有16例患者出现23次急性加重，假手术对照组有20例患者出现22次急性加重。治疗组有2例肺炎、2例气胸和2例死亡。

STELVIO研究[46]是一项单中心随机非盲研究，该研究也选择了CT提示叶间裂完整的严重肺气肿患者。同时行Chartis评估，只有经过Chartis评估后认为无侧支通气的患者，才纳入STELVIO研究。此外，排除了因技术或解剖结构原因不能完全闭塞的患者。68例患者被随机分组，其中34例行支气管内活瓣治疗，34例行常规治疗。患者的病情严重，基线FEV$_1$占预计值的29%，RV占预计值的218%，6MWT为337 m，总SGRQ评分为59.2分。意向性治疗分析显示，干预组的FEV$_1$改善20.9%（95%CI：11.1 ~ 30.7），而对照组为3.1%（95%CI：-0.4 ~ 6.6）。在治疗组完成研究的患者（n=23），6MWT（增加92 m，95%CI：64 ~ 120）和SGRQ评分（-17.4分，95%CI：-24.75 ~ -10.0）均获得了临床意义的改善。研究中观察到的主要不良事件是慢性阻塞性肺疾病急性加重和气胸。共计6例（18%）气胸，其中3例在14天内好转，3例需要取出活瓣。大约35%的患者需要进一步行支气管镜检查以取出或重新放置活瓣。

LIBERATE[47]和TRANSFORM[48]是两个非常相似的随机对照研究（按2：1的比例纳入干预组），LIBERATE研究主要在美国进行，TRANSFORM研究在欧洲国家进行。在两项研究中，基于CT，招募严重肺气肿、充气过度、叶间裂完整和非均质肺气肿的患者时，均只纳入经Chartis评估结果为无侧支通气的患者。TRANSFORM研究在6个月时的数据显示，与标准治疗相比，试验组的多个参数有统计学和临床意义的改善，包括FEV$_1$（+29.3%）、RV（-0.67 L）、6MWD（78.9 m）、SGRQ（-6.9分）和BODE指数（-1.75分），证实了早期研究中可看到的改善。LIBERATE研究将对照数据收集期延长至1年，显示出支气管内活瓣治疗效果持久，FEV$_1$（+18.0%）、RV（-0.52 L）、6MWD（39.3 m）、SGRQ（-7.1分）和BODE指数（-1.2分）也得到改善。此类研究充分扩大了临床应用的证据基础，使得美国、欧洲国家和其他几个地区中常规临床应用Zephyr活瓣获得批准。

虽然支持支气管内活瓣的大部分证据是在非均质性肺气肿患者中收集的，但其对均质性肺气肿的益处也已经在一项专门研究中得到证实[49]。93例患者被随机分配至支气管内活瓣组（*n*=43）和标准治疗组（*n*=50）。两组间FEV$_1$变化的差异为13.5%、6MWT为22.6 m、SGRQ评分为-8.63分。慢性阻塞性肺疾病加重和气胸是最常见的不良事件。

观察到的主要不良事件为较高的气胸发生率[50]。最新结果和目前的临床实践表明，气胸发生率为15%~25%。因此，至关重要的是，治疗中心须有治疗复杂气胸的经验。经验和数据的共享将有助于制定有效的治疗方案，最近的一份专家声明为这一棘手领域提供了指导[51]。证据表明，支气管内活瓣是肺减容术的真正替代方法，且获益相似，但创伤性和致残率较小。此外，支气管内活瓣安全性的提高使其可能用于治疗均质性肺气肿和α$_1$-抗胰蛋白酶缺乏患者。

六、支气管内肺减容弹簧圈

支气管内弹簧圈由预成型的镍钛合金导丝组成，在X线透视下将其引入节段性气道，释放后就恢复到原来的形状（图8.2）[52]。在靶肺叶放置一定量的弹簧圈后，弹簧圈间会产生张力，可保护小气道免受挤压和改善呼气时的肺排空，其作用是降低肺顺应性和减少过度充气。对于有明显的肺实质受压伴某些弹簧圈相关肺实变的患者，效果似乎更明显。

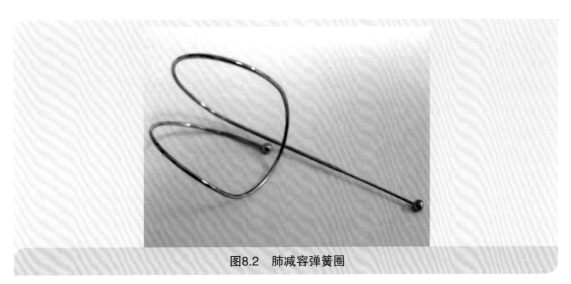

图8.2　肺减容弹簧圈

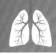

首次人体研究[53]对11例患者在全身麻醉下进行了21次手术，证实了其安全性，无严重不良事件（serious adverse events，SAE）。随后对16例非均质性肺气肿患者的一项前瞻性、非随机、有效性研究显示，在改善SGRQ评分（–14.9分）、FEV_1（+14.9%）和6MWD（84.4 m）方面，均具有统计学意义[54]。每个肺置入弹簧圈的中位数为10个，12例患者接受了双肺序贯治疗。1例患者在治疗后第1个月出现气胸，主要的不良事件是慢性阻塞性肺疾病急性加重，特别是术后即刻。每个肺叶中10个弹簧圈的治疗效果优于5个弹簧圈，目前已成为首选的治疗策略。

有两项研究，一项只招募非均质性肺气肿患者[52]，另一项只招募均质性肺气肿患者[55]，其结果具有可比性。结果显示FVC平均分别提高了13.4%和17.5%，RV平均分别降低了11.4%和11.9%，6MWD平均分别提高了84.4 m和61 m。两项研究中，SGRQ测评的生活质量都有非常显著的改善，平均分别下降14.9分和15分。有趣的是，对均质性肺气肿，不同的治疗中心的治疗策略不同：一种策略是在整个肺的每个支气管肺段放置一个弹簧圈[56]；另一种方法如同治疗非均质性肺气肿上叶疾病，仅在肺上叶放置弹簧圈[55]，两种策略的结果无明显差异。

第一项关于RePneu肺减容弹簧圈（lung volume reduction coils，LVRC）与肺气肿治疗标准比较的随机对照研究（RESET）[56]，共招募了47名患者；按1∶1将患者随机分为支气管内弹簧圈治疗组（23例）或常规治疗组（24例）。随机分组后，治疗组患者先治疗一侧肺，对侧肺约1个月后再治疗，末次治疗后3个月做终点评估。结果显示，与基线相比，SGRQ评分（–8.4分，P=0.04）、6MWD（63.55 m，P<0.001）和FEV_1（+10.6%，P=0.03）的平均变化在组间差异显著。RESET研究报告了治疗组的SAE，在前30天内有6例，30～90天有3例。对照组分别发生1例和3例SAE，两组30天后的SAE均与感染或病情加重有关。无迟发性气胸，随访期内也无死亡病例。

在法国的10个医学中心进行了第二项随机研究，将100名患者随机分为支气管内弹簧圈治疗组或常规治疗组（对照组）[57]。随机分配到支气管内弹簧圈治疗的50名患者中有47人行双肺治疗，与对照组只有9名患者（18%）的6MWT改善≥54 m相比，治疗组有18名患者（36%）的6MWT改善≥54 m（P=0.03）。因此，研究达到了主要终点，但治疗组患者的6MWT在6个月时平均只改善了18 m，在12个月时降至2 m。然而，无论是6个月时还是12个月时，治疗组与对照组的平均差异有21 m。1年后，与对照组相比，治疗组FEV_1的平均差值为11%（P=0.002），SGRQ评分的平均差值为–10.6（P<0.001），各项指标均有利于积极治疗组。1年后，治疗组4人死亡，对照组3人死亡；治疗组4例气胸，对照组1例气胸。慢性阻塞性肺疾病急性加重发生率在两组间没有差异，但支气管内弹簧圈治疗组中，肺炎明显更多（11 *vs.* 2），其中某些患者没有任何感染的特征，目前考虑是线圈相关的炎性渗出，而非细菌性肺炎。

最近一项随机研究（RENEW研究）在美国的21个医学中心和欧洲的5个医学中心进行[58]，157名患者随机接受最佳药物治疗，158名患者接受双侧支气管内弹簧圈治疗。12个月时，双侧支气管内弹簧圈治疗组中6MWT改善的中位数仅10.3 m，而标准药物治疗组下降7.6 m。尽管治疗组中40%的患者改善确实有临床意义，组内平均差异为14.6 m（P=0.02）。生活质

量评分改善较大，SGRQ评分平均下降8.1分。与对照组患者相比，治疗组患者不良事件的发生率更高（34.8% vs. 19.1%），主要不良事件［如气胸（9.7% vs. 0.6%）和肺炎（20% vs. 4.5%）］也更常见。RENEW研究的总体改善并不显著，似乎受到纳入标准变化的影响，该标准允许RV占预计值百分比为175%～225%的患者入选。该组患者似乎有严重的合并症，影响主要终点6MWT的结果。

Hartman和其同事[59]报告了由一家研究中心的几项早期研究招募的38名患者的数据，Zoumot[60]报告了在最初的RESET研究中治疗患者的2年数据。临床获益似乎随着时间的推移而逐渐下降，但即使在治疗3年后，也仍有约50%的患者在6MWD、SGRQ评分和mMRC方面持续改善。早期理论对支气管内弹簧圈应用的担忧是细菌或真菌定植、弹簧圈随时间而移位、肺实质撕裂，但在整个随访期内未观察到对上述担忧的任何微生物学或影像学的证据。

肺气肿和严重过度充气的患者，无论是均质性还是非均质性病变，均可考虑使用支气管内弹簧圈，但应避免用于间隔旁病变、大疱破坏严重和巨型肺大疱的患者。仍有许多流程上的不确定性需要解决，如治疗过程中弹簧圈放置的准确位置、弹簧圈的大小和应放置的弹簧圈数量等。

七、密封剂

密封剂（常使用生物胶）通过诱导炎症反应，随后形成纤维瘢痕，进而使组织重塑，从而实现肺减容。该技术是由Aeris治疗公司（Woburn，MA）首次开发的，该公司设计了一种纤维蛋白原生物制药混悬液和凝血酶溶液，可原位聚合形成水凝胶（所谓的BioLVR），通过标准支气管镜放置。早期结果表明，非均质性上叶肺气肿[61]和晚期均质性肺气肿[62]患者均可获益。可采取高剂量和低剂量治疗方案。在非均质性肺气肿受试者中，虽然高剂量组变化更大，但低剂量组和高剂量组在12周时的过度充气和6个月时的肺活量测定值均有统计学意义上的改善。对均质性肺气肿受试者，高剂量组疗效也好于低剂量组，高剂量受试者在3个月时气体陷闭显著减少。

为生产出更稳定的水凝胶泡沫，随后使用含有胺化聚乙烯醇和戊二醛的溶液精制密封胶。当水凝胶泡沫中所含空气扩散出去，泡沫坍塌可导致水凝胶泡沫表面所附着的组织靠近。一项在德国多个研究中心进行的先导性研究招募了25名非均质性肺气肿患者，最初治疗2～4个亚段，若治疗医师认为有必要，则可能会再治疗两个亚段[63]。重度（GOLD Ⅲ，$n=14$）和极重度（GOLD Ⅳ，$n=7$）气道阻塞患者的SGRQ评分和6MWD均有改善［SGRQ评分：（-9.9 ± 15.3）分和（-6.7 ± 7.0）分、6MWD：（$+28.7 \pm 59.6$）m和（$+28.3 \pm 58.4$）m］。GOLD Ⅲ组RV/TLC（$-7.4\% \pm 10.3\%$）、FEV_1（$+15.9\% \pm 22.6\%$）和弥散能力（$+19.3 \pm 34.8\%$）改善均有意义，而GOLD Ⅳ组则无明显改善。

第二项研究评估了密封剂在10例上叶肺气肿和10例均质性肺气肿患者的疗效[64]。受试者接受了四个亚段的治疗，每上叶两个亚段。通过定量CT分析，上叶肺容积减少了近1 L［（-895 ± 484）mL，$P<0.001$］，肺功能反应的过度充气指标得到改善［RV/TLC：（7.2 ± 12.7）%和（10.9 ± 14.0）%］。在随访到6个月和12个月时，FEV_1［（31.2 ± 36.6）%

和（25.0±33.4）%］和生活质量［SGRQ（8.0±17.2）分和（7.0±15.8）分］均有相应改善。与基线相比，在随访到2年时，肺活量［FEV_1+（14.3±33.1）%；FVC+（5.8±23.2）%］和弥散功能［DLCO+（10.6±20.6）%］仍持续改善[65]。

尽管这些早期结果令人鼓舞，但因某些受试者严重的炎症反应，该产品的开发受阻。一项关键的随机对照研究已启动，计划招募300名患者，但由于资金短缺只招募了95名患者[66]。尽管如此，在3个月时，与对照组（n=23）相比，治疗组（n=34）患者的肺功能、呼吸困难和生活质量较基线均有了显著改善。然而，治疗组2人死亡，44%的治疗组患者经历了需要住院的不良事件。该技术现已被Pulmonx收购，该公司目前专注于提高该产品的安全性。

八、蒸汽疗法

蒸汽疗法是利用热能效应，诱导局部纤维化反应和随后的肺容积减少，此种支气管镜热蒸汽消融术（bronchoscopic thermal vapor ablation，BTVA）通过简单的支气管内球囊导管的中心通道输送蒸汽来诱导组织重塑和瘢痕形成，导致靶区的容积下降。动物研究表明，靶肺叶容积减少呈剂量依赖性[67]，但在首次人体研究中并未显示肺叶容积的下降[68]，临床上SGRQ（–15.3分）显著改善，呼吸困难评分（MRC）减少0.5分，气体输送改善16%。该研究证明了该项技术的可行性和安全性，随后进行的针对44名以上叶肺气肿为主的患者更大规模的临床研究[69]显示，在6个月的随访中，FEV_1（+141 mL）、RV（–406 mL）、6MWD（+46.5 m）、SGRQ评分（–14.0分）和mMRC（–0.9分）与基线相比变化显著。部分获益持续1年，SGRQ评分的改善持续且有意义，肺活量、肺容积和运动耐量均有统计学意义上的改善，但不一定有临床意义上的改善[70]，主要限制因素是可能发生更严重的炎症反应。

Step-Up研究[71]是一项随机的多中心研究，招募了以患有上叶肺气肿为主的受试者行蒸汽分期治疗。此研究设计排除了肺气肿过广的患者，并更多地关注以上叶为主、同侧肺叶之间肺气肿破坏评分差异≥15%的患者。根据CT肺段水平上的组织空气比确定最严重的肺气肿肺段，并计算治疗部位所需的蒸汽能量，从而为每个患者制定个性化的治疗流程。目标是第一次治疗时只治疗一个肺段，而在第二次治疗（大约3个月后）时最多治疗两个肺段。将患者随机分为两组，即蒸汽治疗组（46例）、标准治疗组（24例）。蒸汽治疗组中6个月时FEV_1的平均变化为11.0%（SD：±16.2），而标准治疗组的平均变化为–3.7%（SD：±11.1，P<0.0001）。6个月时SGRQ-C平均变化为–9.7分（SD：±14.4），而对照组为0分（SD：±9.8，P=0.0021）。6个月时，两组6MWT的绝对差异为30.5 m（SD：±32），但差异无统计学意义。蒸汽治疗组的不良事件发生率更高：急性加重（24%）、肺炎（18%）和1例死亡（2%）。

12个月的数据[72]显示蒸汽治疗组患者的FEV_1（组间差值为12.8%）和SGRQ（组间差值为–12.1分）显著改善。然而，在该项研究中，12个月时6MWT无明显改善。正如预期，围手术期的不良事件过多，在治疗后的第一个90天，蒸汽治疗组发生的不良事件明显增多。然而，在后续期间（90~360天），两组间的不良事件发生率没有差异。

九、辅助气道形成

尽管到目前为止讨论的技术都取得了明显的成功，但并非所有微创肺减容术的效果都能持续下去，辅助气道形成在这方面即是明显的失败者。1978年，Peter Macklem首次提出利用解剖外通道排出严重肺气肿中滞留气体的概念[73]。该想法有两种不同的方法：一种是将空气排入较大的非塌陷气道（Broncus Technologies，Inc.，Mountain View，CA）；另一种更极端，直接通过胸壁排气（Portaero，Inc.，Cupertino，CA）。

华盛顿大学的Joel Cooper和其团队改良后采用了Macklem的基本概念，通过支气管支架将病变的实质与大气道连接，创建了支气管开窗技术。虽然针对肺气肿影响最严重的区域，但与支气管内活瓣不同，该手术还依赖侧支通气减少整肺的RV，并证明改善了开窗肺的力学性能[74-75]。在犬模型上的实验表明，普通支架的通畅性是短暂的（所有支架在1周内闭塞），但常规应用丝裂霉素C可获得良好的支架通畅率[76]。由于患者局部应用丝裂霉素C不切实际，因此使用抗增殖药物紫杉醇涂层支架（图8.3a）。该方法的安全性在肿瘤肺叶切除或肺移植的可行性研究中得到证实[77]，1个月时患者的肺功能、呼吸困难、运动能力和生活质量均得到了显著改善，6个月时的肺功能和呼吸困难的改善仍然显著。

在上述早期结果的基础上，多中心、随机、双盲、假对照的呼气相气道支架治疗肺气肿（exhale airway stents for emphysema，EASE）研究[78]评估了经支气管气道支架在重度均质性肺气肿受试者中的应用，气道支架将肺气肿肺融合的肺泡腔与（亚）段支气管连通。支气管镜下，用针尖刺破气道，用球囊扩张由针尖制造出的通道，跨气道壁在通道内置入5 mm支架（图8.3b）。假手术组（对照组）中受试者在全身麻醉下行支气管镜检查，为最大限度地减少因全身麻醉不全使患者出现术中苏醒而知晓其属于对照组的风险，操作员在支气管镜检查中须连续进行气道支架置入的脚本解说。在假手术中，支气管镜在气管内共停留1小时。主要终点包括FVC变化≥12%和mMRC下降≥1分，受试者必须同时满足所述的两个标准才能被视为"达到结束标准"。

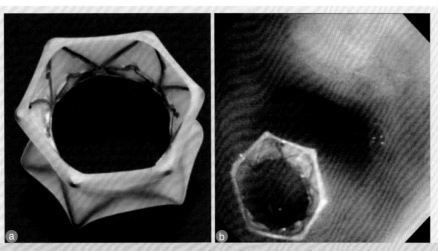

图8.3 a.气道侧支支架位于体外；b.跨气道壁放置在肺段气道中。

对于手术组而言，尽管肺功能和呼吸困难的早期改善明显，但未持续超过1个月，而主要终点仅在术后第1天显著改善。缺乏改善似乎是气道壁试图自我修复，抑制紫杉醇的抗增殖作用而持续支架闭塞的结果。气道对支架置入后反应的确切性质是什么，目前需要进一步的研究来确定，并找到更好的抗增殖药物来涂覆支架（如西罗莫司，其在冠状动脉支架中使用效果良好），但重复如此大规模的研究，成本可能过高。

另一种方法是通过手术创建经胸肺造口（意味着只能认为该技术"创伤性较小"而非"创伤性最小"），通过造口插入一个小的塑料管以保持通畅和排气。一项试行性研究报告了肺功能指标的变化，但未观察运动能力或生活质量[79]；一项更大规模的多中心研究已经启动，但尚未完成，也没有发表过任何结果。与呼气相气道支架治疗肺气肿研究中的气道侧支架方式大致相同[78]，保持经胸肺造口通道通畅也是一个特殊的问题，一些先导研究的患者随后需要多次接受通道扩张。

虽然辅助气道理论似乎是合理的，但实施该理论的实际方面比预期的更具挑战性。然而，此类研究并非徒劳。辅助气道的原则已经确立，特别是早期呼气相气道支架治疗肺气肿试验的随访结果支持该原则，气道旁路技术最近已被用于肺结节的研究，允许通过气道旁路技术直接进入支气管镜不能达到的肺实质[80]。

十、巨型肺大疱的治疗

肺大疱被定义为在肺充气状态下直径超过1 cm的含气囊腔。当肺大疱占据一侧胸部的1/3体积时，被称为"巨型"，可明显压迫周围肺实质[81]。因此也被称为消失肺综合征或特发性大疱性肺气肿，其通常由吸烟所致，越来越多的人认为吸食大麻和其他毒品是其病因[82]，可能是因为通过"烟枪"和相关的屏气吸入了刺激性气体。

不同患者的巨型肺大疱病因可能稍有不同，且可以认为不同患者的巨型肺大疱差异极大，与传统的肺减容术不同，手术治疗巨型肺大疱病已有几十年[83-84]。然而，没有普遍接受的手术标准，文献在很大程度上仅限于外科治疗的病例系列，前瞻性的长期数据少得惊人，也无减压或切除不同技术的比较。普遍的看法是，手术治疗巨型肺大疱的效果普遍很好，但现有证据并不总是支持在病情十分稳定的患者中也行手术治疗。尽管如此，对个体患者而言，外科肺大疱切除术后的效果可能是惊人的，是真正改善患者生活的，有证据表明受益至少持续5年[85]。Palla及其同事对41名巨型肺大疱患者行开胸手术或胸腔镜辅助下切除术。术后呼吸困难评分下降，FEV_1在随访的第2年平均增加489 mL，此后平均每年下降46 mL。平均胸腔内气体容积显著减少，并在整个随访期内持续显著减少。

手术治疗巨型肺大疱的一种创伤性较小的方法是使用腔内引流，通过小切口将胸管插入大疱腔，并进行局部胸膜固定术[86]，也称为Brompton技术。为帮助排出空气，可对引流管进行抽吸[87]。

与外科相关文献相比，支气管镜介入治疗巨型肺大疱的证据要少得多。首次发表的是单病例报告，使用经支气管抽吸针直接从肺大疱中抽气，然后以类似于血胸膜固定术的方式向肺大疱注入5 mL自体血[88]。FEV_1从0.68 L上升至1.20 L，运动能力改善但未量化。

日本的两篇论文报道，通过可弯曲支气管镜向受损的肺中注入血液和凝血酶混合物，治疗巨型肺大疱[89]和与淋巴管平滑肌瘤病相关的大疱性疾病[90]，静态肺容量和呼吸困难显著减少，类似于肺气肿肺密封剂系统先驱者使用纤维蛋白原和凝血酶混合物来诱导容积减少的最初理念[61]。然而，该技术悬而未决的问题是，其效果有多少可归因于混合物的血液成分，又有多少归因于凝血酶溶液。

Zoumot及其同事在X线透视引导下通过延长的工作通道将240 mL的自体血输送到5名患者肺大疱的一项初步研究显示[91]，临床改善显著，RV大幅减少（平均–0.73 L），FEV₁增加（平均+17.3%），SGRQ减少（平均–11.1分），6MWD增加（平均+88 m），均超过了最小的临床重要差异。3个月后3例患者的CT显示肺大疱明显缩小，其所有预后指标都有相当大且几乎普遍的改善。Kanoh和其同事[89]也在研究中观察到与Zoumot的研究类似的效果，但关键是Zoumot和其同事在手术中未另外使用凝血产品。该支气管镜手术的成功可能会有大疱切除术的益处，而不会有外科手术的风险，失败也不会阻碍任何后续的外科手术干预。肺大疱体积的缓慢缩小可减轻迅速减压引起的气胸风险，或减轻与被压缩的肺快速复张相关的任何问题。然而，向大疱内注射血液的确切作用机制尚未确定，但可能综合了炎症反应、小气道闭塞和其他尚未确定的机制。虽然血液可导致胸膜表面粘连硬化在一起，但注入这些未减压大疱的血量不足以填充大疱，也就不足以解释观察到的大疱性塌陷/重吸收的作用机制。为进一步描述该手术的潜在益处，正在进行一项更大规模的多中心研究。

十一、总结

过去，人们对肺气肿和慢性阻塞性肺疾病毫不在意，但随着近年对病因、病理生理和预后机制的最新理解，以及治疗选择的增加，需要转变态度。外科手术报道的致残率和致死率推动了支气管镜肺减容术的发展，且最近的数据显示，81例单侧肺减容术（双侧手术由国家肺气肿治疗研究进行）的死亡率为零[21]，从而表明，如果选择合适的患者并正确操作，可最大限度地降低手术风险[26]。然而，对内镜手术并发症和致死率的安全担忧依然存在，特别是长期的漏气。

令人啼笑皆非的是，此种对非手术治疗的兴趣实际上导致了外科肺减容术的复兴，因为多学科诊疗模式已经发展起来，更多重度肺气肿的患者会接受多次检查和被讨论，对于特殊情况下的新患者亚组，可能会得到支持外科肺减容术效果的数据。经支气管镜肺减容术（bronchoscopic lung volume reduction，BLVR）可能增加严重肺气肿患者的治疗机会、规避与手术直接相关的风险（即在某些情况下用清醒镇静代替全身麻醉），允许对有其他医学合并症的患者进行治疗。

毫无疑问，外科肺减容术仍有存在的必要性（例如，在以间隔旁型肺气肿为主的疾病中），但目前对支气管镜治疗适应证的评估，应有助于为各种患者提供多种治疗选择，为实现最佳效果的个性化治疗方案，甚至可联合使用不同的治疗技术。然而，目前经支气管镜肺减容术研究领域的问题之一是缺乏稳定的对照数据。开放性研究的许多疗效参数是主观的，意味着不能排除显著的安慰剂效应。在哮喘患者中进行的支气管热成形术的随机、双盲、假对照研究就很好地说明了安慰剂效应很重要[92]，该研究显示对照组的哮喘相关生活质量大幅提高。

最重要的可能并不是实际的肺减容本身，而是基于患者特征选择器械。最近，各种经支气管镜肺减容术研究的结果非常相似，入选标准也基本相似。某些技术声称某些预后指标可以更好，但其是否仅仅代表了统计学上的差异尚不清楚。若此类结果在更大规模的对照研究中获得验证，则可以根据治疗时各种参数下降的严重程度，进一步制定个性化治疗方法。

大多数医疗系统无疑需要关键性研究数据才能将经支气管镜肺减容术确定为常规治疗选择，最终需要的是各种经支气管镜肺减容术相互比较的大型随机研究，包括对上叶非均质性肺气肿患者的肺减容术的研究。然而，为证明类似预后方法间的差异，需要巨大的投资（时间和金钱），因此，此类操作不太可能进行。

可能限制应用经支气管镜肺减容术的因素之一是价格。公共资助的医疗系统（实际上还有保险公司）可能无法支付此类技术中的某些或任何一种，虽然使用经支气管镜肺减容术而不是肺减容术可能有充分的理由（如发病部位特殊或合并疾病），但对于资助机构来说，支付大笔资金（例如，每个支气管内弹簧圈的成本约为1000欧元，完整的双侧手术涉及置入20个或更多弹簧圈）资助现有获益证据低于肺减容术的手术缺乏吸引力。保险公司目前需要提供可靠的安全性和成本效益分析，其为公共医疗系统面临的主要困难之一。尽管如此，经支气管镜肺减容术是为数不多的有利于肺气肿的治疗措施之一，当与手术治疗方案一起备选时，其为传统治疗疗效不佳的严重肺气肿患者提供了一种干预措施。

（王鹏，张骅译；肖云，肖奎，杜英臻，张钰，邢西迁，张骅，陈俊文，刘岗，柳威校）

参考文献
▲扫码查看▲

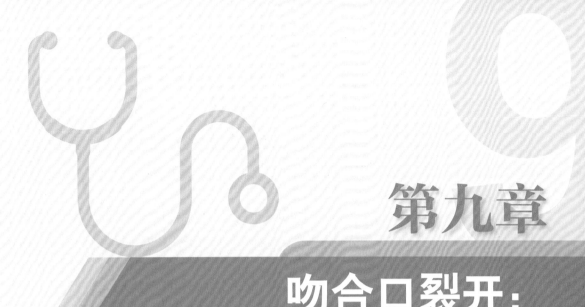

第九章

吻合口裂开：
内科治疗 *vs.* 外科治疗

Amit K. Mahajan, Bethany Hampole, Priya P. Patel
and Wickii T. Vigneswaran

吻合口裂开是肺移植术后最严重的气道并发症之一。现代肺移植术时代，气道裂开罕见。虽然据估计移植后吻合口裂开的概率可能<2%，但常与高致残率和死亡率相关[1-3]。吻合口裂开可有许多病因，但最常见的病因是严重的黏膜坏死[4-5]。肺移植术后吻合口裂开的诊断和治疗需要介入呼吸病科医师和胸外科医师的密切合作。虽然两个专业的处理方法可能不同，但挽救同种异体移植的最终目标是相同的。吻合口裂开的快速治疗对确保同种异体移植物和移植受体的存活至关重要。

肺移植术后吻合口裂开以可导致支气管壁全层吻合口分离的坏死为特征。多种分级系统已被提出用来描述肺移植术后的气道并发症。Courad等研究者于1992年发表了一个基于第15天支气管镜下吻合术外观的早期分级示意图[6]，该系统进行如下分级。

1级，黏膜完全一期愈合；2a级，完全一期愈合无坏死，部分黏膜一期愈合；2b级，完全一期愈合无坏死，无黏膜一期愈合；3a级，局限性灶性坏死（距吻合口<5 mm）；3b级，广泛坏死。然而，该系统并不包括吻合口狭窄、肉芽组织或其他潜在气道并发症。Santacruz和Mehta将肺移植后的气道并发症分为6组：狭窄、坏死和裂开、外生性肉芽组织、软化、瘘管、感染[7]，但该系统并不能区分吻合口裂开和坏死。法语肺科学会（French Language Pulmonary Society，FLPS）也于2013年提出了一种基于大体外观、直径和缝合（macroscopic appearance，diameter and suture，MDS）的系统[8]。然而，对于缺血或坏死的严重程度，MDS系统缺乏术语描述。国际心肺移植学会（International Society for Heart and Lung Transplantation，ISHLT）也按部位（气管软骨、膜部、两者均有）和程度（周长的0~25%、>25%~50%、>50%~75%、>75%）对裂开进行分级[9]。

虽然与吻合口裂开相关的某些主要危险因素包括手术技术、围手术期使用类固醇、急性排斥反应、感染、器官保存不佳和免疫抑制，但目前认为主要病因是吻合口缺血[10-11]。移植后，支气管动脉常未能血运重建，因此供体气管-支气管的血供最初来自肺动脉的逆行灌注。供肺和吻合口侧支血供的最终形成可能需要长达6周。此外，术后早期感染（包括曲霉菌在内的感染）和使用西罗莫司等药物，也与吻合口裂开密切相关[12]。

吻合口裂开的常见临床表现包括呼吸短促、突发皮下气肿、纵隔气肿、患侧胸腔积液或胸部X线检查显示的气胸[11]。将胸腔引流管置入患侧胸腔可能导致持续漏气或脓胸。不幸的是，裂开可能迅速导致同种异体移植物的感染，并有呼吸衰竭、脓毒症休克，甚至死亡的风险。

一、吻合口裂开的介入呼吸病科治疗

支气管镜检查在诊断和评估吻合口裂开中至关重要。虽然胸部CT对检测吻合口裂开很敏感，但需要支气管重建评估确诊，支气管重建评估还有助于确定支气管镜干预是否可行。如果确定支气管镜治疗不可行，则可能需要在手术矫正前行暂时性干预。

吻合口裂开的严重程度决定了支气管镜治疗能否成功。部分吻合口裂开常可通过密切监测和静脉注射/吸入抗生素进行保守治疗[1]，但对于无完全吻合口破裂的全层裂开，初始治疗可放置支气管支架。使用气道支架作为治疗手段时必须在放置后的几周和几个月内密切监测，以确保裂口得以改善。严重吻合口裂开的其他内镜治疗包括使用氰基丙烯酸酯胶、生长因子和自体血小板源性伤口愈合因子[13]。如果在首次支气管镜治疗后未明显改善，则应手术治疗。

使用自膨式金属支架（SEMS）是支气管镜治疗吻合口未完全破裂的严重吻合口裂开的基石。利用裸露的自膨式金属支架的瘢痕特性行气道重塑，其可作为肉芽组织生长的网格以形成并重建持久的气道。是否可在支气管镜下治疗重度吻合口裂开取决于支架通过裂口置入的能力。裸露的自膨式金属支架是首选，以避免细菌在支架涂层上生长，并允许纵隔和支气管分泌物的引流，同时仍然保持受累叶的通气[11]。通常，将自膨式金属支架保留在原位4～6周，以便充分形成肉芽组织并完全覆盖缺损。如果4～6周后未有足够的瘢痕形成，那么应定期进行支气管镜检查以确定开裂处何时闭合。当开裂处闭合时，应取出支架。在取出支架时，必须格外小心，以免再次裂开或使开裂更严重。

虽然支气管镜干预是吻合口裂开最理想的治疗选择，但仍有治疗失败的可能性。支架移位、感染和侵犯到邻近的血管结构中都是需要考虑的潜在风险。在未愈合或并发症的风险超过获益时，应认真考虑行手术干预。

二、吻合口裂开的外科手术方法

（一）吻合口裂开的外科预防

目前已经发展和完善了各种外科技术，以降低吻合口裂开和气道并发症的发生率。早期的吻合技术包括嵌套方法，但由于吻合口狭窄和感染率总体增加，该方法已被弃用[10-11]。与吻合口周围简单的间断缝合相比，沿膜部使用连续聚二恶烷酮的缝合法、沿软骨部单纯的间断缝合或"8"字形缝合法，已经取得了一些成功[4, 10, 14]。

还必须注意确保供体支气管的长度足够，但不要过长。为尽量减少围手术期组织缺血的范围，应在上叶支气管起始1～2个气管软骨环内斜切供体支气管[4, 9-10]。在初次手术时，尝试使用网膜、心包膜或肋间组织作为自体组织瓣，但随机对照研究未证明气道并发症的显著差异，常规吻合口包裹已无优势[15]。为减少气道并发，也尝试采用支气管动脉血运重建（bronchial artery revascularization，BAR）。虽然有BAR支气管灌注的术后血管造影证据，但该技术又增加了技术复杂性，以及移植物缺血时间，通常需要体外循环[9, 16]。

（二）吻合口裂开的外科治疗

无论何种分类，大多数吻合口裂开都是不完全的。严密的支气管镜监测、使用培养的靶向抗生素和抗真菌药物积极治疗相关感染，以及支气管内治疗可能对部分裂开有效[10-11, 17-18]。尚无出版的指南涉及吻合口裂开后经保守治疗失败而须手术干预的绝对指征。吻合口裂开的手术处理原则包括持续漏气的胸管引流、失活组织的清创，以及局部和全身感染控制。多数需要手术的吻合口裂开病例不仅需要局部清创，还需要用心包支持物、胸膜瓣、其他自体组织垫或加固材料进行一期闭合[19-23]。因此，吻合口裂开的主要手术方法需要切除气道再次吻合或考虑同种异体肺切除联合或不联合再移植。

由于术野的再次手术性质、较差的组织质量、相对缺血，以及在许多情况下存在感染，

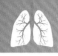

因此气道再吻合是困难的[9, 11, 24]。若未在术前使用体外膜氧合（extracorporeal membrane oxygenation，ECMO），则术前计划还应考虑术中和术后体外膜氧合辅助的可能[19-20]。术前支气管镜检查可确定坏死的部位和范围。供体主支气管的孤立坏死，可能是导致吻合口裂开的明确技术性原因，该种开裂适合切除和再吻合。我们处理吻合口并发症的大部分经验都来自治疗肺切除术后的支气管并发症或与移植无关的气管支气管狭窄和瘘[15, 21-23, 25]。在移植后阶段，应考虑到由于支气管供血不足，导致其相对缺血，凸显了使用有血管化的组织来强化大部分外科再介入的必要性。

应以标准化的方式进行再吻合，无过度的嵌套，并应由血管化的自体组织强化，此类组织包括带蒂乳腺、经中央肌腱小切口带来的网膜、肋间肌瓣、心包瓣、胸膜瓣，以及可转移至胸内的带血管蒂前锯肌或背阔肌[10, 23-28]。

裂开部位的广泛坏死可能需要大量清创术，导致组织缺失及供体和受体支气管间的距离缩短，并使得患者面临进一步的出血并发症风险，并需要组织覆盖。主动脉同种移植物为供体和受体支气管间的连接提供了一种选择。同种移植物也可以进一步用血管化的自体组织瓣[19-20]。此时，前锯肌或背阔肌提供了覆盖修复或缺损本身的组织块，但请注意，如果初次手术横断了背阔肌，此块肌肉可能就不适用。

最后，同种异体全肺切除术仍是最后的选择，根据患者的状态和器官的可获得性，可能再次移植。泛耐药细菌/真菌定植和不平稳的临床状态仍是再移植的相对禁忌。因气道并发症而须再移植的个体总体预后较差。

利益冲突：在此声明我们没有利益冲突。

（何正兵译；刘岗，高艳锋，方章兰，张骅校）

参考文献

扫码查看

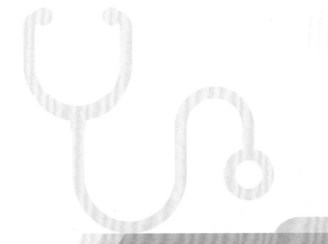

第十章

良性气管狭窄：内科治疗 *vs.* 外科治疗

Hyun S. Kim，Catherine L. Oberg，Sandeep Khandhar
and Erik E. Folch

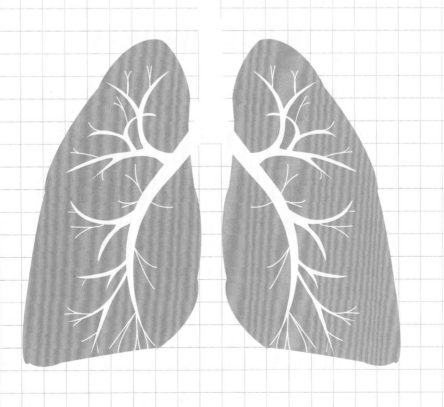

一、引言

气管狭窄是气道疾病的一个分支，致残率和死亡率高。临床表现为呼吸困难、乏力、胸部不适、喘息、喘鸣等。常按病因将气管狭窄和更广泛意义上的中央气道阻塞（包括气管、双侧主支气管和中间支气管的狭窄）分为恶性和良性。恶性气管狭窄比良性气管狭窄更常见，可由气道或肺实质恶性肿瘤及远处结构或邻近器官的转移性肿瘤引起[1-2]。气管狭窄的良性病因千变万化，包括医源性、炎症性、浸润性、感染性和功能性。气管狭窄的评估包括功能和结构两个方面，通常需要一个包括胸部放射科医师、胸部麻醉科医师、胸部外科医师和介入呼吸病科医师在内的多学科小组来评估。随着介入呼吸病科医师使用的治疗方式日益复杂先进，气道介入手术在症状缓解和改善狭窄方面极为有效。本章将对良性气管狭窄的病因、发病机制、诊断方法、可用的治疗方式和未来的发展方向进行综述。

二、疾病范畴

（一）气管解剖学

气管是下气道的一部分，从C_6水平的环状软骨远端开始，终止于T_4和T_5椎体间的椎间盘水平的主隆突处。正常情况下，男性气管长度为10~13 cm，女性略短[3]，通常内径为16~20 mm。其由18~22个"C"形软骨组成，支撑气管的前部和侧面，后侧膜部由连接气管软骨的气管平滑肌组成。上（颈段）气管血供来自锁骨下动脉的甲状腺下动脉和甲状腺颈干的分支，下（胸段）气管直接由主动脉的支气管动脉供血。来自气管的低氧量血液流入气管静脉，气管静脉汇入喉静脉或直接流入左下甲状腺静脉。起源于软骨壁或膜壁的气管狭窄可发生在气管纵轴的任何地方。

（二）气管狭窄的病因

良性气管狭窄可分为4类：机械性、全身性/炎症性、感染性和特发性。机械性病因包括气管插管后狭窄（post-intubation tracheal stenosis，PITS）、气管造口后狭窄（post-tracheostomy tracheal stenosis，PTTS）、术后气管狭窄、肺移植后狭窄、气道支架相关性狭窄，以及来自纵隔淋巴结病变或肿瘤等外部肿物的压迫[4-5]。

鉴于其医源性的特性，气管插管后狭窄和气管造口后狭窄代表了一种独特且矛盾的临床困境。气管插管和气管造口后导管置入后气管狭窄的风险因素为长时间置管（尤其是超过7天）和套囊压力过高（>20 cmH$_2$O）[6]。据估计，气管插管后狭窄和气管造口后狭窄的发生率高达21%，但仅1%~2%的患者为重度狭窄或出现症状[7-8]。狭窄常发生在气管插管后狭窄和气管造口后狭窄的套囊部位，对于慢性气管造口患者，也可能发生在气管造口的节段。气管插管后狭窄和气管造口后狭窄患者的显微镜检查显示早期黏膜出血和溃疡，可进展为暴露软骨环的更深溃疡，再进展则软骨环断裂、破碎，此种缺血性损伤的进一步进展可导致气管纤维化和狭窄[9]。已开发出高容低压的气管导管套囊和气管切开套囊，此类套囊更容易适应气管的形状和轮廓，而无过大的套囊内压力，从而可显著降低套囊相关缺血性损伤的发生率[10-11]。

全身性/炎症性病因包括肉芽肿病［如肉芽肿性多血管炎（granulomatosis with polyangiitis，GPA）、结节病和炎症性肠病］、软骨疾病［如复发性多软骨炎、骨化性气管支气管病、气管支气管软化症（tracheobronchomalacia，TBM）、过度动态气道塌陷（excessive dynamic airway collapse，EDAC）］，以及淀粉样变性。感染性病因包括结核、由曲霉菌和隐球菌等引起的真菌感染、人乳头瘤病毒（human papillomavirus，HPV）6型和11型引起的复发性呼吸道乳头状瘤病，以及鼻硬结病（一种由革兰阴性菌引起的罕见上呼吸道疾病）。气管-支气管结核在全世界范围内相当常见，在某些研究中，发病率占肺结核的50%以上[12]。支气管内真菌感染更常见于免疫抑制患者[13]。良性气管狭窄最常见的病因是肿瘤、气管插管后狭窄、气管造口后狭窄和气管支气管软化症/过度动态气道塌陷[5-6]。

三、症状和诊断评估

（一）临床特征

轻度气管狭窄，患者可能无气道阻塞的症状和体征。气管狭窄的典型症状（如呼吸困难、喘息、咳嗽和喘鸣）取决于患者的功能状态、心肺合并症、狭窄程度、狭窄发生的时间和气道阻塞的后遗症。尽管症状的发生和发展取决于多种因素，但影响呼吸功的关键要素之一是气管中的湍流气流[14]。气管内腔流量由流体动力学的泊肃叶定律决定，因此，空气通过狭窄管腔时发生的湍流降低呼吸效率，导致更高的能量消耗和更多的呼吸做功。在一项运用计算流体动力学（computational fluid dynamics，CFD）的研究中，气管阻塞>75%与狭窄处显著的压降相关（译者注：压降指流体在管中流动时由于能量损失而引起的压力降低，该种能量损失是由流体流动时克服内摩擦力和克服湍流时流体质点间相互碰撞并交换动量而引起的，表现在流体流动前后处的压力差，即压降，压降的大小随着管内流速的增加而增加。当气体流速增加时，狭窄对通气阻力的影响也会增加，因此，气管内气体流动时的压降与通气阻力直接相关），而显著的压降与呼吸功增加相关[15]。通常，气管狭窄至8 mm会导致劳力性呼吸困难，而狭窄至≤5 mm会导致静息性呼吸困难。无潜在心肺合并症的狭窄患者可能无低氧血症和（或）高碳酸血症。

良性气管狭窄的病因异质性非常明显，因此寻找气道阻塞的潜在病因至关重要。肺结节病、结核病和血管炎的患者可能有与气管狭窄无关的其他症状，如过度咳嗽、喘息和咯血。同样，纵隔疾病、食管疾病或甲状腺疾病引起的外源性压迫所致的良性气管狭窄可能具有与其各自器官功能障碍相关的症状和体征。因此，必须彻底评估患者的合并症情况，并通过系统和有逻辑的诊断检查处理每个狭窄病例，同时对有气管插管史、气管切开史或已知可影响气管支气管树的全身性疾病的患者保持高度警惕。

（二）肺活量评估

有几种诊断工具可用于评估气管狭窄的严重程度和位置，然而，此类工具的使用顺序和组合应因人而异。例如，出现急性呼吸道阻塞体征和症状的患者病情不够稳定，无法接受肺功能测试（pulmonary function test，PFT）甚至胸部CT。应首先对患者进行呼吸道稳定治疗，然后再由介入呼吸病科医师或胸外科医师进行诊断或治疗。

无论是临床症状稳定的疑似气管狭窄患者还是诊断为气管狭窄后须临床随访疾病严重程度的患者，均应考虑行肺功能测试。使用肺量计检查观察流速–容量环，可在流速–容量环的用力吸气和呼气阶段显示3种经典的异常模式：①固定性气道阻塞（气管狭窄、气管内肿瘤、支气管阻塞）导致呼气和吸气支变平；②可变性胸内阻塞（气管下段肿瘤、气管支气管软化症、气管下段外压迫）导致呼气支变平；③可变性胸外阻塞（声带麻痹、胸外甲状腺肿、下咽动力性肿瘤、喉肿瘤）导致吸气支变平。肺功能测试的优势是客观量化气道疾病，评估可能的其他合并症（如限制性实质性疾病），并可评估治疗前后的肺功能。然而，气道管腔大于8～10 mm的患者，气流受限可能不明显[16]，因此肺量计检查诊断气管狭窄的敏感性较差。此外，肺量计检查异常可能会受到其他阻塞性肺病疾病（如哮喘、毛细支气管炎、支气管扩张或慢性阻塞性肺疾病）影响，因此，鉴别由支气管狭窄引起的肺量计检查异常可能非常困难。出于此类原因，肺功能测试不应专门用于排除气管狭窄。此外，呼吸状态不稳定的患者反复用力呼气可能诱发呼吸功能受损，故经持续呼吸窘迫或影像学检查证实的重度气管狭窄患者不应行肺功能测试。

一旦通过多种诊断方式确诊气管狭窄后，肺功能测试就可用于疾病监测并作为辅助的客观诊断方式进一步确认气管狭窄。在42例特发性声门下狭窄患者中，用呼气峰流速识别两个月内需要手术的患者，具有较高的敏感度（84.4%）和特异度（82.0%）[17]。

（三）影像学评估

由于方便、高效、便携和低费用，常行胸部X线检查。胸部X线检查可显示气道和肺实质的病变，故所有疑似气管狭窄的患者均应考虑胸部X线检查[18]。胸部X线检查可显示占位效应引起的气管偏移或纵隔移位、气道完全阻塞或阻塞后的肺实质实变、与气管狭窄相关的潜在肺部疾病征象。但是，由于胸部X线检查的固有性质——无法实现气管腔及其附近结构的完整三维可视化，因此其诊断价值有限。临床中，胸部X线检查更常用于评估气道介入手术的并发症，如气胸、纵隔气肿和肺不张等。胸部X线检查还能快速定位金属支架、评估肺通气变化，并作为未来评估的参考依据。

胸部CT提供了气管详细的解剖结构评估（如阻塞程度、狭窄部位、与其他关键结构的解剖关系、阻塞病变的腔内与腔外性质），从而成为气道疾病诊断和术前准备不可或缺的工具。从CT获得的信息还可以估计支架的大小、气管支气管树的解剖结构，以及可帮助确定是否有长期气道阻塞和远端肺不张的影像学特征，这对于治疗规划非常有用。

CT成像技术的显著改善体现在3方面：①分辨率提高；②运动伪影减少；③获得图像所需的屏气时间短。此外，CT的费用已显著下降，使患者和医师能够更频繁地进行此类复杂的影像检查，而不会给支付方带来太大的经济负担。与支气管镜评估相比，CT的主要优势之一是可显示支气管镜评估中可能无法显示的远端气道阻塞、肺实质和其他关键结构。对阻塞远端的可视化可评估肺通气的可行性、气道病变的复杂性及手术过程中可能遇到的并发症。

然而，CT也有某些局限性。首先，除有辐射外，CT无法区分真正的气道病变与气道内浓缩黏液。其次，较老旧CT的分辨率较低，扫描层较厚，常无法检测到薄的气管网。此外，即使多平面重建图像，也很难完全显示复杂气道病变及其与附近关键结构的关系。因此，与原有CT"静态"评估气道疾病的性质不同，开发了横断面CT动态观察气道的方案，当需要测量动态气道塌陷时，能够通过用力吸/呼气对气道行管腔评估。该方案在儿童过度动态气道塌陷/气管支气管软化症患者中具有较高的敏感度和阴性预测值[19]。然而，CT在检测早期/轻度气道疾病方面并不敏感。为改善更复杂气道病变的可视化，更新开发的成像方案允许气道三维重建，生成气管、主支气管和支气管树的虚拟支气管镜视图，直至气管树的第四级。在实际支气管镜检查前，该虚拟支气管镜检查模拟了实际支气管镜检查[20]，可进一步帮助介入呼吸病科医师制订更全面的术前计划。

（四）实验室评估

在气管狭窄检查中，血液和血清学检验只有有限的辅助作用。肉芽肿性多血管炎中，80%～90%的患者抗中性粒细胞胞浆抗体（antineutrophil cytoplasmic antibody，ANCA）阳性，其中c-ANCA最为常见[21]。重要的是，10%的肉芽肿性多血管炎患者ANCA阴性[22]。复发性多软骨炎患者的炎症标志物（如红细胞沉降率或C反应蛋白）可能升高，然而均属于非特异性。血清血管紧张素转换酶（angiotensin-converting enzyme，ACE）水平偶尔用于结节病评估，然而由于灵敏度较差且存在近10%的假阳性率，因此其应用受限[23]。

（五）支气管镜检查评估

对疑似气管狭窄患者的诊断和治疗，介入呼吸病科医师扮演着关键的角色。对于气管狭窄和中央气道阻塞的患者，应考虑采取直接支气管镜法观察气道，通过直接观察狭窄部位、程度、范围和形态，支气管镜能够判断腔内狭窄气道的特征。此外，支气管镜检查可评估病变的动态性及任何相关的黏膜异常。使用窄带成像技术（narrow-band imaging，NBI）的支气管色素内镜检查可能有助于评估恶性特征，如新生血管和黏膜充血。与传统白光支气管镜检查相比，使用窄带成像技术进行支气管镜检查对检测浸润性气道癌具有更高的敏感度（86% *vs.* 70%）和特异度（81% *vs.* 66%）[24]。

支气管镜检查获得的信息对介入呼吸病科医师和胸外科医师进行下一步的操作和制订手术计划至关重要。但在严重气管/气道狭窄的患者中，应用可弯曲支气管镜检查可能困难重重，且可能加速呼吸衰竭。首先，无论支气管镜内径多大，都可能堵塞已狭窄的气道，从而进一步恶化氧合和通气，一种降低该风险的方法是使用直径小至3.1 mm的超细支气管镜。其次，支气管镜检查期间，使用的镇静剂可松弛呼吸肌，可能会加重气道狭窄并导致呼吸衰竭。

气道活检有助于气道病变（如错构瘤、支气管结核或曲霉病和肉芽肿性疾病）的组织病理学和微生物学诊断。然而，活检部位出血和黏膜水肿可损伤气道和阻碍氧合。因此，由经验丰富的支气管镜医师检查至关重要。由于支气管镜检查评估比较复杂，因此是将可弯曲支气管镜检查作为监测/计划工具，还是将可弯曲支气管镜检查推迟到确定性治疗时仍存争议[25]。鉴于上述原因，在大量气道疾病的许多临床实践中，可弯曲支气管镜检查通常与治疗性硬质支气管镜检查同时进行。

四、气管狭窄的分类

为了对气道狭窄进行更统一的分类，1994年Myer和Cotton开发了最早的分类工具之一，称为Myer-Cotton气道分级系统。该分级系统将声门下狭窄程度分为4级：Ⅰ级（＜50%的管腔阻塞）、Ⅱ级（51%～70%的管腔阻塞）、Ⅲ级（71%～99%的管腔阻塞）和Ⅳ级（100%的管腔阻塞）[26]。尽管临床应用广泛，但因其仅描述了声门下区域，未考虑狭窄的范围、形态和动态性，因此有局限性。

为改善局限性及规范狭窄部位、狭窄程度、狭窄类型，Freitag等提出了一个分类，用进一步细分为结构和功能的要素来描述疾病的动态变化[27]。狭窄部位采用Ⅰ～Ⅴ的系统评分，对应于气管的上1/3、中1/3、下1/3及右/左主支气管。狭窄程度代码范围为0～5，分别对应无阻塞、约25%、50%、75%、90%和100%阻塞。此外，结构性狭窄类型代码为1～4，分别对应管腔内生长、外源性压迫、扭曲变形和瘢痕挛缩；动态性狭窄评估代码为1或2，1表示软骨损伤或软化，2表示膜的软化。该分类系统在一项初步研究中得到验证，该研究显示，不同培训背景观察者间的评估结果高度一致且其准确性也很强。Galluccio等开发了另一个分类系统——2009年，他们研究不同形态的气管狭窄的病例系列时，将狭窄分为单纯性与复杂性。单纯性气管狭窄定义：①腔内阻塞＜1 cm；②无气管软化；③软骨支撑完整。若狭窄长度＞1 cm且软骨支撑丧失或动态塌陷，则归为复杂病变[28]。因为其简单及能够涵盖和包括更多类型的气管狭窄，所以该分类已被广泛接受。

五、治疗气管狭窄的传统方法

（一）稳定气道

严重气管狭窄患者的呼吸状态可能非常脆弱，心肺储备几乎没有。此类患者应首先通过气管置管来稳定情况。对于气管狭窄患者，置管可能具有挑战性，尤其是狭窄区域位于声门下或气管上1/3，因为该情况会阻碍气管导管的顺利通过。因此，对已知或疑似气管狭窄患者的气道管理应由经验丰富的人员进行，备好随时可用的气道管理方式（如光纤置管、环甲膜切开术和气管造口术）。若已知或疑似的病变位于或高于声门下水平，且无法安全地行气管置管，则可考虑环甲膜切开术和气管造口术。若狭窄位于近端位置，气道置管有较高的创伤风险，且未出现严重阻塞时，喉罩通气道（laryngeal mask airway，LMA）可能是一个可接受的、过渡到最终气道管理的选择，而不会出现严重阻塞导致创伤性插管的情况。氦氧混合气是氦气（70%～80%）和氧气（20%～30%）组成的混合气体，在准备最终气道管理和稳定时，可降低气管狭窄患者的呼吸功。与氮气和氧气相比，氦气是一种密度更低的惰性气体，可降低气流阻力，增加通过气道腔的吸入气体层流。在儿科人群中的研究证实了氦氧混合气在气管狭窄中的疗效，超过70%的上呼吸道狭窄性阻塞患儿立即感到呼吸负荷明显改善[29]［译者注：原文为"subjective improvement in work of breathing"即呼吸功的主观改善，译者认为"work of breathing"即呼吸功，是呼吸病学的专有名词，指在气体进出呼吸道和肺的过程中，用以克服气道阻力、肺和胸壁弹性阻力等所消耗的能量，是一个客观指标。既然是客观指标，就不存在主观改善。原文中该研究的方法学部分：治疗反应定义为患者病历上记录的呼吸功立即（5~10分钟）减少，呼吸功减少定义为减少或消除肋下、胸骨下或锁骨上凹陷，减少或消除喘鸣。从方法学上看确实是一种主观感觉，未涉及能量的测定，但这个其实不是真正的呼吸功，原文此处欠严谨，所以翻译成"感到呼吸负荷明显改善"]。

（二）介入性肺部手术的作用

尽管相当一部分良性气管狭窄由可通过现有药物治疗的全身性炎症性疾病引起，但制定最适当的全身性治疗的同时避免延误介入治疗至关重要。三类患者应由介入呼吸病科医师评估是否需要气道介入手术：①需要迅速稳定的重度气管狭窄患者；②无法手术或病情不严重但症状明显的患者；③主要为腔内病变而非外压性病变者。然而，即使有良好的外科手术适应证，也应在最终手术前或在评估诸如气管支气管软化症之类的手术适应证时，考虑是否需要介入手术"桥接（过度）治疗"。

硬质支气管镜检查是介入呼吸病科医师进行多种气道介入的基石，与可弯曲支气管镜相比，硬质支气管镜具有几个关键优势：①可用硬质气管或支气管镜身保护气道；②通过开环和闭环通气实现有效通气和氧合；③使用不同的可弯曲和硬质工具更有效地进行活检、抽吸和控制出血；④可提供不同的治疗方式，如冷冻清创或冷冻疗法、热消融技术（氩等离子体凝固、激光、射频消融）和电灼术、机械减瘤术和支架置入。选择可弯曲支气管镜还是硬质支气管镜，应基于支气管镜评估的目的（诊断还是治疗）、气管狭窄的程度、患者的整体临床稳定性、氧合/通气情况及狭窄的部位。若有与氧合、呼吸、气道出血或任何原因导致的不稳定相关的任何顾虑，首选硬质支气管镜检查。

对于气管插管后狭窄/气管造口后狭窄患者，无论单纯还是复杂，均可通过介入性肺部手术治疗气管狭窄。与单纯气管狭窄相比，复杂气管狭窄的失败率明显高得多，可能需要手术干预（图10.1）。支气管镜（介入）治疗包括球囊导管技术、热消融清除肉芽和冷冻技术的联合应用[30]。与单纯球囊支气管成形术相比，使用电刀在狭窄处做放射状切割，然后行球囊支气管成形术可增强疗效[31]。除热消融技术外，腔内冷冻喷雾治疗联合球囊支气管成形术也可有效改善症状和狭窄严重程度[32]。此外，在气管插管后狭窄/气管造口后狭窄的气管近端和声门下狭窄中，已研究了腔内类固醇注射，显著延长了两次外科手术间的时间段（22.6个月 *vs.* 10.1个月）[33]。丝裂霉素C是一种具有抗成纤维细胞特性的化疗药物，在气管狭窄中应用的研究显示可增加介入手术的间隔时间[34]。支架可用于某些病例，如不适合外科手术但支气管镜介入治疗后又复发的患者或在确定性手术切除前需要"桥接治疗"的患者。硅酮支架是良性气道疾病的首选支架，通常安全且耐受性良好[35-36]。最后，气管造口术和（或）Montgomery T管置入可能有利于需要频繁介入手术、临床反应欠佳和（或）解剖结构复杂的非手术患者。人工气道也可以桥接确定性外科手术，或作为外科手术的辅助手段（译者注：Montgomery T管是一种硅酮材质的人工气道支架，对气道黏膜刺激小，不会移位，在恢复正常通气的同时，可以保证患者的正常发声功能，而对于不适合外科切除的患者，T管是又一种治疗选择）。T管治疗气管狭窄的优势：①硅酮材质柔软，对气道刺激性小，很少有肉芽在两端生长，该点在声门下区域尤其有优势；②T管支撑性好，选择合适型号后，气道塑形效果满意；③T管的体外支可以很好地固定气道内支架，避免移位；④T管可以使患者恢复经口通气，相较于气管切开，患者舒适度良好，可说话交流。

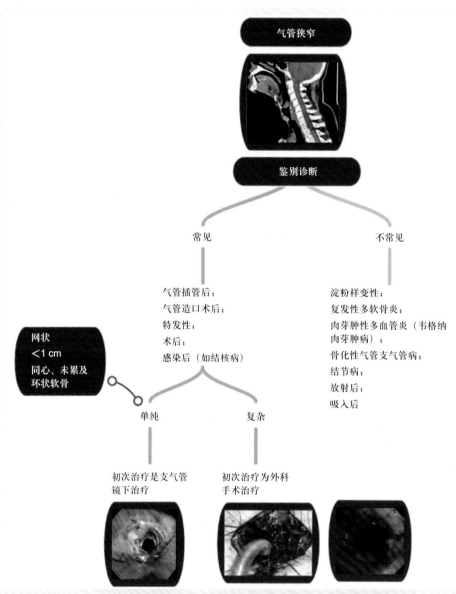

图10.1 描述气管狭窄常见和不常见病因及其总体治疗策略的思维导图

支架相关的气管狭窄是另一种高致残性的医源性疾病，尤其是自膨式金属支架相关的肉芽组织形成和狭窄的发生率高[37]。支架相关狭窄的介入性支气管镜治疗包括球囊支气管成形术、热消融技术、冷冻疗法和必要时的支架修复术。对于良性气管狭窄患者的支架相关并发症，80%以上可用支气管镜技术成功治疗[38]。由于热消融技术可能点燃支架，因此消融术前无法取出支架时，必须精确定位。在多次支气管镜介入难奏效的支架相关肉芽组织形成的患者中，高剂量近距离放疗也有成功的报道[39]。

对于肉芽肿性多血管炎、结节病和结核病等全身疾病的患者，一线治疗应始终是针对特定疾病的全身治疗。对于有明显症状或经影像学检查证实的气管狭窄患者，支气管镜介入是重要的辅助治疗手段。支气管镜治疗的主要手段是采用热消融技术行球囊支气管成形术和针对蹼状物、局灶性狭窄和腔内病变的冷冻治疗[40-41]。内镜下注射丝裂霉素C已用于辅助支气管镜治疗，在结节病患者中取得了一定成功，但长期获益尚不清楚[42]。其他非肉芽肿性全身性疾病，如淀粉样变性、骨化性气管支气管病和复发性多软骨炎，可采用类似的球囊支气管成形术和腔内热消融术治疗，与肉芽肿性疾病相比，此类疾病的发病率较低，因此用类固醇和丝裂霉素C治疗的数据较少。

良性气管狭窄时，介入性肺部操作的目的：稳定气道以利于介入性手术、确诊气道阻塞、查找气道疾病的病因，以及在无明确的治疗方法时缓解气道狭窄。除提供治疗性操作，介入呼吸病科医师还与肺内科、传染病科、风湿病科、放射科、耳鼻喉科和胸外科医师一起提供多学科的治疗意见，并在此方面发挥核心作用。通过诊断性和治疗性支气管镜检查获得的信息，对监测疾病进展和术前优化方案至关重要。

（三）介入性肺部手术的预后

气管狭窄和中央气道阻塞的支气管镜介入治疗的数据多数与恶性气道阻塞有关。对不同类型的良性气管狭窄预后，目前缺乏高质量数据。几项小型的病例系列和回顾性研究表明，在支气管镜介入治疗后，良性气管疾病的不同综合征（经验证的生活质量评估、呼吸困难、气道通畅性、肺功能、6分钟步行试验测量的运动能力）在短期和长期内都有改善。

六、介入性肺部手术的局限性

尽管介入性肺部手术是气管狭窄患者诊断和治疗的基石，但仍有某些局限性。主要局限性是该操作不能治愈复杂气道狭窄和与全身性疾病相关的狭窄。在特发性气管狭窄和气管插管后狭窄/气管造口后狭窄病例中，以症状改善和气道通畅度衡量的初始治疗成功率高达95%~100%[43]。此类患者的长期预后通常相当好，超过95%的患者在2年时仍保持呼吸道通畅[28]。但复杂气道狭窄的失败率和复发率>30%，通常需要多次支气管镜介入治疗。一半以上的复杂气管狭窄2年后复发，多数会在5年内复发[44]。最后，支气管镜介入手术（如支架置入）可能延长狭窄长度，使得根治性手术变得不太可行。

七、胸外科的作用

气管袖状切除和重建是气管狭窄的最终治疗方法，尤其对于复杂气管狭窄（图10.1）。改善预后的最佳机会是第一次的手术。应制订详细的计划，若有疑问，最好将患者转诊至有气道手术治疗经验的机构[45]。气管上半部分的病变通常通过颈领切口进入，如需要进入纵隔气管，切口可延伸至胸骨上部。气管下1/3和主支气管手术最好通过右后外侧开胸入路。由于气管端端吻合、环状软骨-气管吻合、环状软骨-气管-气管吻合的复杂性越来越大，而且所述吻合方法越靠后，其并发症就越多，因此区分狭窄部位的确切位置，以及狭窄是否累及环状软骨非常重要。使用松解手法帮助降低气管吻合处的张力也非常重要，方法从简单的屈颈到更复杂的技术（包括气管前面近端和远端的松动、舌骨上松解、喉部松解、分离下肺韧带以松解肺门，以及包含肺门周围血管的心包内松解）[46]。

与开胸术相比，电视胸腔镜外科手术的气管切除/重建术因其微创性，已成为另一种手术方式。考虑到手术视野有限，通常会采用一些改良措施，如采用连续缝合（而不是间断缝合）以最大限度地减少线结缠绕，以及使用高频喷射而不是跨术野通气[47]。

不同报告中，气管外科手术的总体成功率介于71%~95%[48]。大型回顾性系列研究已确定了良性和恶性气道狭窄患者气管切除术吻合口并发症的风险因素[49]，包括再次手术、糖尿病、切除长度≥4 cm、喉气管切除、年龄<17岁和切除前需要行气管造口术。虽然其中某些并发症由吻合口张力增加所致，但其他并发症的原因仍不清楚。使用可吸收缝线几乎无肉芽形成[8]。一项由经验丰富的胸外科医师进行的521例气管手术的系列研究中，>90%的患者预后良好或满意，但有20例失败和12例死亡，此外，49例患者出现肉芽组织，29例裂开或再狭窄，25例喉功能障碍，34例出现感染性并发症[8]。据外科文献报道，手术相关死亡率高达5%，失败率为5%~15%[50]。

应注意，上述回顾性研究可能存在选择偏倚，因为极高风险的患者经常被排除在外。手术的最佳时机尚不清楚，对复杂气管狭窄的支气管镜治疗失败的风险因素尚不清楚，因此，诊断复杂气管狭窄后，与外科团队的多学科讨论势在必行。对药物和反复介入治疗反应不佳的局部/局限性气管疾病患者，需要外科评估，其他病因导致的气管狭窄也应以相似的方式处理。

八、推荐

良性气管狭窄评估和治疗流程详细描述详见图10.2，流程的实施取决于医疗机构目前的人力和技术储备。许多时候，可能需要将患者转诊至具有介入呼吸病科和（或）气道外科专业知识的医疗中心。

九、未来方向

大多数良性气管狭窄亚型中，尽管球囊支气管成形术和各种热消融技术治疗腔内病变的疗效非常确切，但短期复发率可能相当高。支架提供了长时间的人工结构完整性，并能促进气道重塑，但若长期留置，支架也与狭窄、肉芽形成、移位、瘘管形成和阻塞相关。生物可降解支架已研究数年，由半晶体可降解生物聚合物聚二恶烷酮制成，其具有一定形状记忆。聚合物随时间水解，因此无须取出。气管黏膜似乎能够很好地耐受生物可降解支架，支架可保持其机械强度长达6周，然后在约15周后完全降解[51]。鉴于上述特性，对于进行全身药物治疗且需要行气道手术的患者（如患肉芽肿性多血管炎、结节病、淀粉样变性和复发性多软骨炎等患者），此类支架是理想的，且已用于少数儿童和成年人患者，显示能够改善症状[52]。在某些患者中，报告了咳出支架碎片的特殊并发症，但生物可降解支架的残留物相对较小，不太可能引起显著的气道阻塞。由于该技术尚处于起步阶段，因此尚无强有力的研究评估其对良性气管狭窄的疗效和安全性。

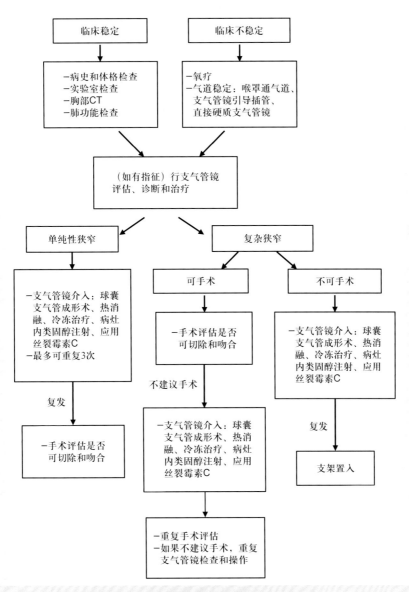

图10.2 良性气管狭窄的评估和治疗流程

十、结论

介入呼吸病学是一门令人振奋的学科，拥有多种多样的设备和成熟的流程来治疗气管狭窄和复杂的中央气道。硬质支气管镜下操作作为治疗性支气管镜操作的支柱，可行从机械消除到热消融的各种介入手术。但目前尚无明确数据评估支气管镜在治疗良性气管疾病中的远期疗效、不同支气管镜治疗方式的疗效，以及最重要的是，支气管镜下治疗如何与手术切除比较疗效。因此，如何治疗此类固有复杂的疾病和疾病所致气管狭窄的共识，仍在不断演变。此外，是否有合格的介入呼吸病科医师、胸外科医师、耳鼻喉科医师和麻醉科医师，以及这些医师间的相互配合仍各不相同。尽管很少有研究评估良性气管狭窄时气管切除和重建的有效性，但对于所有重度良性气管狭窄或尽管已行支气管镜介入手术但仍复发气管狭窄的患者，手术仍是长期的治疗方式之一。尽管缺乏标准化方法，但对于因合并症不能耐受手术、解剖结构不利于安全手术切除和有症状但非重症患者，介入性肺手术仍然是治疗的基石。

（刘岗译；罗玲，綦俊，张钰，张骅校）

参考文献

扫码查看

第十章　良性气管狭窄：内科治疗 vs. 外科治疗

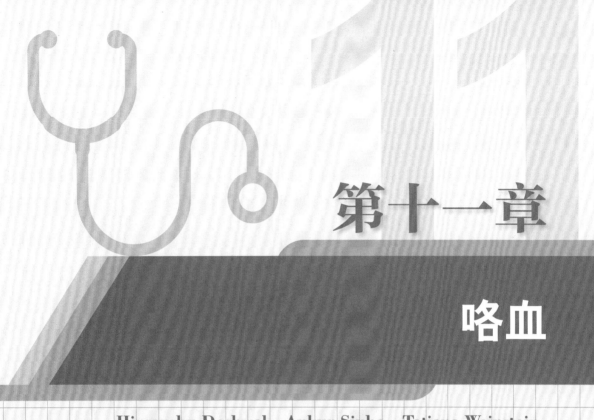

第十一章

咯血

Himanshu Deshwal，Ankur Sinha，Tatiana Weinstein，
Amie J. Kent，Jamie L. Bessich and Samaan Rafeq

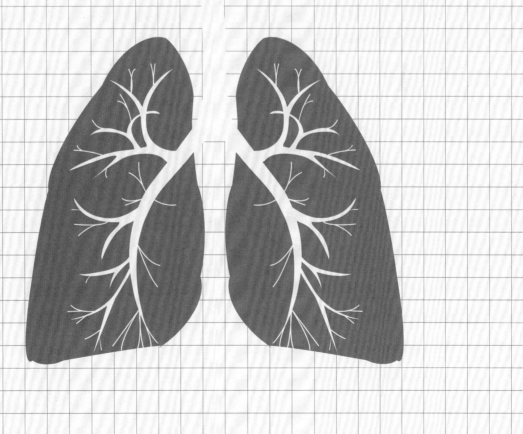

一、引言

咯血是指血液从呼吸道中咯出，程度可以从临床微不足道至危及生命。咯血常与许多严重疾病相关，可给患者带来痛苦，需全面评估。多数患者咯血症状轻微，具有自限性，但多达15%的患者会经历致命性出血[1-2]。已有一些定义用于描述大咯血，大咯血的定义主要是根据咯血的量和频率，从每24小时100 mL至1000 mL不等[3]。不过，肺部正常的患者咯血量超过200 mL/h或慢性肺疾病患者咯血量超过50 mL/h，就可归为危及生命的大咯血[4]。临床实践中，所有引起明显呼吸和血流动力学损害的咯血量，均应视为危及生命。死因主要是窒息而非失血。在内镜介入时代来临之前，咯血超过600 mL/16小时，死亡率是75%，但随着更佳的方案、气道保护措施及微创介入工具，如支气管镜地位的确立，死亡率已下降至9%～38%[5-7]。在支气管镜使用之前，外科手术是主要的治疗选择，患者以手术治疗为主，死亡率高达23%[5]，急性失代偿选择急诊手术等因素可能是死亡率如此之高的一个主要原因。

有研究已成功明确了咯血复发及住院患者死亡率的预后和预测风险因素。慢性酗酒、肺恶性肿瘤、肺曲菌球、肺动脉出血，以及胸部影像学显示一半以上的肺组织受累，需要机械通气，支气管镜下见活动性出血或血凝块与生存率明显降低有关[8-9]。明确危险因素有助于对此类患者进行早期积极干预，以改善生存及预后。近年来已研发出一些内镜工具，其用于控制活动性出血并治疗潜在的病因，以免进一步手术，将在随后章节对其进行讲述。在介入呼吸病学时代，外科技术也有发展，即以更加微创、保守的措施获得更佳的治疗效果，突出了多学科治疗对于每一例咯血患者的重要性。

二、肺血管解剖结构

为明确咯血病因，必须清楚肺血管解剖结构。肺血管独特之处在于其是由肺动脉和体循环支气管动脉组成的双重血供。肺动脉系统的特点是高容量，可容纳100%的右心输出量，主要功能是氧合血液[10]。肺动脉与段和亚段支气管伴行，形成支气管血管束，并分支为丰富的毛细血管床，负责肺的灌注和氧合[11]。毛细血管汇合成沿着次级肺小叶的小叶间隔分布的肺小静脉[12]。最终，氧合血通过肺静脉汇入左心房。支气管动脉系统的特点是低容量、高压力，接受源于降主动脉$T_{5\sim6}$层面的氧合血[13]。支气管动脉容量占心输出总量的1%～3%，主要作用是营养支持、温度调节、湿化，以及在肺部募集炎症细胞[14-16]。支气管动脉汇入支气管静脉，后者最终大多数汇入奇静脉。支气管动脉还沿大气道走行，并形成穿支供应气道肌层。部分支气管静脉汇入肺静脉，原因是在毛细血管层面，肺和支气管血供有广泛的吻合，导致生理性分流。尽管支气管的动脉容量只占肺血流的5%，但因其为高压系统，大多数咯血来源于此[17]。一些罕见情况，如肺动脉瘤、巨大肿瘤侵犯或右心导管术中的医源性损伤，肺动脉可能成为咯血来源。

三、咯血原因

咯血的来源取决于病变的解剖结构定位，即气道、肺实质，以及毗邻的血管结构。气管肿瘤、气管炎、气管撕裂或气管切开术患者的气管–无名动脉瘘，可能是中心气道咯血的原因。支气管出血常见于支气管扩张、支气管肺炎、慢性支气管炎、支气管内肿瘤（尤其是神经内分泌肿瘤）、黑色素瘤，以及肾细胞肿瘤患者[3]。恶性病变和空洞性病变是引起严重咯血的其他原因。肺泡原因包括毛细血管炎或抗凝药物引起的弥漫性肺泡出血，其他原因包括二尖瓣狭窄导致的肺静脉充血，从而引起的肺泡出血。罕见情况下，尤其伴有坏死性感染，致命的支气管肺动脉瘘能引起严重出血。遗传性出血性毛细血管扩张患者，肺动静脉畸形能够引起反复咯血，需要栓塞或行手术切除。肺结核、支气管扩张、肺癌是咯血的主要原因，占出血原因的23%～85%[1, 18]。即便经过全面评估，仍有高达50%的患者咯血病因不明[19]。表11.1列出了咯血的常见原因。

表 11.1　咯血的常见原因

假性咯血	感染	气道	实质	血管
鼻衄	结核病	慢性支气管炎	肺腺癌	Dieulafoy 病
扁桃体炎	细菌性肺炎	支气管扩张、囊性纤维化	ANCA 血管炎（肉芽肿性多血管炎 / 嗜酸性肉芽肿性多血管炎）	遗传性出血性毛细血管扩张症 / 复杂动静脉畸形
舌恶性肿瘤	坏死性肺炎	支气管内肿瘤	Goodpasture 综合征	拉斯穆森动脉瘤
上消化道出血	真菌性肺炎	支气管动脉–肺动脉瘘	免疫球蛋白 A 血管炎	充血性心力衰竭
声带病变	病毒性肺炎	异物	贝赫切特综合征	二尖瓣狭窄
人为性	肺脓肿	结节病	抗凝所致的出血	肺动脉高压
	肺曲菌球	支气管结石症		

译者注：拉斯穆森动脉瘤定义为在肺结核空洞形成过程中，空洞内的血管失去正常组织的依托，血管壁弹力纤维破坏，逐渐膨大形成的动脉瘤。

四、诊断与治疗

所有的咯血患者均须全面评估以明确病因和危险分层，治疗措施根据危险因素和潜在的病因而调整。快速的病史采集和体格检查、关注既往咯血史、潜在的肿瘤疾病、吸烟史、用药史、凝血障碍，以及自身免疫性疾病，能够缩小咯血的鉴别诊断范围。最初的实验室检查须评估感染、血小板减少、凝血障碍、肝或肾功能不全，以及持续性血管炎。

最初的胸部X线检查可以快速地在床旁实施，能够评估35%～86%的常见病因，如空洞性病变、肺曲菌球、实变、恶性肿瘤，以及弥漫性肺泡出血之类的实质病变[20-21]。即使胸部X线检查的敏感度低，最初时完善该检查也仍然非常重要，因为其可以作为基础表现，并在后续诊治过程做很好的对比（图11.1）。如患者血流动力学稳定并能维持良好氧合，可快速行胸部多排CT（multidetector computed tomography，MDCT），首选增强CT以评估支气管动脉出血。MDCT评估咯血来源的敏感度是93%，如果再加上支气管镜气道检查，则敏感度升高至97%[6]。MDCT可以及早实施，因为其对决定采取支气管镜介入、动脉栓塞还是手术干预具有极高的价值。MDCT还有助于评估出血部位远端的病变，尽管其可能会被活动性出血和支气管镜检查时视野不佳所掩盖，但MDCT同样也可以准确判断管腔内和管腔外咯血的病因[19]。

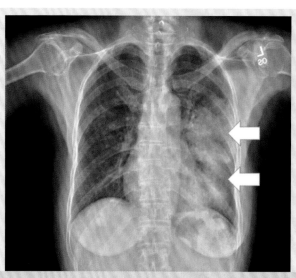

图11.1　一例大咯血患者的后前位胸部X线检查显示左肺高密度浸润影（箭头）

咯血最常见的死因是窒息，故气道堵塞是咯血患者最关心的问题。轻度咯血事件常是危及生命的大咯血发作的先兆，需要认真对待。三阶梯方案可能有助于分层治疗计划，并启动合适的路径以保证成功的复苏和治疗。

首先且最重要的目标是评估和治疗有危险的气道。对于大咯血患者，血液能够在中心气道形成血凝块，导致完全堵塞甚至死亡。对于任何有呼吸窘迫、低氧血症或大量咯血征象的患者，都应促使其在血流动力学稳定的情况下选择气管插管。根据初步评估，如果已知咯血侧，则出血侧肺需处于低垂部位，以防止血液吸入正常侧肺[22]。自我防护非常重要，需要穿戴隔离衣、口罩及面屏，以防止插管时接触患者的血液。纤维支气管镜检查有助于直接观察所有咽后壁或上气道来源的出血，并有助于成功插管[23]。插管须使用8.0 mm或8.5 mm大小的气管导管（endotracheal tube，ETT），这样才能保障在支气管镜下处理咯血。可保持床头抬高20°，以防止血液误吸，且血液因重力下流可有助于看清声带[24-25]。富有经验的操作者须尽量缩短插管时间，并减少插管相关并发症。如果初始评估已明确定位了出血来源，可以尝试选择性支气管插管。紧急情况下，当气管导管通过声门后，可以将套管朝未受累的肺旋转90°，并进一步行选择性支气管插管[26]。可选择的更精准方法是使用便携式支气管镜隔离未受累的肺并且插管，该技术还可以直接观察以识别或明确咯血的部位。也有双腔插管的介绍，但技术难度大，需要更高的专业技能及更长的放置过程[27]。

自始至终，气道保护、评估，以及所有血流动力学失代偿的快速救治在危及生命的出血期间至关重要。如果观察到任何低容量休克或终末器官低灌注，为稳定患者，均需要快速予以静脉输液、血管升压药物，以及输注O型Rh阴性浓缩红细胞。

咯血治疗的最终步骤包括明确病因和控制出血来源。在紧急情况下，在考虑更明确的治疗前，一些初步治疗可用来缓解出血。初步的非侵入性措施包括使用新鲜冰冻血浆、维生素K或针对患者可能正在服用的有害抗凝剂的特定解毒剂来逆转凝血功能障碍。重度血小板减少症患者及时输注血小板可以挽救生命。肝、肾衰竭的患者可能存在血小板功能障碍，可以从使用静脉注射去氨加压素中获益[28]。

采取了临时性措施后，需要举行多学科讨论，包括重症医师、介入呼吸病科医师、介入放射学医师、以及胸心外科医师，以明确咯血更准确的最佳治疗方案。

早期行可弯曲支气管镜气道检查仍有价值，可以明确出血来源，并为治疗操作或决定手术还是动脉栓塞措施提供了机会。

五、介入呼吸病学的当前地位

在胸科医学中，介入呼吸病学已成为欣欣向荣的领域，且让咯血的治疗发生了革命性的变化，使用一些更微创的技术和流程，可以使治疗更精准、预后更佳。将针对咯血的支气管镜措施分为诊断性和治疗性，有助于更清晰地讲述介入呼吸病学带来的各种措施。

支气管镜的诊断性应用

支气管镜在治疗咯血中能够作为一种关键工具。此项技术的应用时机和效能仍存在争议。选择前需要考虑咯血的量和血流动力学状态。尽管在明确出血部位方面，CT与支气管镜地位相仿，但CT在诊断出血原因上明显优于支气管镜[29]。Millar等的研究显示，40例支气管镜阴性的咯血患者，CT仍能在其中50%的患者中发现异常[30]。但对大量咯血的患者，因为血液溢散至非出血肺段及对侧肺，导致影像学的敏感度下降。支气管镜直视下检查在确定出血部位及提供治疗干预方面起着关键作用（图11.2）。

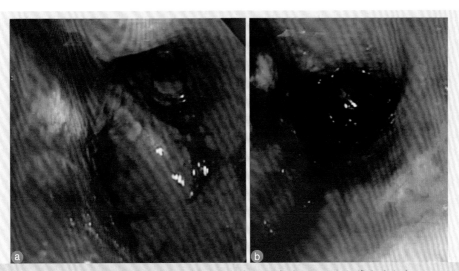

a.观察到气道出血痕迹并追寻出血部位；b.直视下看到右下叶支气管内病变出血。

图11.2　一例咯血患者的支气管镜图像

Modini等进行了一项多中心研究，纳入了486例需要支气管镜检查的咯血患者，得出结论：症状出现48小时内早期行支气管镜检查，更有可能定位出血部位[31]。正如Ost等的研究，针对复杂的中央气道阻塞患者，共进行了超过1100例支气管镜检查，研究显示，在经验丰富的团队中，支气管镜检查本身的并发症发生率非常低（＜4%）[32]。在持续出血并危及生命的大咯血情况下，早期对气道进行初步检查可以通过使用肺隔离技术帮助制定挽救生命的措施。除了可定位出血来源，还有助于清理气道并改善氧合。对CT未能明确来源的咯血患者，支气管镜起着重要的作用[33]。CT难以鉴别出血来源的情况包括黏膜病变、小的支气管内病变，以及免疫性/血管病性出血[34]。

弥漫性肺泡出血（diffuse alveolar hemorrhage，DAH）是一种可以由多种病因引起的危及生命的急症，表现为咯血并伴有影像学上的弥漫性肺浸润影（图11.3）。早期行支气管镜检查在诊断弥漫性肺泡出血中起着重要的作用。随之在肺的出血亚段行支气管肺泡灌洗（bronchoalveolar lavage，BAL），红细胞计数升高可以诊断弥漫性肺泡出血。显微镜检查可发现含铁血黄素的巨噬细胞。支气管镜还可以取得标本以排除感染性原因，如果有活检，那么还可提供组织学诊断。但对弥漫性肺泡出血患者行支气管肺活检仍有争议，因破坏肺的机械结构，而有持续出血风险，所以很少采用[35]。

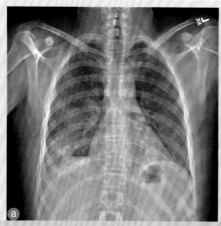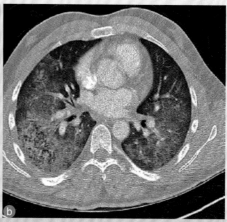

a.一例持续咯血患者的胸部X线检查（后前位）显示双肺基底部浸润性病变；b.一例系统性血管炎患者，胸部CT（横断位）显示双肺下叶弥漫性磨玻璃影，提示肺泡出血。

图11.3　咯血并伴有影像学弥漫性肺浸润影

支气管镜检查有助于发现血管异常，如Dieulafoy病，这是一种进入黏膜的扩张、迂曲的动脉，可以引起严重咯血。支气管镜检查能够发现其他病理引起的支气管黏膜内扩张、迂曲的血管，如血管炎或肿瘤。随着先进的高清支气管镜设备的问世，除了标准的白光成像，还有窄带成像技术通过使用415 nm和540 nm波长光帮助区分炎症和血管[36]。

六、治疗性支气管镜

除诊断性支气管镜之外，介入呼吸病学的主要作用是在支气管镜下治疗咯血。随着更先进的工具和技术的应用，大多数咯血患者可接受可弯曲支气管镜或硬质支气管镜治疗，以减少侵袭性的手术干预。一些姑息性和根治性治疗可以在内镜下进行。硬质支气管镜在中心气道出血和大咯血的治疗中有着重要的地位，该技术需要介入呼吸病科医师或胸外科医师实施

（图11.4）。与可弯曲支气管镜相比，硬质支气管镜有一些优势，技术熟练的医师可考虑将其作为咯血治疗的首选工具[3]。硬质支气管镜可以保障安全气道和有效的通气路径，即可以防止窒息。较大的孔径可以保障有效的大容量血液吸引，并可以使用各种支气管内工具来控制咯血[37]。可弯曲支气管镜可以经硬质支气管镜进入，检查远端出血部位并放置支气管阻塞器。此外，其优点是隔离未受累的肺，同时实现受累肺的止血。冷冻探针和氩等离子体光凝探针也能够经硬质支气管镜进入并治疗肿瘤阻塞，达到快速止血及清除血凝块的目的。对于其他治疗失败的反复咯血的中心气道出血患者，可经硬质支气管镜置入改良过的"Y"形硅酮支架来成功止血，该技术的技术成功率几乎为100%，临床成功率为85.7%[38]。

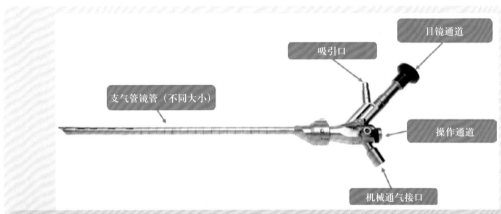

图中显示吸引口、目镜通道、机械通气接口、操作通道。操作通道可插入一系列器械（包括支气管镜）用以检查远端气道。

图11.4　硬质支气管镜构造图

　　尽管硬质支气管镜是一件优良的工具，但也存在局限性，其不能观察垂直向上走行的肺段，如右上叶。将纤维支气管镜经硬质支气管镜工作通道进入，可弥补其检查盲区。硬质支气管镜需要介入呼吸病学领域的技术及培训。许多中心可能没有能熟练操作硬质支气管镜的人员。在介入呼吸病学培训课程中，使用硬质支气管镜的培训和能力也有很大的差异[39]。

（一）血管收缩剂
　　支气管镜下直接使用血管收缩剂治疗，是咯血或操作相关出血的常用应对措施。所有支气管镜操作常需要准备好1 L 4 ℃的冰生理盐水。注入5～50 mL冰生理盐水可以收缩血管并实现止血，通常是少量出血的首选措施[40]。注入冰生理盐水偶尔会刺激迷走神经，导致心动过缓或一过性心脏传导阻滞，不过通常是暂时和自限性的，故患者在支气管镜检查后需要接受密切监测[41]。除冰生理盐水外，持续的渗血常用稀释的肾上腺素［1∶（10 000～20 000）］2 mL止血[42]。由于有心律失常的风险，因此尽量避免总量超过0.6 mg，若持续出血，则换用其他措施。特殊的高出血风险患者，如随访接受监测支气管镜检查的肺移植受者，常需要在活检部位预先注入肾上腺素以减少出血风险，目前正在进行临床试验以评估其有效性[43]。血管加压素类似物，如鸟氨酸加压素和特利加压素也能够局部注入以处理活检相关出血。与

131

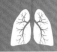

鸟氨酸加压素相比，特利加压素虽然有同样有效的止血作用，但往往对血流动力学的影响更大，需要更密切的监测[44]。

（二）支气管阻塞器

（译者注：支气管阻塞器也称支气管阻塞导管、支气管阻断器、支气管封堵导管。）

支气管阻塞器已被批准用于胸腔手术中的肺隔离，但在大咯血中常用作临时措施。支气管阻塞器是一种便捷的工具，能够在可弯曲支气管镜下操作，隔离出血的肺段并止血。Fogarty®球囊导管在头端有一个尼龙环，能够套在支气管镜上，可以直接放至出血部位。当导管成功放置在出血肺段时，用生理盐水充盈球囊直至完全阻止溢血（图11.5）。支气管阻塞器的优势：可以在寻求更确定性治疗时同时放置多个阻塞器。大多数患者的出血停止后，留置24～48小时后可考虑移除[45]。同时，其他含气肺段可以继续通气，防止低氧血症。为防止压力损伤，须避免球囊过度膨胀。特殊情况下，球囊移位可能导致中心气道阻塞，如果机械通气时出现低氧血症、潮气量下降、气道压升高，需要考虑该情况。另外，已有支气管内硅胶塞封堵成功止血的报道[46]。罕见情况下，如果Fogarty®球囊导管不能立即获取，那么可以在支气管内使用肺动脉导管封堵出血肺段[47]。

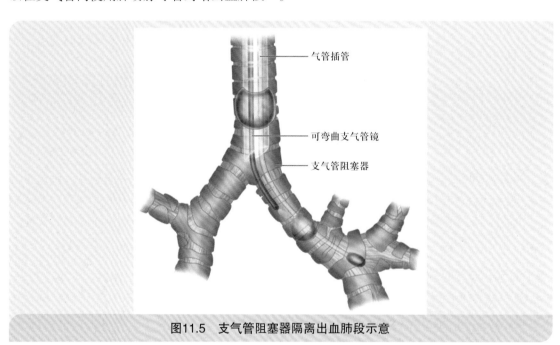

气管插管

可弯曲支气管镜

支气管阻塞器

图11.5　支气管阻塞器隔离出血肺段示意

（三）促凝剂

一些促凝剂可以用来暂时止血，注入冰生理盐水和肾上腺素后，可将纤维蛋白原–凝血酶组合注入至出血肺段来促进凝血。为进一步加固，除纤维蛋白原–凝血酶复合物外，还可以用凝血因子XIII[48]，该方法可用于有支气管动脉栓塞术禁忌的患者。支气管内使用纤维蛋白原–凝血酶的研究仅限于病例报道，有早期复发的风险，故而，本方法仅考虑作为未建立更确定方案前的暂时性技术。另外，可以用可吸收性止血纱片直接填塞以达到即刻止血的目的[49]。用活检钳就可以把纱片送至任何出血的肺段或亚段并止血，该技术的优势是可弯曲支气管镜能够到达外周的出血亚段并止血。不过，与纤维蛋白原-凝血酶复合物相似，可吸收性止血的目的纱片也是防止进一步出血的一种临时措施，可以为最终的治疗方法做好准备。

静脉滴注氨甲环酸（tranexamic acid，TXA）曾用于大咯血患者的止血。系统性荟萃分析显示，与对照组相比，氨甲环酸在出血过程中未能显示出明显差异，但咯血量有明显下降[50]。对于空洞性病变，如肺曲菌球引起大咯血的患者，在准备支气管动脉栓塞术的同时，可以于静脉应用氨甲环酸[51]。作为促凝剂，需要考虑静脉滴注氨甲环酸引起静脉血栓栓塞病的风险，故而，有些研究者建议将雾化氨甲环酸作为更安全的选择[52]。

（四）激光光凝治疗

支气管镜下使用掺钕钇铝石榴石激光治疗，对大气道恶性病变梗阻是安全、有效的治疗方式。激光疗法经常用于治疗与肿瘤梗阻相关的咯血[53]。钕晶体激光器连续输出1064 nm波长的光，不能够被水和组织完全吸收，可以更深地（达5~10 mm）穿透支气管组织。尽管掺钕钇铝石榴石激光波肉眼不可见，但另外加入的可见光波长有助于操作者定位病灶[54]。激光工作的原理是分子振荡，进而产生热能和凝固。激光导致肿瘤即刻凝固性坏死即光切除，故有助于改善气道通畅并最终治疗出血来源[55-56]。接下来的6~8周，随着肉芽组织的沉积和周围结构的纤维化而愈合，从而降低复发风险。94%的患者咯血可以改善，60%~74%接受掺钕钇铝石榴石激光光凝治疗患者的咯血可以完全停止[57]。一些因素可以影响掺钕钇铝石榴石激光治疗的成败。激光治疗在一些特定的肿瘤，如支气管类癌中可以实现治愈效果[58]。

对于气管支气管外压性梗阻、黏膜下病变为主、病变超过4 cm、凝血异常、支气管镜下未直接可见出血的患者，出血复发或治疗不彻底的风险较高[58]。此外，对于完全或几乎完全阻塞的气道，最好避免使用激光，因为看不到远端管腔会增加穿孔风险。

（五）氩等离子体凝固

氩等离子体凝固是一种非接触性地传递电能，从而导致组织干燥和凝固的技术。氩气以脉冲方式喷入气道，通过电离气体等离子体以单极电流的形式传导电能[59]（图11.6）。血液和组织是电能的良好传导体，并使氩等离子凝固成为表浅及支气管内出血的良好选择。当组织出现干燥和凝固时，电能传递减弱，防止更深的穿透及穿孔。与激光相比，氩等离子凝固还会导致更均匀的组织干燥，并且在控制视线外的解剖角落出血方面具有优势。恶性病变气道阻塞、支气管内血管瘤或Dieulafoy病往往会发生大量出血，可以使用氩等离子凝固快速止血[60]，出血即刻停止且有持续效果，平均随访97天的复发率降低。所有恶性病变气道阻塞通过治疗后均能够获得即刻和持久的症状缓解[61]。由于致命的并发症，如气体栓塞在罕见的情况下会发生，因此必须有功能强大的吸力和气体逸出的通道[62]。在中央和大气道优选氩等离子凝固，因其须避免接触气道表面，直接接触比电离等离子体引起的组织凝固更能导致更深的穿透并可能穿孔。

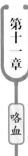

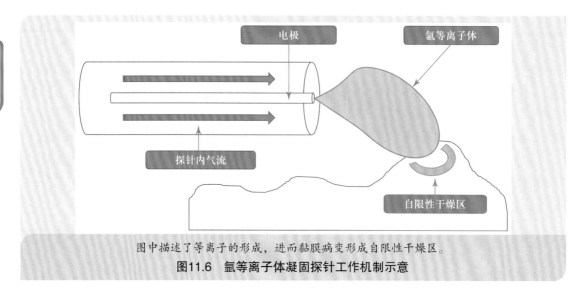

图中描述了等离子的形成，进而黏膜病变形成自限性干燥区。

图11.6 氩等离子体凝固探针工作机制示意

（六）冷冻治疗

支气管镜下冷冻治疗已用于治疗恶性肿瘤和咯血引起的中心气道梗阻。根据热力学的焦耳–汤姆孙原理，高压液态气体快速膨胀至气态，引起温度快速下降[63]。冷冻探针头部的快速冻融引起血液快速凝固并形成血栓，血栓黏附于探针并很容易取出[64]。冷冻探针（外径一般为1.9 mm）经支气管镜工作孔道进入，并黏附中央气道的血块，然后探针头部快速制冷15～30秒并被动解冻，导致血块紧密黏附于冷冻探针，后者携带血块整体退出。

温度改变还可引起强烈的血管收缩并减少进一步出血。在恶性肿瘤的情况下，温度快速下降会引起细胞内和细胞外结晶，导致细胞死亡和组织坏死[65]。所以，除快速控制出血外，还可以对咯血来源行根治性治疗。因冷冻治疗取决于组织细胞内水含量，脂肪、神经鞘、纤维及软骨组织相对耐低温，而神经、肉芽组织、内膜、黏膜对低温敏感[65]。冷冻探针可用于硬质和可弯曲支气管镜，是一种经济的选择，可紧急使用于危及生命的咯血，特别是中央气道阻塞。医疗重症监护团队及支气管镜室须配备冷冻探针，以备紧急情况下迅速使用。

（七）操作相关出血

出血是支气管镜操作最常见的并发症，但极少会危及生命。一般来说，报道的出血风险是0.26%～5.00%[66]。不过，特殊患者和操作危险因素可以改变患者的出血风险。

潜在的凝血功能障碍、肾功能不全、肝功能不全、心力衰竭、二尖瓣狭窄，以及肺动脉高压是支气管镜相关出血的独立危险因素[66]。对于免疫功能低下及肺移植受者，操作相关出血的风险也升高，并且因出血而提前中止操作的可能性增加[67]。炎症性及富血管组织，如类癌肿瘤、肾细胞癌、甲状腺癌，以及转移性黑色素瘤，在支气管镜活检中容易出血，故而，在对这些组织进行任何操作前均须提前采取预防性措施[68]（图11.7）。

与其他操作相比，一些特殊操作有更高的出血风险。经支气管冷冻肺活检和常规经支气管外周病变活检的出血相关并发症的风险最高[69-70]。冷冻活检的临床显著出血风险是16%，与之相比，钳夹活检的风险是4%。为了止血，有时在活检时会预置封堵球囊/支气管阻塞器。

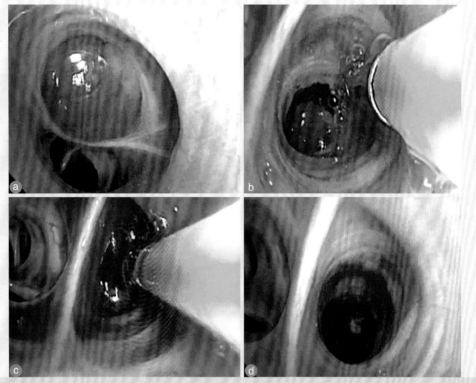

a.诊断性支气管镜下富血管转移性甲状腺结节的支气管镜图像；b.轻触后观察到肿瘤内出血；c.支气管内活检时出现活动性出血；d.注入50 mL冰生理盐水后成功控制出血。

图11.7　一例操作相关出血患者的支气管镜下表现及初步处理

为降低内源性出血风险，英国胸科协会建议，当存在临床危险因素时，操作前需要评估凝血功能、血小板计数，以及血红蛋白水平[71]。建议血小板计数应>75 000、INR<1.4以降低显著出血的可能性。另外，患者须停用抗血小板药物（阿司匹林除外）和抗凝药物。但该建议很大程度上取决于个体的风险获益比，例如，患者停用抗凝药物后发生血栓并发症的风险很高或非常高，须推迟操作至血栓风险降至低或中等水平。如果不能推迟，则需要短效可逆的抗凝药物进行桥接治疗。

遇到出血时，Delphi共识提出的出血评分有助于量化出血的严重程度，有利于治疗组成员之间进行交流，并且有助于制定下一步诊治方案[72]。评分依据操作时所见及特定的临床结果措施干预（如需要输注浓缩红细胞或更高级别监护），将出血量分为1~4级，详见表11.2[72]。

大多数操作相关的出血事件具有自限性，单纯将支气管镜楔入出血肺段即可形成血凝块并能止血。随后，为控制支气管内出血，类似的支气管镜处理措施包括使用冰生理盐水、血管收缩剂或冷冻探针。

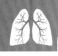

表 11.2　操作相关的出血量分级 [72]

出血量分级	表现
Ⅰ级	吸引血液少于1分钟
Ⅱ级	吸引超过1分钟，或持续出血需要反复楔入支气管镜或注入冰生理盐水、稀释的血管活性药物、凝血酶
Ⅲ级	选择性ETT插管或球囊/支气管阻塞器应用少于20分钟，或提前终止操作流程
Ⅳ级	持续选择性插管＞20分钟，或再次入院入住ICU或输注PRBC或需要支气管动脉栓塞术或复苏

注：ETT，气管导管；ICU，重症监护室；PRBC，浓缩红细胞。

七、支气管动脉栓塞术

因为支气管动脉走行于支气管血管束中且是高压循环，所以大多数咯血来源于支气管动脉。针对大多数快速出血的情况，经验丰富的介入放射学医师实施的支气管动脉栓塞术（bronchial artery embolization，BAE）在咯血治疗中有至关重要的地位[73]。尽管大多数有关支气管动脉栓塞术的文献都来源于囊性纤维化（cystic fibrosis，CF）和支气管扩张，但支气管动脉栓塞术常用于多种其他病因，如空洞性病变、恶性肿瘤及动静脉畸形出血[74]。支气管动脉栓塞术一般不用于肿瘤相关出血，因为肿瘤进展的特点导致该手术失败率较高[75]。

该模式强调多学科治疗咯血的重要性，介入放射学医师和胸心外科医师早期介入对于制定患者的分级治疗至关重要。一旦患者血流动力学和气道稳定，就可将患者送至配备有直接数字减影和其他必需设备的介入放射科，行胸主动脉造影以明确支气管动脉外渗部位及所有的异常血管解剖结构[76]。大多数情况下，将微导管置入脊髓动脉下方以预防神经系统并发症。罕见的情况是，供应前脊髓区域的前根动脉可能源于肋间分支，若栓塞前未发现可能导致截瘫[77]。

一旦明确外渗部位，可以用明胶海绵、氰基丙烯酸酯、聚乙烯醇及其他几种可用的密封剂栓塞出血血管[78]（图11.8）。对于大空洞病变，为控制出血可能需要栓塞多支血管。大多数患者行支气管动脉栓塞术可以达到很长时间的止血效果，从而可以制定明确的手术计划来治疗出血的病因；但高达46%的患者在12个月时间内会复发，需要重复行支气管动脉栓塞术，尤其是囊性纤维化患者[79]。第一、第二、第三次支气管动脉栓塞术的成功率依次为75%、89%、93%[79]。大多数情况下，支气管动脉栓塞术是一种安全的方法，但有文献报道导管置入部位出血或血栓形成、横贯性脊髓炎或截瘫、支气管梗死、缺血性结肠炎、极罕见的卒中[80]。最常见的并发症是一过性胸痛，常在操作后数小时内缓解[81]。

八、胸外科的当前地位

在危及生命的咯血中，外科手段是重要的治疗方案。大咯血的治疗中，迫切需要胸外科医师早期介入以制订治疗计划。20世纪80年代以前，报道的有手术指征而未行手术治疗的大咯血患者死亡率高达78%～86%[5]。然而，随着40余年危重症监护支持、支气管镜介入、介入放射学的进展，外科手术涉及的范围已经从紧急手术转为在稳定和明确治疗基础疾病之间取得良好平衡。显然，最合适的手术方式和时机是决定预后的关键。

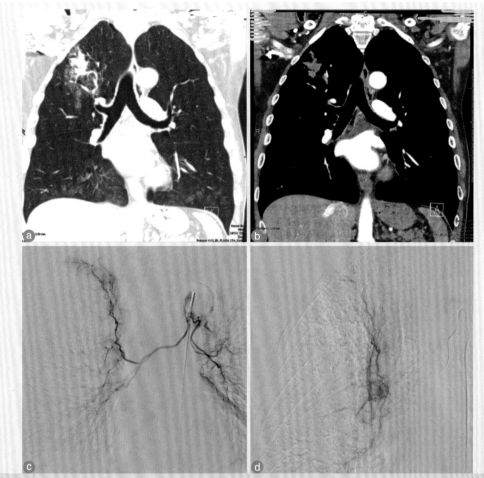

a、b.一例确诊为肺曲菌球病的患者表现为大咯血，胸部冠状位重建CT显示结节性实变影伴周围磨玻璃影；c.胸主动脉造影透视显示，右上支气管动脉分支云雾影，提示肺曲菌球空洞活动性出血；d.栓塞后胸主动脉造影透视显示外渗完全停止，提示支气管动脉栓塞术成功。

图11.8　一例肺曲菌球大咯血患者的影像学及支气管动脉栓塞术表现

实际上，大多数危及生命的咯血案例应该首先采取支持治疗，同时进行支气管镜介入或介入放射学支气管动脉栓塞术[3, 73]。对病情稳定的患者行外科肺切除术，预后可有显著改善。一系列关注严重咯血手术干预的报道中，活动性出血时手术的死亡率是35%，而出血控制后手术的死亡率是4%[82]。急诊手术、全肺切除术，以及手术切除真菌瘤是术后并发症的独立预测因素，而慢性酗酒、机械通气或使用血管加压药，以及输血是外科手术患者死亡的独立预测因素[82]。尽管支气管动脉栓塞术有助于即刻控制出血，但10%～57%的患者会复发[83]。所以紧急手术的适应证应是那些不能够接受支气管动脉栓塞术的患者，对于栓塞后无法控制的出血、特殊的临床情况和危及生命的咯血（如主动脉支气管瘘），手术是唯一的选择[84]。即使在这些必要的情况下，死亡率还是很高。最近，经血管内入路联合手术已在主动脉支气管瘘的治疗中获得了成功[85]。其他外科手术治疗的主要适应证（表11.3）包括血管异

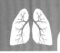

常（气管-无名动脉瘘、肺动脉破裂及复杂的动静脉畸形）、反复咯血的空洞性病变、胸部创伤及月经性咯血（图11.9，图11.10）。对许多患者而言，手术是控制潜在的疾病及预防复发的唯一治疗选择。尽管激素治疗是月经性咯血的一线治疗，但对保守治疗无反应的患者，手术切除可能成为重要的选择[86-87]。即使手术方式存在细微的差别，但一般手术方式也仍是肺切除术，如前所述，优化患者的手术条件对预后至关重要。故而，无论是否紧急，手术前须尽最大努力使患者稳定，应确保气道安全，并提供氧合和血流动力学支持。患者应酌情输血，对于任何凝血功能障碍应迅速纠正。咯血的治疗仍是多学科的，成功治疗的关键依赖于外科及介入专家的早期介入。

表 11.3　外科治疗咯血的适应证

适应证
栓塞或支气管镜治疗失败
无转移的 Ⅰ ~ Ⅲ A 期肺恶性肿瘤
伴反复咯血且超过 6 cm 的空洞性病变、
结核分枝杆菌、
非典型性分枝杆菌（译者注：非结核分枝杆菌病）、
肺曲菌球、
肺脓肿、
结节病
月经性咯血
主动脉支气管瘘
动静脉畸形栓塞术失败
气管 - 无名动脉瘘
肺动脉破裂
创伤性肺损伤
严重的局部支气管扩张

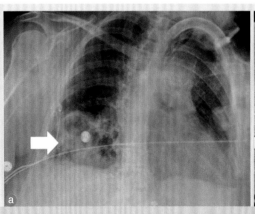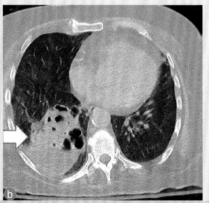

a.一例患者的前后位胸部X线检查，右下叶高密度空洞性病变引起咯血（箭头）；b.胸部横断位CT显示高密度空洞性病变引起咯血（箭头）。

图11.9　一例因肺空洞性病变引起咯血患者的影像学表现

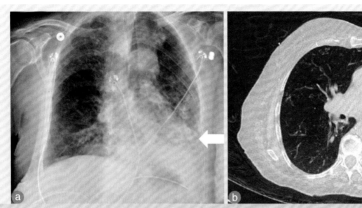

a.一例表现为咯血的左下叶严重支气管扩张（箭头）患者的胸部X线检查（前后位）；b.胸部CT（横断位）显示左下叶重度支气管扩张（箭头）。

图11.10　一例左下叶支气管扩张伴咯血患者的影像学表现

　　权限：所有用于撰写此稿件的相应文献已被适当引用，没有要求从已有文献中获取图像，因此不需要许可。稿件中对基于指南的表格进行了适当的引用。

（李云雷译；王鹏，张骅，于鹏飞，柳威，王楠校）

参考文献

▲扫码查看▲

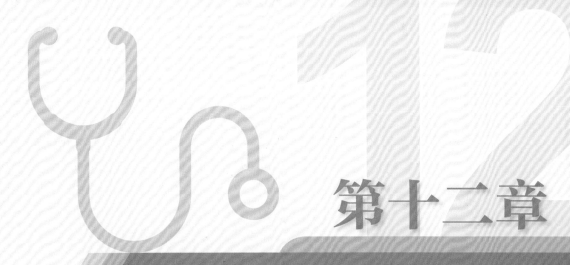

第十二章

介入呼吸病学在其他疾病中的作用

Prasoon Jain，Sarah Hadique，Rajeev Dhupar and Atul C. Mehta

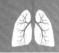

本章中，我们将讨论介入呼吸病学在治疗传统上需要更多侵入性干预的几种疾病中的新作用和现状。首先，我们讨论支气管镜在诊断和治疗支气管结石症、支气管源性囊肿和肺脓肿中的作用，最后，我们讨论支气管镜检查在中央型类癌的治疗中的作用。

首先，需要重点指出本章涉及的大部分疾病，支气管镜介入治疗尚无法取代胸外科手术。然而，在一类精心筛选的患者中，支气管镜介入治疗可以提供一种更加微创的辅助或替代治疗方法，其效果与传统治疗几乎一致。重要的是，当选择支气管镜治疗而非手术时，须确保远期疗效不受影响。事实上，支气管镜下治疗的出现使气管镜术者和胸外科医师间的密切合作比以往任何时候都更重要。

一、支气管结石症

支气管结石症是由于钙化的支气管周围淋巴结侵蚀气管腔所致的一种罕见疾病[1]。气道内的钙化物质称为支气管结石，管腔内的支气管结石和伴发的肉芽组织可引起支气管腔内阻塞和多种临床症状，肺门或纵隔淋巴结钙化几乎总见于确诊为支气管结石症的患者。某些学者认为支气管结石症必伴有支气管受压或变形[2]，然而，绝大多数钙化淋巴结患者无任何症状。我们仅讨论术者在支气管镜检查时可见的游离或部分侵蚀管壁的支气管结石症病例。

大多数引起支气管结石症的纵隔淋巴结钙化（已愈合的）是陈旧性肉芽肿炎症，在美国，组织胞浆菌病是最常见的陈旧性肉芽肿炎症病因[3]。

包括欧洲在内的世界其他地区，结核病是支气管结石症的主要病因[4-5]。矽肺是支气管结石症最常见的非感染性病因[6]，罕见情况下支气管腔内异物钙化和腔内放线菌感染也是支气管结石症的病因[7-8]。

（支气管周围）钙化淋巴结在心肺活动的影响下可压迫并逐渐侵蚀邻近的支气管。支气管树内钙化物质通常会刺激气道并导致慢性炎症。呼吸道镜检中常发现肉芽组织，有时，肉芽肿反应非常明显，以至于难以与支气管腔内恶性肿瘤相鉴别，为排除恶性肿瘤，需要行支气管镜活检。有时支气管结石完全位于支气管内，松散地附着于气道壁。还有一些病例中，气管腔内只可见小部分钙化的淋巴结。在前文所述病例中，支气管管腔内可见的部分钙化淋巴结仅代表冰山一角，大部分钙化团块位于管腔外。许多病例中，支气管结石被肉芽组织包裹，甚至完全被覆盖，此类支气管结石症在气道检查中很易漏诊。

许多是无症状性支气管结石症，在胸部CT或支气管镜检查中偶然发现[9]，慢性咳嗽和咯血是有症状患者最常见的症状。咯血通常轻微且间歇，但已知部分支气管结石症患者会出现危及生命的大咯血。部分患者因支气管结石和肉芽组织引起支气管管腔内阻塞而导致肺不张和反复肺炎。梗阻和反复的支气管感染也可导致局灶性支气管扩张。支气管结石的自发性咯出，称为咯石症，是一种罕见症状，在一个19例患者的病例报道中有3例（16%）患者存在此症状[10]。除非医师直接询问，否则患者常忽视咯石症，且很少自我陈述[11]。

支气管结石症是右肺中叶综合征的重要病因（图12.1）。因此，为排除支气管结石症，任何复发性右肺中叶不张的患者都必须进行胸部CT和支气管镜检查。右肺中叶综合征的其他症状包括呼吸困难、胸痛和喘息。由于临床表现不具有特异性，因此大多数患者在较长时间内仍未确诊。在确定正确的基础病理前，部分患者被误诊为难治性哮喘且并不少见。

胸部影像可显示肺门或大气道周围的纵隔淋巴结钙化。因为胸部CT比X线检查更敏感，对于所有疑似患有支气管结石症的患者都建议行非增强的胸部HRCT检查（图12.2）。一项研究中，15例支气管结石症患者的CT均显示钙化淋巴结[12]，该研究经支气管镜检查证实腔内支气管结石的10例患者中，6例CT提示淋巴结侵蚀至气道腔内，4例淋巴结位于支气管腔周围，6例肺不张，4例局灶性支气管扩张，4例阻塞性肺炎，1例空气滞留。右侧支气管更常见结石。

胸部CT提供了有助于制订治疗计划的其他信息。影像学需要重点明确的是是否与周围纵隔结构（如食管和靠近肺动脉的钙化淋巴结）形成瘘管，确定钙化的淋巴结是否与周围血管或其他纵隔结构相连很重要。支气管镜下试图取出此类支气管结石可能引起致命的大出血或损伤纵隔结构，一份报告观察到取出支气管结石后支气管–食管瘘恶化[13]。

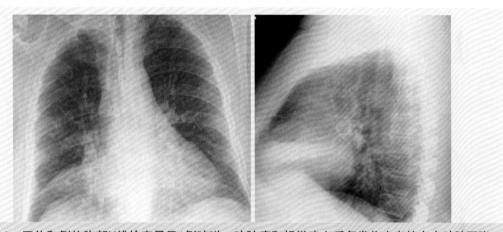

图12.1 正位和侧位胸部X线检查显示1例咳嗽、咳脓痰和轻微咯血反复发作患者的右中叶肺不张

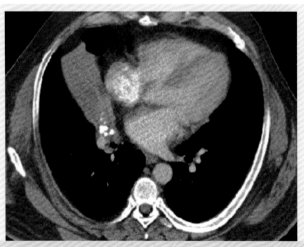

图12.2 同一患者的胸部CT显示右中叶肺不张和右中叶支气管钙化

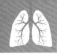
（一）治疗

支气管结石症罕见，目前尚无临床治疗指南，大多数执业医师在处理这些病例方面没有第一手的经验，可以考虑早期转诊至三级医学中心。当临床和放射学检查疑诊支气管结石症时，为明确诊断，支气管镜检查通常是下一步策略。为确定最佳的长期治疗策略（包括通过硬质支气管镜或手术取石），强烈建议胸外科医师尽早会诊。

（二）支气管镜检查的作用

支气管镜检查对诊断支气管结石症很关键，比CT更敏感。支气管镜检查的一个重要目标是确定整个支气管结石是在气管腔内游离，还是只有一部分钙化的淋巴结侵蚀了支气管壁。必须仔细检查气道是否有与食管或其他纵隔结构形成窦道的细微迹象。

支气管结石症的支气管镜检查很难。首先，操作时过度咳嗽很常见；其次，因为某些支气管结石完全被肉芽组织和周围炎症所覆盖（图12.3），所以可能无法正确诊断支气管结石症，许多病例中，支气管镜检查所见与支气管内肿瘤非常相似；最后，某些支气管结石症患者在支气管镜活检后易过度出血，有时可能是大量出血并危及生命的。既往咯血史被认为与支气管镜检查的出血风险增高有关。当初次活检或对支气管结石进行最小限度的操作时，若观察到出血过多时，则应谨慎处理。在尝试使用支气管镜进一步取石时，应提醒术者有气道大量出血的风险。

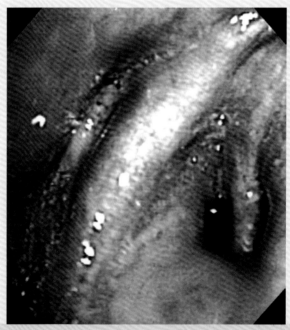

图12.3　一位支气管结石症患者行支气管镜检查，发现中叶支气管开口有明显的炎症和肿胀。支气管结石不可见，但用活检钳探查时有摩擦声。患者接受了右中肺叶切除术，其症状完全消失。

支气管镜检查对特定的支气管结石症患者的治疗很重要。在梅奥诊所的一项回顾性综述中，对127个支气管结石尝试经支气管镜取出，最终取出71个[14]。其中有104个部分侵蚀性支气管结石，尝试经支气管镜取出48个（46%），另外23个松动性支气管结石，尝试经支气管镜全部取出（100%）。最终48%（23/48）的部分侵蚀性支气管结石和100%（23/23）的松动性支气管结石被成功取出。严重并发症包括一名患者因巨大支气管结石堵塞气管而出现严重呼吸困难，另一名患者因气道大出血而需紧急手术。

在最近的系列研究中，Cerfolio及其同事对34例支气管结石症患者行硬质支气管镜检查[15]。29例有活动性支气管结石的患者均经支气管镜成功取石，3例有固定性支气管结石的患者和2例合并支气管-食管瘘患者需手术治疗，无一例发生与手术有关的并发症。在中位时间为4.2年的随访期内，仅3名患者需要再次支气管镜取石。韩国的一项研究报告了类似的经验，在该研究中，可弯曲支气管镜（$n=2$）或硬质支气管镜（$n=13$）成功地取出了15个管腔内的支气管结石。然而，所有混合性支气管结石症（钙化的淋巴结部分位于气道腔内，部分位于气道腔外）病例中，支气管镜下取石均失败[16]。此类报告和其他几篇简短的报告证实了支气管镜取活动性支气管结石的可行性和安全性[17-18]。支气管镜取石的主要危险是大出血，但幸运的是这种并发症比较罕见[19]。

取支气管结石时需要考虑的一个重要问题是使用可弯曲支气管镜还是硬质支气管镜。几项研究已确认使用可弯曲支气管镜取石是可行的，可弯曲支气管镜也可用于取出硬质支气管镜无法到达的远端支气管结石。然而，与可弯曲支气管镜相比，硬质支气管镜在取出支气管结石中的优越性不容置疑。正如预期，Olson及其同事的报告显示，对于支气管结石的完全取出，硬质支气管镜的成功率为67%，而可弯曲支气管镜的成功率仅为30%[14]。同样，对控制取石过程中有时会遇到的活动性气道出血，硬质支气管镜较为有效。在取出急性阻塞中央气道的大支气管结石方面，相比于可弯曲支气管镜，硬质支气管镜也有效。因此，在该情况下，首选硬质支气管镜毋庸置疑，而非仅仅是选择。

某些支气管结石因体积太大而无法通过支气管镜途径取出，大多数此类患者需要手术治疗。在特定患者中，掺钕钇铝石榴石激光可用于将支气管结石剥离或破碎成更小的碎片，以便于支气管镜下取石[20-21]。

激光治疗也用于清除支气管结石周围的梗阻性肉芽组织[22]，用该方法再通管腔有助于控制阻塞性肺炎和远端肺不张。进一步应用掺钕钇铝石榴石激光在此类患者中可控制自发性或活检后气道出血。

也有一些使用冷冻疗法治疗支气管结石症的个案报道[23-24]。肉芽组织特别适合使用冷冻再通技术去除，但该技术无法取出牢固地附在支气管的大结石。

（三）支气管结石症的外科治疗

许多不适合支气管镜治疗的症状性支气管结石症患者需手术治疗，如无法通过支气管镜取出的巨大支气管结石、疑似与纵隔结构粘连、食管瘘、复发性肺炎和肺不张、症状性局灶性支气管扩张和大咯血[18]。某些患者还需要手术来排除潜在的恶性肿瘤。由于广泛的纵隔粘连，因此手术可能存在困难，但手术成功后可持久缓解症状[25]。

支气管结石症的外科术式包括支气管切开术和支气管切开取石加钙化淋巴结清扫术。

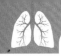

若可行，建议行保肺手术，如肺段切除术[26]。部分病例需要肺叶切除术，极少需要全肺切除术[14, 27]。如果淋巴结与纵隔粘连，不损伤外纵隔的切开刮除可能是最合适的干预措施。显然，相比支气管镜取石，手术更有创，但有时是最佳选择。手术后的并发症可能包括肺炎、持续漏气和支气管胸膜瘘。因此，应在详细的多学科评估后决定最佳治疗方案。

（四）结论

恰当治疗支气管结石症并非易事。对于无症状的支气管结石症可间歇性评估症状和影像学随访。虽然支气管镜治疗在许多精心筛选的患者中可获得成功，但在支气管镜检查期间不明智地尝试支气管取石可导致大出血和预后不良。手术治疗也会面临出现粘连、纤维化和瘘管的挑战。因此介入呼吸病医师和胸外科医师自始至终的密切合作才能达到最佳效果。

二、支气管囊肿

支气管囊肿是罕见的先天性气管支气管树疾病，纵隔疾病中15%～20%是囊性病变，而支气管囊肿又占所有纵隔囊肿的40%～50%[28]。总体而言，支气管囊肿占所有纵隔病变的5%～10%[29]。该疾病的适当诊断和治疗依靠由胸外科、呼吸病科和胸部影像科医师组成的多学科团队的经验和专业知识。

支气管囊肿源于原始前肠的异常出芽[30]。人肺约从妊娠第4周起逐渐形成，此时原始前肠腹侧壁在形成人肺时就可能逐步产生憩室。肺芽远端分成两部分，形成左右主支气管。在该过程中，部分肺芽的异常分离形成支气管囊肿[31]。

孕早期胚芽分离时，囊沿气管支气管树分布。近75%的支气管囊肿位于纵隔，最常见的部位是隆突下和气管旁[32]。剩余的位于肺实质内的25%支气管囊肿，与肺芽的延迟分离有关。事实上，已知支气管囊肿可发生在沿原始前肠发育路径的任何部位。支气管囊肿的少见发生部位包括心包、膈肌、腹部、胃、胰腺和皮肤。肺实质内支气管囊肿须与肺脓肿、包虫囊肿、肺大疱合并感染、外伤性囊肿和肺结核等鉴别。不同于纵隔支气管源性囊肿，肺实质内支气管囊肿的治疗方法是手术切除，除了纵隔的支气管源性囊肿，介入性支气管镜操作对此类患者无效。我们接下来将主要讨论纵隔支气管囊肿患者。

大多数支气管囊肿是单房的，但某些支气管源性囊肿是多房性的。组织学检查显示囊壁被覆假复层纤毛柱状上皮，与正常人呼吸道相似。囊壁含数量不等的透明软骨、平滑肌、弹力纤维、纤维结缔组织、神经干和支气管腺体[33]，其与周围结构（如食管、气管、胸膜和心包）的纤维粘连并不少见。大多数纵隔囊肿与气管管腔不直接相通，但感染和尝试针吸可导致支气管囊肿和气管支气管树相通。支气管囊肿中囊液的大体外观多变，可能呈乳白色和胶状、绿色和黏液样、棕色、白色和半透明、黄色、脓状和浆液状[34]，某些病例的囊液被描述为含钙乳液。细胞学检查显示为含支气管上皮细胞和黏液的非出血性积液，单纯性囊肿的积液无中性粒细胞、淋巴细胞、抗酸杆菌或恶性细胞。

支气管囊肿的临床表现极其多变。大多数儿科患者有咳嗽、喘鸣、急性呼吸窘迫和呼吸道感染的症状[35-36]。此类患者的主要问题是囊肿对纵隔结构（如中央气道、肺动脉和心脏腔室）的压迫。30%～70%的成年人支气管囊肿无症状，通常在20～40岁行放射学检查时偶然被发现[37]。

　　然而，大多数行保守治疗的无症状患者预计未来会出现症状，例如，某系列研究中，无任何特殊干预时，37例患支气管囊肿的成年人中24例（65%）出现新的症状[38]。成年人支气管囊肿的症状是非特异性的，包括胸痛、咳嗽、呼吸困难、吞咽困难和复发性肺部感染。

　　据报道，高达25%的支气管囊肿成年人患者发生并发症，包括中央气道受压、上腔静脉综合征、叠加感染、气道瘘管和出血。与成年人患者比较，儿童患者中纵隔受压更常见。未来潜在的并发症是对无症状支气管囊肿患者进行早期手术干预的主要依据。另一个值得关注的问题是支气管囊肿的恶变[39-40]。在一项含大量文献的综述中，683例中有5例（0.7%）发现恶性细胞[41]。尽管观点不尽相同，但支气管囊肿恶变的风险较低，临床意义可能并不像之前认为的那么重要[42]。

　　支气管囊肿经常是经放射学检查偶然发现的[43-44]。胸部X线检查可显示右气管旁或隆突下区的圆形或椭圆形密度影。然而，普通X线检查的灵敏度较低，常需CT进一步的评估。CT表现为局限性均匀肿块，壁薄而光滑（图12.4a）。大多数纵隔囊肿位于中纵隔，近一半具有水密度，CT衰减值为0~20 Hu[34]。由于有黏液、蛋白质和草酸钙，其余囊肿的软组织衰减值更高[45]。合并感染和出血也可导致支气管囊肿CT的衰减值高达120 Hu[46-47]。

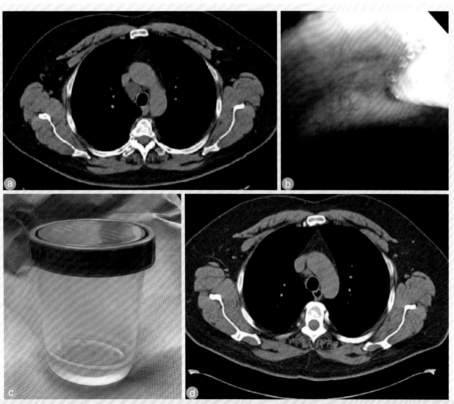

图12.4 胸部CT（图a）显示1例无症状的支气管囊肿。患者最初拒绝外科手术，经支气管针吸术后（图b），抽出大约20 mL的稻草色液体（图c）。术后复查CT显示囊肿明显缩小（图d）。数月后，患者因再次出现囊腔积液而行手术治疗。

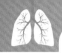

首先，软组织密度增加需要排除恶性肿瘤，胸部CT增强扫描对此类患者有帮助。软组织肿块呈不均匀强化，单纯的支气管源性囊肿在给予造影剂后无变化，而感染的支气管源性囊肿在增强CT上可能呈周边或不均匀强化。囊腔内气液平面表明感染或气道瘘管。总体而言，多达2/3的单纯性纵隔囊肿病例可通过胸部CT明确诊断。

对疑诊支气管囊肿的鉴别，MRI也很有效。T_2加权像上信号密度显著增加，类似于脑脊液的信号密度，可证实囊性病变。浆液性囊肿的密度低，高蛋白成分的囊肿在T_1加权像上信号密度高[48]，无须使用钆造影剂。在一项研究中，MRI正确识别了所有9名以往在CT成像上认为实性或不确定性质的支气管囊肿，从而表明相对于CT，MRI在评估支气管源性囊肿方面可能更优。然而，出于实际目的，CT仍然是这些患者中使用最广的初始成像方式。

基于放射学，不是每名患者都能做出可靠诊断。事实上，在某些系列研究中，术后确诊为支气管囊肿的患者不到半数在术前通过影像得以诊断。

（一）治疗

完全手术切除是最有效的治疗方法。即便是精心筛选的患者，支气管镜的治疗作用依然有限。强烈建议尽早咨询外科医师。

（二）支气管囊肿的外科治疗

建议所有存在症状的支气管囊肿行完全手术切除。尽管存在某些争议，但大多数专家也建议手术切除偶然发现的非症状性支气管囊肿。无论支气管囊肿是否存在症状，推荐手术的理由有4点：①囊肿的手术探查和切除消除了潜在漏诊；②大多数无症状患者未来会出现症状，手术可阻断其发展；③手术是治愈性的，并可消除未来任何并发症所致的风险（如囊肿扩大、纵隔受压、感染、出血和恶变等）；④与已出现囊肿相关并发症（感染、粘连和气道瘘等）的有症状患者相比，无症状患者的手术更容易、更简单[37-38, 44, 49]。

胸外科医师通过后外侧开胸术或微创手术治疗位于气管旁和隆突下的纵隔支气管囊肿。而对于纵隔其他部位的囊肿，可能需要其他入路。目标是完全切除囊肿，因为不完全切除有延迟复发的报道。当与周围结构的粘连妨碍了囊肿的完全摘除时，剥离和去除上皮衬里亦可。

电视胸腔镜外科手术或机器人辅助胸外科手术可微创切除支气管囊肿，已成为许多高级医学中心的首选方法[50-51]，某些系列研究显示高达95%的患者达到微创完全切除。据报道，小部分患者转为正式开胸术[52]。电视胸腔镜外科手术或机器人辅助胸外科手术方法的优点是术后疼痛少、住院时间短、并发症发生率低、美容效果好。

（三）支气管镜检查的作用

许多纵隔支气管囊肿可行支气管镜下经支气管针吸活检[53-54]（图12.4b～图12.4d）。标准的"盲法"TBNA和EBUS-TBNA均可成功抽吸。该主题的一篇综述罗列了来自26项不同研究的32例TBNA手术治疗支气管源性囊肿的患者[55]，32例患者中19例就诊时存在症状，14例患者的囊肿位于气管旁，其中19例患者行治疗性抽吸，其余患者进行诊断或姑息性抽吸，其中对31例患者常规引流，包括TBNA（$n=16$）或EBUS-TBNA（$n=15$）。有5例（16.1%）患者出现并发症，其中2例患者出现纵隔囊肿感染。在中位时间为14个月的随访期间未见复发。

　　从表面看，经支气管针吸术可能是治疗纵隔支气管囊肿的有吸引力选择，该操作技术简单，在清醒镇静下不太困难。然而，支气管镜抽吸术仅可作为有手术禁忌证时的替代方法，将镜下抽吸作为最终处理手段是一个严重的错误。经纤维支气管镜下抽吸是不能治愈的，既往已报道了囊液的再积聚。由于缺乏长期随访研究，因此没有关于支气管镜抽吸后复发率的信息，更重要的是缺乏可能会危及生命的囊肿感染和纵隔炎的信息[56-58]。为预防这一并发症，某些研究人员建议在抽吸纵隔囊肿前常规使用抗生素[59]。然而，预防性使用抗生素对支气管囊肿抽吸术的疗效尚未见研究。在这方面，同样需要强调，在手术干预前常规抽吸支气管性囊肿来"确诊"不可取，且毫无益处。

　　那么，在支气管囊肿中，支气管镜下TBNA的可能作用是什么？可以想到为此类患者提供支气管镜下TBNA的三种情况。首先，用TBNA快速减压可立即缓解因巨大或增大的支气管囊肿压迫呼吸道或心脏而产生的窘迫症状[60-62]。作为过渡措施，支气管镜下的TBNA可能允许在更可控的环境下对此类患者行根治性手术。其次，支气管镜下的TBNA可用于引流感染的纵隔支气管囊肿[63-64]。有效的引流和抗菌治疗可控制脓毒症，为将来切除囊肿做好准备。最后，对于拒绝接受或医学上不适合手术的有症状患者，也可以考虑支气管镜下TBNA。一个病例报道显示，支气管镜下TBNA也可用于抽吸治疗既往支气管囊肿不全切除术后复发的患者[65]。至少，对于诸如此类的大多数患者，支气管镜抽吸术有望在短期内缓解症状。

　　我们再三强调，选择支气管镜治疗而非胸外手术，需要慎之又慎，且事先再怎么强调也不为过。当无症状支气管囊肿患者拒绝手术或因医疗原因不能手术时，就会面临一个特别困难的情况，此类患者可行支气管镜下引流术。然而，我们的建议是对其进行几个月的影像学随访，只有在囊肿增大或患者出现症状时才行支气管镜下引流。

（四）结论

　　建议手术切除大多数纵隔支气管囊肿，外科手术对纵隔支气管囊肿具有诊断和治愈作用。对高度筛选的患者，可通过支气管镜下囊肿抽吸术暂时缓解症状。虽然经支气管镜治疗在技术上并不复杂，但由于可能导致继发感染和缺乏关于该种治疗方法的远期预后信息，因此其不被认为是一种可替代手术的方法。

三、肺脓肿

　　肺脓肿是指肺实质遭到破坏后在肺内形成含有脓液或坏死物的空洞[66]。肺脓肿患者表现为咳嗽、发热和咳脓痰。影像学显示空洞内气液平，周围不同程度实变（图12.5）。大多数肺脓肿是由于口咽分泌物误吸导致的，重要的诱因是精神状态改变、慢性酒精中毒、牙齿卫生差、糖尿病控制不良、营养不良、吞咽障碍和免疫功能低下。肺癌引起的气道阻塞也是肺脓肿的重要病因。在某些情况下，误吸异物也可能引起支气管阻塞和肺脓肿。大多数因误吸口咽内容物导致的原发性肺脓肿本质上是存在多种微生物的，口腔厌氧菌是肺脓肿最常见的病原菌[67]。其他重要的病原菌包括肺炎克雷伯菌、金黄色葡萄球菌、铜绿假单胞菌、A组链球菌、肠道革兰阴性杆菌和肺炎链球菌。根据流行病学环境的不同，有时也要考虑结核分枝杆菌、地方性真菌感染和寄生虫感染。

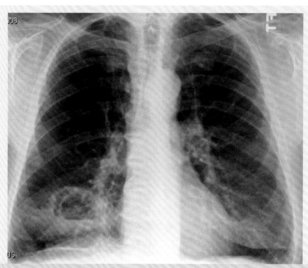

1例咳嗽、发热和咳脓痰的肺脓肿患者，经阿莫西林克拉维酸治疗4周后，所有异常已消失。

图12.5　胸部X线检查

肺脓肿是一种严重的感染[68]。1983年对184例肺脓肿病例的综述显示其总死亡率为25%[69]。最近的经验表明生存率有所提高，但预计肺脓肿患者的死亡率为5%～10%[70]。

抗菌治疗、体位引流和营养支持是肺脓肿的主要治疗手段。适当的抗菌和支持性治疗后，大多数肺脓肿患者的临床和放射学表现都有所改善[65]。预计7～10天出现主观症状改善和退热，但仍有10%～20%的患者无临床改善。经过2周的适当药物治疗后，临床和放射学反应不佳，应重新评价治疗策略。耐药或特殊微生物、无效的咳嗽反射、免疫功能低下状态和支气管阻塞是此类患者治疗失败和预后不良的主要原因[71]。

如果怀疑或分离出耐药微生物，则必须再评价和改变抗菌治疗方案。引流和手术切除肺脓肿是治疗无效的患者下一步的重要考虑方向[72-74]。可通过经皮或支气管镜途径引流肺脓肿，引流失败则是手术治疗的指征。决定最合适的干预措施是一个复杂的临床决策过程，多学科讨论对选择最佳治疗方法非常有利。

（一）CT引导下肺脓肿的引流治疗

炎性水肿继发的支气管阻塞，是无法咳出脓腔内的脓性内容物导致治疗失败的重要原因之一。CT引导下经皮引流可用于此类患者。

对于抗生素疗效不佳的患者，多个病例系列报道了CT引导下脓腔引流治疗有效。在一项研究中，经适当抗菌治疗但仍持续有脓毒症的19名肺脓肿患者，在CT引导下将引流导管置于患者病灶处，所有患者均观察到临床和放射学缓解，但仍有3名患者需要手术治疗，1名患者继发了血胸[75]。另一项研究中，40名抗生素治疗无效的患者行CT引导下引流[76]，33例（83%）患者肺脓肿完全消退，其余7名患者需要手术治疗，5名患者术中继发气胸（12.5%）。

在包括21项研究的文献综述中，概述了124名经皮引流的肺脓肿患者的数据[77]。将控制脓毒症、避免手术治疗和放射学检查结果改善定义为治疗成功。总体而言，104/124（83.9%）的研究对象通过经皮引流治疗成功。并发症发生率为16.1%，气胸最常见，其他并发症包括出血、血胸和脓胸。本组病例的总死亡率为4%，低于手术治疗后报告的14%～18%[78]。然而，经皮引流和手术治疗间的死亡率是无法比较的，因为手术患者的病情更复杂、更严重，且通常是在经皮引流治疗无法达到临床预期时进行的。

对经皮引流样本还可行微生物学检查，可有助于适当的抗菌治疗。在两项独立的研究中，分别有43%和56%接受经皮肺脓肿引流术的患者更改了抗菌治疗方案[79-80]。

遗憾的是，在缺乏任何对照试验的情况下，经皮肺脓肿引流术的适应证和时机仍难以明确。抗生素治疗2周无效、脓毒症持续恶化、脓肿大小>4～8 cm是考虑CT引导下引流的公认指征。同样，持续经皮引流多长时间也不确定，需要根据具体情况确定。经皮引流可伴有持续的支气管-皮肤瘘，其可能需要长时间的引流或外科手术进行处理，如Clagett开窗（译者注：胸壁开窗手术适用于常规引流、清创、剥脱手术失败而患者又不能承受胸廓成形手术的情况，尤其是继发于肺叶或肺段手术合并支气管胸膜瘘的患者。Clagett手术是胸壁开窗的经典术式）。因此，在经皮引流前胸外科医师会诊可能有助于长期治疗，并有可能避免并发症的发生。在多房性和厚壁的空洞中经皮引流成功的可能性较小，无快速临床好转时，建议转诊此类患者并进行手术。

（二）肺脓肿的支气管镜检查

抗生素问世以前，肺脓肿多在支气管镜下引流[81-82]。然而，随着有效抗菌药物的出现，常规支气管镜检查不再适用于所有的肺脓肿病例。事实上，由于检查时患者的气道有突然被脓性分泌物堵塞的风险，进行支气管镜检查时应格外谨慎[83]。尽管如此，在特定的患者中，支气管镜对肺脓肿有重要的诊断作用，较少情况下，特别是存在阻塞时，支气管镜也可引流肺脓肿。

（三）支气管镜检查在诊断中的作用

如怀疑因肿瘤或气道异物引起气管腔内梗阻导致的肺脓肿，可行支气管镜检查。在184例肺脓肿患者中，7.6%的患者有近端阻塞性肿瘤[69]。有时需要支气管镜检查收集标本进行微生物学检查。当抗菌治疗无效，且怀疑有结核病、真菌或寄生虫感染时，就需要支气管镜检查。支气管镜检查也适用于有明显咯血的肺脓肿患者。我们还建议任何考虑经皮引流或肺脓肿手术治疗的患者行支气管镜检查。

肺脓肿最常见到的支气管镜下表现是可导致脓腔的叶段支气管炎症、肿胀及水肿。支气管树内可见化脓性物质。可观察到脆弱的黏膜和某些肉芽肿改变。部分患者中，若无活检和仔细随访，黏膜下变化可能就无法与支气管内肿瘤扩散相鉴别。

（四）支气管镜检查的治疗作用

有关支气管镜引流在肺脓肿治疗中作用的数据有限，但其实经支气管镜引流肺脓肿并非新观念。20世纪70年代的几篇短篇系列报道和病例报道证实了支气管镜下肺脓肿引流可行[84-85]。然而，在缺乏对照研究的情况下，对此种干预的适应证和时机仍知之甚少。尽管如此，对于精心选择的、抗生素治疗无效的肺脓肿患者中，支气管镜下肺脓肿引流也是一种有效和微创的治疗方式（图12.6）。

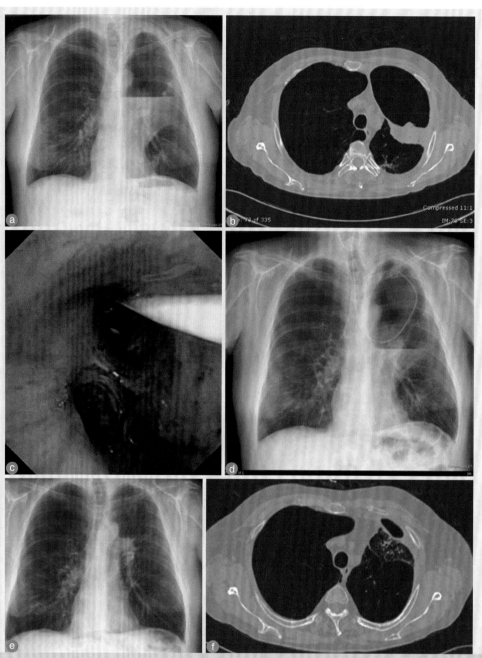

图12.6　a.左上叶肺脓肿（抗生素治疗6周后停药）；b.来自同一患者的相应CT；c.支气管镜图像显示猪尾导管进入左上叶；d.胸部X线检查显示猪尾引流管位于脓腔内；e、f.支气管镜引流6周后的胸部X线检查和CT。

（经许可转载自Herth[147]）

多项研究证实了支气管镜下肺脓肿引流术的可行性，例如，Rowe及其同事使用刷钳和血管造影导管引流了10例肺脓肿患者[86]，所有患者的临床好转较快。从脓腔引流的脓液中培养出多种微生物。术后3个月，7例患者脓肿的放射影像完全消退，无手术相关并发症。同样，Jeong及其同事们对11例空洞大小为4～15 cm、抗菌治疗后均未达到预期临床和放射学改善的肺脓肿患者行支气管镜下引流术[87]。研究人员将一根可弯曲的聚乙烯导管插入脓腔，并用30 mL的注射器抽吸脓液。6例患者临床和放射学改善明显，其脓腔＞8 cm，气液平面高度＞脓腔高度的2/3，抽吸量20～110 mL。还从另外2例患者获得了有用的诊断信息，且未发现并发症。在另一篇报道中，Schmitt及其同事描述了3例患者在透视辅助下通过支气管镜引导于脓腔内留置导管，以此延长肺脓肿的冲洗和引流时间[88]，最终3例患者感染都得到了控制。

在肺脓肿最大型研究中，Herth和其同事对42名内科治疗失败的患者，在支气管镜下沿导丝将猪尾导管置入腔内行经支气管引流，38例手术获成功[89]。脓腔内每日用庆大霉素冲洗2次，所有患者平均治疗6.2天后缓解，2例患者需要短暂机械通气，无其他并发症。

以色列最近的病例系列中，15例患者在透视辅助下，通过16次透视支气管镜引导，放置了猪尾导管[90]，13例充分引流，导管在脓腔内留置的中位时间为4天。大多数患者临床有效，1例患者出现气胸和脓胸，须经胸管引流，另外1例患者术后出现严重出血，须紧急手术。

掺钕钇铝石榴石激光辅助脓腔置管只有个案报道，经验非常有限。目前，由于存在潜在出血并发症的风险，因此不推荐该方法[91]。1例病例报告中，支气管镜下应用氩等离子凝固术恢复了气道通畅，从而促进了肺脓肿引流[92]。最近有报道称在支气管镜检查中使用径向探头支气管腔内超声（radial probe endo bronchial ultrasound，R-EBUS）技术抽吸肺脓肿[93-96]。该技术相当简单，R-EBUS定位肺脓肿后，取出超声探头，用引导鞘引流脓腔内的脓液。在这些研究中对引流物行微生物分析有助于确定致病微生物和选择合适的抗菌剂。所有采用该方法治疗的患者均完全康复，无任何手术相关并发症。此外，最近引进的机器人支气管镜检查有助于在可视化下将支气管镜放置到极远端气道，从而可能使引流和采样更容易，该技术能否实用还有待观察。

基于对现有文献的回顾，可以得出结论：支气管镜下肺脓肿引流术在技术上可行，并且在许多患者中是有临床应用价值的。支气管镜引流最适合于脓腔与支气管相通的中心性脓肿。此类患者若药物治疗失败，经过多学科讨论后，可考虑给予实施支气管镜下引流。

（五）肺脓肿的外科治疗

在抗菌药物问世之前，手术是治疗肺脓肿的主要手段[97]。在后抗生素时代，只有＜10%的肺脓肿患者需要手术[69]。手术通常在药物治疗和非手术引流均失败时进行。对于因肺癌或嵌入异物、大咯血和感染扩散至胸膜腔而导致持续性支气管阻塞的患者，可能需要立即手术[74]。肺叶切除术是肺脓肿最常见的手术[98]，部分患者可采用肺段切除术。然而，某些患者一般身体状况、肺储备，以及非常糟糕的胸腔状态可能不允许任何形式的肺切除，此类患者可考虑行空洞造口术。该手术方法为打开脓腔，清除所有脓性和感染性物质，随后空洞立

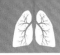

即闭合或袋状化。在一组需要手术治疗的肺脓肿患者中，28名患者行手术切除，32名患者行外科引流（肺空洞造口术）[78]。引流手术适用于一般情况不能耐受病灶切除的病情较重的患者。对于严重粘连等技术原因，也会选择手术引流而不是切除。引流组并发症发生率和死亡率分别为36.3%和18.2%，而切除组分别为32.1%和14.3%。

当考虑手术治疗化脓性肺部疾病时，重要的是鉴别充满脓液单个大腔的肺脓肿与坏死性肺炎和肺坏疽。如前所述，若初始抗生素治疗无效，应尝试非手术方法引流肺脓肿。若临床和放射学证实非手术方法引流有效，将在接下来的几周内使得患者免于外科手术。当经皮或支气管镜引流无效时，应考虑手术。肺坏疽与肺脓肿的治疗不同[99]。坏死性肺炎和肺坏疽的放射影像显示多发脓肿，其内为肺实质坏死脱落物[100-101]。尽管给予了充分抗菌治疗，但临床恶化是此类患者外科手术会诊的重要指征[100]。对坏死性肺炎和肺坏疽行CT引导或支气管镜下引流无效。在两种病例中，适当的手术时机取决于临床判断，但应尽可能在脓毒症休克或胸腔感染扩大之前进行[102-103]，包括全肺切除术在内的急诊手术能够挽救患者生命[104]。

（六）结论

抗菌治疗仍然是（肺脓肿患者）主要的治疗方法，然而，10%～20%对初始治疗无反应的患者需要引流。最常使用经皮引流，但最近的经验表明，在适当选择的患者中，经支气管镜引流同样有效，且更安全。在该方面，R-EBUS的作用正在显现。使用前文所述的非手术引流技术有可能减少手术干预的需求，并改善患者的预后。

四、支气管类癌

类癌是一种源于神经内分泌的低度恶性肿瘤[105]。总体而言，类癌占所有肺部恶性肿瘤的2%～3%[106]。大多数类癌源于大的中央气道，10%～15%位于周围[107]。

小的局部周围型类癌最常在无症状患者的放射影像中偶然发现。胸部CT上，表现为肺实质内光滑或分叶状孤立性结节，静脉注射造影剂后明显强化。占类癌85%～90%的是中央型类癌，与周围型类癌不同，大多数中央型类癌患者的症状表现为复发性阻塞性肺炎、咳嗽、咯血、喘息或肺不张[108-109]。类癌综合征的症状（如潮红、腹泻、出汗、心悸和头晕）非常罕见，见于<2%～5%的患者[110]。中央型类癌的CT成像显示为支气管内肿瘤，伴或不伴远端肺不张或局部过度充气。许多中央型类癌中，肿瘤呈哑铃状，主要部分位于肺实质，较小部分位于气道腔内。

组织学上，类癌分为典型类癌和非典型类癌[111]。典型类癌的有丝分裂数为0～1个/mm^2，无坏死。非典型类癌的病理特征是有丝分裂数≥2个/mm^2，并伴局灶性坏死。非典型类癌的生物学行为更具侵袭性，更容易转移到区域淋巴结和其他远端部位。典型的类癌较温和、远端转移性率较低。确诊时，高达20%的非典型类癌患者有远处转移的证据，而典型支气管类癌患者的这一比例不到5%。

在最近对4111例经活检证实为无淋巴转移的典型类癌患者的数据综述中，肺叶切除术、亚肺叶切除术和未手术的患者5年总生存率分别为93%、94%和69%，相应的疾病特异性生存率分别为97%、98%和88%[112]。值得注意的是，只有在手术切除的肿瘤中才可能区分典型类癌和非典型类癌，如下所述，通过支气管镜检查获得的小活检样本可能无法可靠区分。

（一）支气管镜检查在诊断中的作用

周围型类癌最常通过手术标本的组织学检查来诊断，CT引导下的活检为少数病例提供了诊断，支气管镜检查对周围型类癌的诊断没有帮助。

相比之下，支气管镜检查最常用于诊断中央型类癌（图12.7）。气道检查发现粉红色至红色光滑闪亮的支气管腔内肿瘤，部分或完全阻塞气道，某些肿瘤只是松散地附着在气管壁。肿瘤通常位于主干、叶或节段支气管。类癌血管丰富，有自发性或支气管内活检后大量出血的报告[113]。不同的研究中，支气管镜活检的出血风险差异很大。例如，在某一系列23例患者中，6例患者（26%）支气管镜活检后观察到中重度出血[114]。在另一份报告中，25例支气管类癌患者中有12例（48%）在支气管内活检后观察到出血过多，1例患者需要输血[115]。因此，有些疑似类癌的患者不愿意行支气管镜活检[116]。然而，最近的经验表明，出血的风险可能没有之前认为的那么大。例如，在最近的一项研究中，35例支气管镜活检的中央型类癌患者中有2例（5.6%）出现中重度出血[117]，没有患者因失血过多而需要输血或紧急开胸止血。该研究中活检后出血的发生率与医学文献中曾报道的454例类似患者中5.9%的出血风险非常相似[117]。大多数专家目前同意，出血风险不应妨碍尝试在支气管镜检查中对疑似类癌患者行组织学诊断[110]。然而，在此类患者中，谨慎的做法是备好设备和专业知识来处理其活检术后的大量气道出血。

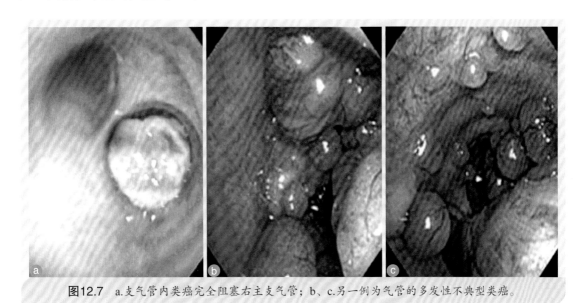

图12.7 a.支气管内类癌完全阻塞右主支气管；b、c.另一例为气管的多发性不典型类癌。

并非每例支气管类癌都能通过支气管镜检查确诊。在不同的研究中，支气管镜检查的诊断率为50%～70%[118]。在一个系列研究中，在最初的支气管镜活检中，50%的患者被误诊，后来的活检标本证实为类癌[119]。由于挤压伪影，有时会将类癌误认为是小细胞肺癌。Ki-67

细胞增殖标记指数有助于区分小细胞肺癌和类癌[120]，在小细胞肺癌中Ki-67指数＞50%，而在类癌中Ki-67指数≤20%。较小的活检标本也限制了非典型类癌和典型类癌之间的病理鉴别，此时，Ki-67染色无济于事[121-122]。对非典型类癌活组织检查的解读尤其困难，一项研究中，大多数术后确认为非典型类癌的肿瘤最初在术前的支气管镜活检中被认为是其他肿瘤[123]。人们对使用冷冻活检提高支气管镜检查的诊断率很感兴趣，相比普通钳子，冷冻活检获得的组织标本更大。在一个小型系列研究中，冷冻活检为所有（5名）支气管类癌患者做出了正确诊断[124]，均未观察到出血过多。该研究结果表明支气管类癌中冷冻活检的未来作用，但该领域还需开展更多的工作。在诊断不明时，临床表现结合呼吸病科、胸外科、影像科和病理科医师的多学科讨论可帮助制订治疗计划。

（二）支气管类癌的治疗

手术切除是目前治疗局限性支气管类癌的标准方法。外科手术的一个重要目标是尽可能多地保留肺实质[119]。为确保分期正确和解剖结构切除完整，有必要行系统的淋巴结清扫或取样。据报道，高达25%的典型和50%的非典型支气管类癌患者发生淋巴结转移。肺叶切除和双肺叶切除是许多大型病例系列中最常见的外科术式[123, 125]。3%～10%的患者行全肺切除术，与全肺切除术相比，保留肺实质的支气管袖状切除术或袖状肺叶切除术更受青睐。典型类癌患者术后5年生存率＞90%，10年生存率＞80%～85%[116, 123, 126-127]。非典型类癌患者的相应生存率分别为70%和50%。从一开始就对诊断和治疗进行的多学科决策与更好的患者预后相关。

（三）治疗性支气管镜的作用

对于严格局限于气管腔内而无腔外肿瘤或纵隔淋巴结受累的支气管类癌，已有研究探索支气管镜介入技术对该类支气管类癌的根治性治疗。在过去20多年的时间里发表的几项研究已经探索了该种治疗方案。总体而言，尽管我们在该领域取得明显的进步，但对于支气管类癌的根治性治疗，支气管镜治疗并未取代外科手术。毫无疑问，支气管镜介入治疗能够很大程度地缓解此类患者的症状。然而，作为一种独立的治疗，在此类患者选择支气管镜介入治疗而非手术尚未获得广泛接受。在接下来的部分中，我们将综述当前关于该主题的文献。

1995年，荷兰的Sutedja及其同事使用支气管镜治疗了11例管腔内典型的支气管类癌[128]。6例患者行掺钕钇铝石榴石激光治疗，1例患者行掺钕钇铝石榴石激光联合光动力治疗，4例患者在硬质支气管镜下机械减瘤治疗。6例患者在初始支气管镜治疗后接受手术治疗时未见肿瘤残留。其余5例患者在27～246（中位时间47）个月的随访期内未见肿瘤复发，其中1例患者出现了治疗相关的支气管狭窄。

在随后的报告中，该治疗小组强调了胸部HRCT对于选择适合的支气管镜治疗患者的重要性[129]。在该项研究中，18名患者在支气管镜治疗前进行了HRCT检查。10例HRCT检查无支气管周围病变的患者中，9例经支气管镜治疗后未见肿瘤残留。5例患者HRCT显示存在支气管周围病变，其中3例患者在最初的支气管镜治疗后需要行挽救性手术。还有3例患者的HRCT检查结果不确定。因此该研究认为HRCT上未显示支气管周围侵犯有益于适合支气管镜治疗患者的选择。

Cavaliere等报道了用激光治疗38例无纵隔淋巴结肿大的腔内类癌[130]。该研究的选择标准为肿瘤较小（<4~5 cm^2）、带蒂或基底<1.5 cm，且支气管壁浸润极少或无浸润。在中位时间为24个月的随访期间，92%患者的治疗非常成功。

英国的一项研究中，28名患者使用硬质支气管镜机械切除支气管内类癌[131]，平均需要5次治疗才能完全根除肿瘤。患者的随访中位时间为8.8年，1年和10年无瘤生存率分别为100%和94%。1例患者在最初治疗80个月后复发，并成功地接受了手术切除，1例出现明显出血，但可经局部措施控制。

Bertoletti及其同事联合使用硬质和可弯曲支气管镜冷冻疗法治疗了11例孤立性支气管腔内类癌[132]。随访期的中位时间为55个月，仅1例患者在初始治疗7年后复发，未出现与治疗相关的并发症，如支气管狭窄。另外，有几个病例系列报道了类似的支气管镜治疗支气管类癌的经验[133-136]，需要指出的是，对于这些患者来说，最初的支气管镜治疗似乎不会影响将来切除手术的成功率。

Brokx及其同事最近报告了112例接受支气管镜治疗的中央型类癌患者的最新情况[137]，1例患者因失血需要急诊全肺切除，29例（26%）受试者是非典型类癌，最短随访期为5年。支气管镜治疗治愈率为42%，5年生存率为97%。疾病特异性的5年生存率为100%。总体和疾病特异性的10年生存率分别为80%和97%。在最初接受支气管镜治疗的患者中，7.8%的患者在长期随访中出现复发，在复发患者中，挽救性手术未受到先前支气管镜治疗的不利影响。在一份相关报告中，肿瘤直径<1.5 cm且CT显示肿瘤位于支气管腔内，多因素分析预测治疗成功[138]。

支气管镜治疗的倡导者多次呼吁将其作为选择性的中央型支气管类癌患者的初始治疗方法[139-140]。然而，该领域的许多专家和实践指南并不同意其观点，并继续建议对每一位支气管类癌患者行手术治疗[108-109]。在某些患者中，支气管镜疗效是否不逊于手术，只能通过长期随访的前瞻性随机研究来得出结论[141]。此类研究短期内不能完成。需要提醒的是，类癌手术治疗的大部分数据也来自回顾性病例系列研究。

回顾性病例系列研究积累的20多年的支气管镜治疗经验不容忽视。至少所得数据为那些患有局限性腔内支气管类癌但由于肺储备功能不足或相关合并症而不能耐受肺部手术的患者提供了足够的理由行支气管镜治疗。共同决策时，还必须征求患者意见。此外，在经过周密的计划、多学科讨论、胸外科手术支持和详细的知情同意后，由有经验的介入呼吸病科医师实施支气管镜治疗。严重的并发症并不常见，但偶尔患者需要紧急开胸手术来处理严重出血。我们报告了1例接受支气管镜下激光治疗的患者，其由于类癌危象和冠状动脉痉挛出现了心脏停搏[142]。

我们还探索了支气管镜治疗作为根治性手术的辅助方式，例如，在一项研究中，9例患者在手术前行支气管镜切除术[143]，5例患者通过去除支气管腔内梗阻清除了远端肺炎。有研究表明支气管镜治疗可改善术前状态，并有利于对患者行较小范围的肺切除。最近报道的25例支气管内膜类癌患者状况类似[144]，患者经过初始的支气管镜下肿瘤切除，使得随后所有患者可行支气管成形术，而无须切除任何肺，此种二期手术的高成功率表明支气管镜在中央型类癌的治疗前景值得关注。

针对无法手术的中央型类癌引起的中央气道阻塞，支气管镜的姑息治疗作用毋庸置疑。许多不能够行手术的患者接受支气管镜治疗后，其症状控制良好。支气管镜治疗也可用于既往接受过手术治疗而疾病复发的患者[145-146]。

我们认为，支气管类癌的支气管镜治疗是整体治疗模式的重要组成部分，应将其视为手术切除的辅助或备选方案，而非替代方法。

（四）结论

支气管类癌是神经内分泌来源的低度恶性肿瘤。就诊时，大多数支气管类癌位于中央气道。对于有适应证的患者，手术是目前的标准治疗方案。经过适当的多学科讨论和详细计划后，可以考虑对精心筛选的患者行支气管镜治疗。若行根治性的支气管镜治疗，还必须长期仔细随访，包括连续支气管镜和胸部CT检查。对于类癌晚期和不能手术的患者，支气管镜对缓解其症状也有重要作用。

（张骅译；高艳锋，赵瑞，亢锴，刘岗校）

参考文献

◀扫码查看▶

第十三章

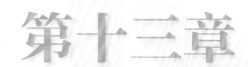

未确诊的渗出性积液：胸腔镜 vs. 内科胸腔镜

Pyng Lee

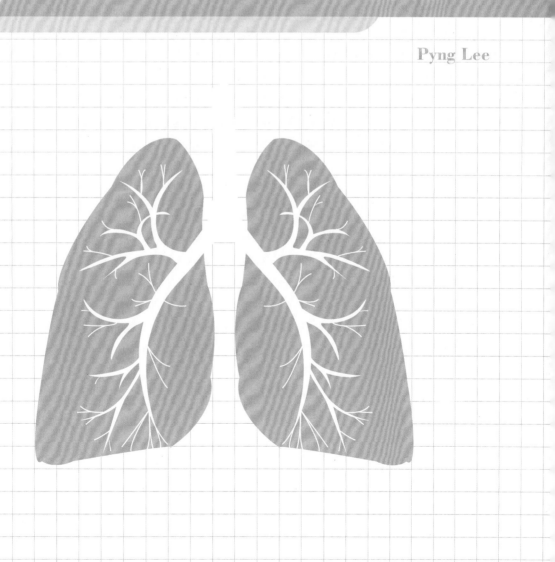

一、引言

内科胸腔镜、胸膜腔镜检查和电视胸腔镜外科手术是可互换使用的术语，都是可以为医师提供进入胸膜腔窗口的微创操作，其仅在麻醉方法上有所不同。肺活检（译者注：吻合钉钉下来的肺组织做活检）、肺结节切除、肺叶切除、全肺切除、食管切除、心包开窗等手术均须在有单肺通气和硬性器械条件的手术室进行，而其余则在区域麻醉下行电视胸腔镜下肺楔形切除[1-2]。胸膜腔镜检查是在局部麻醉和清醒镇静下，由非外科的呼吸病科医师在内镜室内进行（表13.1）[3-4]（译者注：内科胸腔镜和胸膜腔镜检查都是用于诊断异常胸膜组织的微创胸膜活检技术。两者的关键区别在于，内科胸腔镜是一个更复杂的操作，允许医师更详细地检查组织，并在手术过程中使用额外的工具，如仪器和激光。此外，内科胸腔镜超越了胸膜腔镜检查对胸腔积液收集和胸膜活检的限制，允许医师完成更高级的手术，如局部区域消融、楔形切除和脏层胸膜活检。换言之，内科胸腔镜可包含胸膜腔镜检查，胸膜腔镜检查是在内科胸腔镜检查胸壁的衬里和胸膜时进行的，胸膜腔镜检查可以用来诊断或治疗胸腔内液体或胸腔积液和肿瘤，以及检查感染的迹象）。

表 13.1　电视胸腔镜外科手术与胸膜腔镜检查

手术	地点	人员	麻醉状态	适应证
电视胸腔镜外科手术	手术室	外科医师	全身麻醉、双腔插管、单侧肺通气	壁层胸膜活检、胸膜固定术、胸膜剥脱术、肺活检、肺结节切除术、肺叶切除术、全肺切除术、心包开窗术、食管切除术
胸膜腔镜检查	内镜检查室或手术室	训练有素的非外科医师	局部麻醉、清醒镇静术、自主呼吸	壁层胸膜活检、胸膜固定术、镜下胸腔置管

1910年，瑞典内科医师Hans Christian Jacobaeus描述了用固定在电灯上的硬质膀胱镜检查胸腔的方法。其前两例患者患有渗出性胸膜炎，该手术被称为"胸腔镜检查"。由于缺乏有效的抗结核药物，Jacobaeus通过电凝器对胸膜粘连进行了松解，使下方的结核肺塌陷，也称为Jacobaeus手术[5-7]。

病因不明的胸腔积液

明确胸腔积液的第一步是胸腔穿刺，超过一半的渗出液由恶性肿瘤引起[8]，虽然胸腔积液的液基细胞学检查是最简单的确诊方法，但其诊断取决于疾病的程度和原发恶性肿瘤的性质[9]。62%的转移性疾病患者胸腔积液细胞学检查为阳性，而间皮瘤患者阳性率不到20%[8-9]。反复进行大容量（治疗性）胸腔穿刺术可提高诊断阳性率，第二次胸腔积液细胞学检查可提高27%，第三次检查可进一步提高5%[10]。加做闭式胸膜活检术（closed pleural biopsy，CNB）仅能提高10%的诊断率，对于局限于膈肌、脏层或纵隔胸膜的肿瘤几乎没有价值[11]。

增强CT在胸膜评估方面优于普通CT，胸膜结节、胸膜不规则、胸膜厚度＞1 cm等特征高度提示恶性肿瘤[12-13]。进行动态增强MRI时，与肉瘤样或混合性间皮瘤相比，上皮样间皮瘤的扩散系数值更高[14]。在没有感染、炎症或既往无滑石粉胸膜固定术的情况下，[18]F-FDG-PET/CT有助于检测良性胸膜病变患者是否发生恶变[15-16]。超声可在患者的床旁进行胸膜成像，并越来越多地被用于指导胸膜操作，特别是胸腔穿刺术、胸腔置管术和胸腔镜检查的定位[17]。胸膜增厚＞10 mm、胸膜结节、膈肌增厚＞7 mm的超声特征对恶性肿瘤的诊断敏感度为73%，特异度为100%[18]。呼吸或心脏运动时的"回声漩涡征"可能是恶性胸腔积液的另一超声影像学征象[19]（译者注："回声漩涡征"被定义为在实时超声检查下，胸腔积液中大量漂浮的回声颗粒在呼吸运动或心跳的反应过程中移动）。

胸腔积液生物标志物癌胚抗原（carcinoembryonic antigen，CEA）对恶性肿瘤诊断的特异度为94%，但敏感度较差（54%）[20]。细胞角蛋白片段（Cyfra）21-1和癌胚抗原联合检测的敏感度和特异度均＞90%[21]，而Cyfra 21-1和端粒酶检测恶性肿瘤的准确率为86.9%[22]。BIRC5 mRNA和癌胚抗原有望提高准确率，但需要临床验证[23]。若怀疑间皮瘤，则胸腔积液细胞学的诊断率会很低（32%）[9]。研究发现，胸腔积液和血清骨桥蛋白水平对间皮瘤的敏感度和特异度较低[24-26]。血清可溶性间皮素相关蛋白也不能够用于区分恶性间皮瘤、肺癌、石棉沉着病[27]。在结核病流行地区，常规胸腔积液分析可能无法揭示富含淋巴细胞的胸腔积液的潜在病因。以血管内皮生长因子1.60 ng/mL和内皮抑素4.00 ng/mL为界值，可较好地鉴别恶性和结核性胸膜炎，具有良好的敏感度和特异度[28]。

"盲检"或闭式胸膜活检是研究细胞学阴性渗出液的下一步方法。闭式胸膜活检价格便宜，目前仍在许多机构中使用，但因为在恶性肿瘤中可观察到片状胸膜受累，闭式胸膜活检的敏感度低于影像引导（CT或超声）的胸膜活检或内科胸腔镜检查，胸膜受累也往往导致相应的部位（肋膈隐窝和膈肌）活检难以企及。闭式胸膜活检与胸腔积液细胞学结合时，诊断率可提高7%～27%，并可将间皮瘤的诊断率从32%提高至50%[29-30]。

在一项随机试验中，CT引导下对厚度＞5 mm的胸膜病变（图13.1）进行活检，获得了87%的恶性肿瘤检出率，而使用Abrams针的检出率为47%[31]。在超声引导下，使用14号切割针对厚度＞20 mm的胸膜病变进行活检，恶性肿瘤的检出率为85.5%，恶性间皮瘤的检出率为100%，气胸的发生率为4%[32]。研究发现针具的选择至关重要，对于恶性肿瘤，Tru-cut针（切割式粗针）优于改良的Menghini针（活塞式剪切针）（95.4% *vs.* 85.8%）[33]；而对于结核性积液，Abrams针优于Tru-cut针[34]。

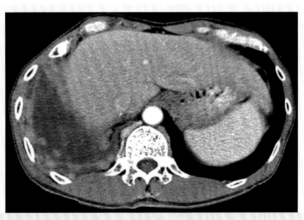

图13.1 转移性胸膜结节

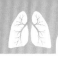

对于细胞学阴性的胸腔积液，建议行胸部增强CT[29]，但有时CT并不能够发现胸膜异常，活检结果也可能为阴性。一项将经过内科胸腔镜检查获得的组织学结果与CT报告的诊断进行比较的研究中，CT报告的恶性病变的敏感度为68%，这表明尽管CT报告为阴性，但仍有相当数量的恶性病患者漏诊。必须重新评估是否仅用CT来确定谁需要有创胸膜活检，目前需要对诊断途径进行研究[35]。

即使反复进行胸腔穿刺、组织切割活检（CNB）或影像引导下的穿刺活检，也仍有20%的胸腔积液无法确诊[36]。胸腔镜的主要优点是在其他微创检查不能明确诊断时提高我们的诊断能力[37]。对于高度怀疑肿瘤，胸腔镜探查和活检的诊断敏感度接近90%～100%[3-4, 37-40]。某些内镜下特征，如结节、息肉样肿块和"滴蜡征"，均高度提示恶性肿瘤（图13.2），而早期间皮瘤可能类似于胸膜炎症（图13.3）[3-4, 36-38]。其他图像模式可作为胸腔镜评估的补充。为确定自体荧光模式是否可以区分早期恶性病变和非特异性炎症，帮助选择合适的活检部位，并更好地确定肿瘤边缘以获得更精确的分期，Janssen及其同事在对24例渗出性胸腔积液患者的白光胸腔镜检查中采用了自体荧光技术[41]，在所有恶性胸膜炎病例中，均显示颜色从白色/粉红色变为红色（敏感度为100%）。在自体荧光胸腔镜下，此类病灶更容易定位，病灶边缘也能够更精确地勾画出来。在2例慢性胸膜炎中，也观察到颜色从白色/粉红色变为橙色/红色，特异度为75%。由于大多数恶性胸腔积液患者的胸膜广泛受累，白光胸腔镜易于诊断，因此作者认为自体荧光技术在临床实践中价值不大，但研究认为自体荧光技术对早期胸膜恶性病变可能有一定作用。最近的一项研究也得出了类似的结论，该研究评估了可弯曲胸膜腔镜（原型：Olympus XLTF 160）中的窄带成像技术。窄带成像技术使用与氧合血红蛋白峰值吸收一致的蓝色（415 nm）和绿色（540 nm）光波长中未过滤窄带，使组织的血管结构显示地更加清晰。在该项研究中，所有患者都患有恶性胸膜病变，其中9例为间皮瘤[42]，未发现窄带成像技术和白光胸腔镜检查在诊断准确性方面的差异（图13.4）。我们对45例病因不明的胸腔积液患者也观察到类似的结果（未公布数据），其中胸膜转移32例、肺结核12例、慢性胸膜炎1例，所有患者均被随访12个月。尽管窄带成像技术可以很好地显示胸膜血管，但很难根据血管类型区分肿瘤新生血管与炎症。在转移性胸膜恶性肿瘤患者中，窄带成像技术清楚地显现了肿瘤边缘，但白光胸腔镜活检与窄带成像技术活检质量无差异。Baas及其同事研究了在电视胸腔镜外科手术前预先使用5-氨基乙酰丙酸是否可以改善胸部恶性肿瘤的检测和分期。该研究中，患者在电视胸腔镜外科手术前3～4小时口服5-氨基乙酰丙酸，然后先用白光，再用自体荧光（D-light autofluorescence system，Karl Storz，Germany）胸腔镜检查胸膜腔，对所有异常区域进行组织取样，并将组织学诊断与胸腔镜检查的结果进行比较。与白光相比，自体荧光模式并未提高诊断的准确度，但由于其更好地显示了白光无法检测到的脏层胸膜病变，使15例间皮瘤患者中4例出现分期上调。虽然该研究报道了几种术后并发症，但作者认为使用5-氨基乙酰丙酸行自体荧光胸腔镜检查是可行的，其不良反应小，可能在间皮瘤的诊断和分期中具有潜在的应用价值[43]。

胸膜腔镜

胸膜腔镜可检查胸膜腔、指导胸膜活检、抽取胸腔积液、行胸膜固定术，但22项研究的汇总结果证实，内科胸腔镜是诊断胸膜恶性肿瘤准确率最高的方法（93%）[37]。

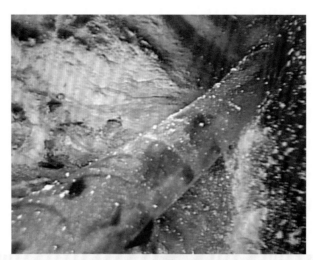

图13.2 喷洒滑石粉

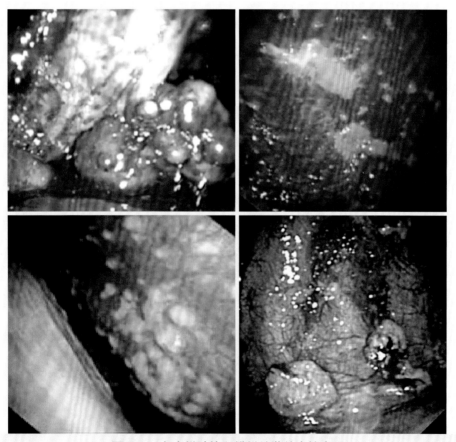

图13.3 息肉样肿块和蜡样结节的内镜表现

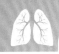

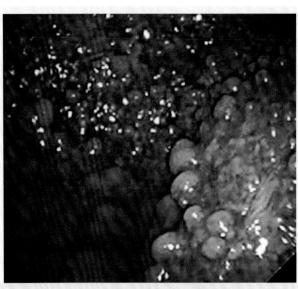

图13.4　结核性胸腔积液粟粒样结节

　　过去，硬质镜将冷光源（氙光）、照相机连接至目镜、视频监视器和记录器[1-7, 37, 40]（图13.5）。0度目镜用于直接观察，而斜角（30度或50度）和90度目镜用于观察胸膜腔的全景。大型穿刺套管（trocar）可容纳更大且具有更好光学性能的目镜，从而提高探查质量，但局部麻醉和清醒镇静下进行胸腔镜检查时，大型穿刺套管会压迫肋间神经继而引起不适。我们更倾向使用7 mm穿刺套管（trocar）、直视（0度）4 mm或7 mm目镜，以及5 mm光学钳，从而可在没有第二孔的情况下行胸膜活检。Tassi等的研究显示，对于小包裹性胸腔积液患者，在无标准尺寸仪器时，使用3.3 mm目镜可以得到良好的胸腔视图，3 mm活检钳的诊断率与传统的5 mm活检钳相当[40]。

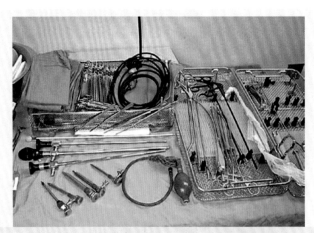

图13.5　硬质胸腔镜穿刺套管、目镜和附件

　　可弯曲胸膜腔镜代表了该领域的重大进步，因为其可以使用支气管镜套件在局部麻醉和清醒镇静下进行安全操作[44-45]。可弯曲胸膜腔镜（日本Olympus LTF 160型）类似可弯曲

支气管镜，可高压灭菌，其由一个外径为7 mm的手柄轴、22 cm的近端硬质操作杆和5 cm的可弯曲前端组成，可弯曲前端可双向成角，其工作通道的直径为2.8 mm，可容纳活检钳、针、高频电刀和激光治疗配件（图13.6）。可弯曲胸膜腔镜可使用同一厂商生产的可弯曲支气管镜或胃肠道内镜处理器（CV-160、CLV-U40）和光源（CV-240、EVIS-100或140、EVIS EXERA-145或160）[39]。最近，一项对744例接受可弯曲胸膜腔镜检查的患者进行的荟萃分析显示，其对胸膜恶性肿瘤的敏感度为91%，特异度为100%[46]。

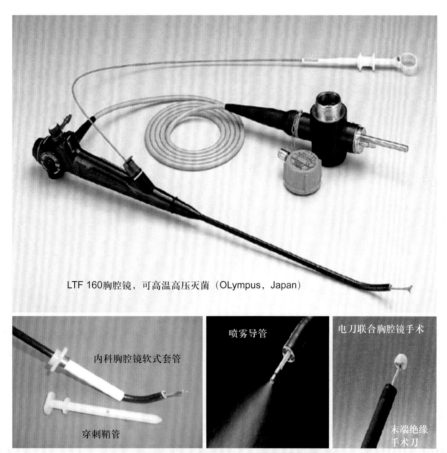

LTF 160胸腔镜，可高温高压灭菌（OLympus，Japan）

内科胸腔镜软式套管

穿刺鞘管

喷雾导管

电刀联合胸腔镜手术

末端绝缘手术刀

图13.6　半硬质胸膜腔镜、穿刺套管和附件

二、内科胸腔镜的适应证和禁忌证

胸膜腔镜检查唯一的绝对禁忌证是粘连造成的胸膜腔闭塞，但可以通过扩大皮肤切口和用手指将粘连肺剥离胸壁来克服[47]。内科胸腔镜检查需要特殊技能，未经培训者不应进行。由于该操作是在部分肺塌陷、清醒镇静的自主呼吸下进行的，因此患者不会出现与胸腔积液无关的低氧血症、心血管状态不稳定、出血倾向、难治性咳嗽或对所使用的药物过敏等情况。

三、患者准备

详细的病史询问和体格检查，以及结合胸部X线检查、CT、超声检查有助于选择合适的穿刺点。在制造人工气胸之前，术者可先用血管导管、胸腔穿刺针或Boutin胸膜穿刺针抽出200～300 mL液体，然后打开针尾将针与空气相通，直到胸膜腔压力与外界平衡。进入胸膜腔的空气会使肺远离胸壁塌陷，从而形成穿刺套管置入的空间。相反，若术者选择在超声引导下操作，则可以减少穿刺失败的可能及胸膜腔镜检查前诱发气胸的次数[48-49]。

四、麻醉

苯二氮䓬类药物（咪达唑仑）联合阿片类药物（哌替啶、芬太尼、吗啡）可充分镇痛、镇静[38-39，44]。对穿刺部位（表皮→腱膜→肋间肌→壁层胸膜）进行局部麻醉时需要非常仔细，确保患者在行胸腔镜检查时无特殊不适[50]。近年来，若计划在术中喷洒滑石粉剂，则增加丙泊酚的使用来提高患者的舒适度已经成为一种趋势，但在许多国家，使用丙泊酚需要在麻醉医师的监测下进行。最近的一项研究报告显示，在根据舒适度滴定丙泊酚时，64%的患者会出现低血压，其中9%需要干预[51]。在另一项研究中，与咪达唑仑相比，丙泊酚组的低氧血症（27% vs. 4%）和低血压（82% vs. 40%）的发生率更高，因此研究者认为丙泊酚不应是内科胸腔镜检查中镇静的首选[52]。我们已经在使用苯二氮䓬类药物及阿片类药物镇静的情况下，再通过喷雾导管喷洒250 mg 1%的利多卡因麻醉胸膜后，成功对气胸及恶性胸腔积液患者进行胸腔镜下滑石粉喷洒[53]。术前麻醉应根据患者的一般情况和预期进行个体化选择，但是，医师必须认识到与麻醉药物相关的潜在不良事件，并做好准备措施。

五、技巧

患者取健侧卧位，通过脉搏血氧仪监测患者的生命体征、心电图、血压和氧合。穿刺部位取决于积液或积气的位置，同时避开危险区域，如胸廓内动脉、有胸外侧动脉的腋窝区域、锁骨下动脉的锁骨下区域和膈肌等。胸腔镜下诊断性检查、引导胸膜活检和滑石粉喷洒首选腋中线第4～7肋间的单孔通道。为促进粘连松解、复杂包裹性胸腔积液的引流、肺活检或对第一个穿刺入口周围的病理损害进行组织的取样，可能需要第二个穿刺入口。同样，使用硬质镜时，尤其是半侧胸腔后部和纵隔区因肺部分塌陷而无法进入或肺实质粘连胸壁时，可能需要双孔入路来完全评估胸膜腔[4]。而可弯曲胸膜腔镜的灵活前端可在有限的胸腔空间和粘连组织周围轻松操作，通常单孔便足够。在诊断性胸膜腔镜检查结束时插入胸腔闭式引流管，以抽吸空气，于肺复张后立即拔除引流管，在恢复区短暂观察后可出院[54]。患者若进行滑石粉胸膜固定或肺活检术，则须住院接受一段时间的监测和胸腔引流[44-45，53]。

（一）胸腔镜引导下壁层胸膜活检

为避开神经血管束，应在肋骨上缘行壁层胸膜活检。首先，用钳子探查肋骨；然后，钳夹异常胸膜，通过撕裂而不是"抓拽"动作剥离胸膜，以此获取的标本比使用Abram针或Cope针获取的标本大，更重要的是，其是在直视下引导的。若胸膜纤维化，软性钳因尺寸大小缺乏机械强度，获取深部胸膜标本受限，而需要多次活检（5～10次）和"钳咬"来获得深度组织标本。对照研究表明，即使在间皮瘤中，使用软性钳和硬性钳活检的诊断率也无差异[55-56]。全层壁胸膜活检可在可弯曲硬胸膜腔镜下使用末端绝缘手术刀（insulated-tip diathermic knife，IT刀，即在切割刀尖安装了一个陶瓷球帽，可防止电流对深层组织的直接损伤）进行。一项研究报道，使用末端绝缘手术刀的诊断率为85%，使用软性钳的诊断率为60%。当遇到光滑、增厚的病变时（近一半是恶性间皮瘤），末端绝缘手术刀尤其有用[57]。冷冻活检是另一种获得更大样本并更好地保存细胞结构和组织完整性的方法[58]（表13.2）。

表 13.2　肺癌胸膜疾病的诊断方法

诊断工具	临床应用	注释
胸膜成像		
超声波[14]	提示恶性的超声征象包括：胸膜增厚 > 1 cm，胸膜结节和膈胸膜增厚 > 7 mm	敏感度 73%，特异度 100%
CT 引导下切割针刺活检	诊断 ≥ 5 mm 胸膜恶变	敏感度 87%
超声引导下切割针刺活检	诊断 ≥ 20 mm 胸膜恶变	敏感度 85.5%（间皮瘤为 100%）
Tru 切割针	用于组织病理的胸膜结节 / 肿块取样	优于 Menghini 针
胸膜诊断		
半硬质胸膜腔镜	胸腔检查，直接活检胸膜结节 / 肿块	局部麻醉
自体荧光胸腔镜	检测和直接活检常规白光下不可见的异常部位	敏感度 100%，特异度 75%
胸腔镜荧光检测	检测和直接活检常规白光下不可见的异常部位	检查前口服 5- 氨基乙酰丙酸
胸腔镜窄带成像	检测和直接活检常规白光下不可见的异常部位	敏感度 85.3%，特异度 76.9%
电烙活检[56]	辅以半硬质胸膜腔镜活检光滑的异常胸膜	诊断率 85%
冷冻活检[57]	辅以半硬质胸膜腔镜活检	诊断率 90%
胸膜生物标志物检测 *	**来自胸腔积液**	
癌胚抗原[18]	鉴别恶性和良性胸腔积液	敏感度 54%，特异度 94%
癌胚抗原 Cyfra 21-1[19]	鉴别肺腺癌相关的良恶性胸腔积液	敏感度 97.6%，特异度 91.4%
携带 Cyfra 21-1 的端粒酶[20]	鉴别肺癌相关的良恶性胸腔积液	敏感度 90%，特异度 76%
癌胚抗原和 BIRC5 mRNA[21]	鉴别良恶性胸腔积液	敏感度 86.4%
（血清）可溶性间皮素相关肽[23-25]	诊断间皮瘤	敏感度 53% ~ 60%，特异度 82% ~ 89%
血管内皮生长因子和内皮抑素[26]	鉴别恶性和结核性胸腔积液	敏感度 81%，特异度 97%

（二）胸腔镜下滑石粉胸膜固定术

除非原发肿瘤对化疗敏感，否则大多数恶性胸腔积液都会复发，因此，化学性胸膜固定术在恶性胸腔积液的治疗中不可或缺。同样，继发性自发性气胸的主要治疗目标之一也是预防复发。化学性胸膜固定术可通过肋间管或小口径导管滴注硬化剂，或在胸腔镜检查时通过喷洒滑石粉进行[59]。约60%的患者通过胸腔镜使用各种药物成功地进行了化学胸膜固定术，其余患者则需要进一步干预。胸腔镜滑石粉胸膜固定术（图13.2）可以在同一坐位抽液和胸膜活检后进行，19项研究的汇总数据表明，基于放射学检查，胸腔镜滑石粉胸膜固定术在1月时对良性和恶性胸腔积液的有效率约为85%[37]，可通过多种输送装置进行，例如滑石粉喷雾雾化器、球形注射器或可弯曲胸腔镜工作通道中的喷雾导管。

六、并发症

使用硬质器械的内科胸腔镜死亡率为0.09%~0.34%[37, 60]。滑石粉胸膜固定术的死亡率约为0.69%，数据主要来自美国未分级的患者使用滑石粉进行的一项大型随机研究（16例死亡患者中有9例来自胸腔镜下喷洒滑石粉组）[61]。严重并发症（持续漏气、出血、脓胸、肺炎和切口部位肿瘤生长）的发生率为1.8%，轻型并发症（皮下气肿、伤口感染、发热、低血压和操作时的心律失常）的发生率为7.3%[62]。

气胸诱发最严重的并发症是空气栓塞，其发生率<0.1%[60]。内科胸腔镜过程中，即使引流数升胸腔积液，复张性肺水肿的风险也很小，因为空气可通过穿刺套管进入胸腔，使其立即达到压力的平衡。滑石粉胸膜固定术后可出现发热，但在48小时内可自行消退。胸腔镜下肺活检后可能出现支气管胸膜瘘，需要胸腔引流和抽液超过3~5天，尤其对间质性肺疾病进行活检后。此外，长期引流可导致伤口感染、肺炎和脓胸。为防止切口部位的肿瘤生长，间皮瘤患者应在胸腔镜检查后2周内接受预防性放疗[63]。

可弯曲胸膜腔镜的并发症很少见。事实上，对于有经验的医师，可弯曲胸膜腔镜的使用是非常安全的。我们先前报告了51例不明原因胸腔积液患者接受可弯曲胸膜腔镜检查的安全性及检查结果，未观察到相关并发症及死亡[44]。最近一项纳入755例不明原因胸腔积液患者的荟萃分析亦无死亡报道[46]。然而，并发症发生率的研究主要是由专家实施的胸腔镜操作，可能无法反映经验不足医师的情况，因此，需要再三强调培训的必要性。表13.3描述了适合硬质胸膜腔镜或半硬质胸膜腔镜检查的患者类型。

表 13.3　硬质或半硬质胸膜腔镜检查的适应证

临床	操作类型
诊断性胸腔镜检查不确定、无并发症的胸腔积液、间皮瘤可能性不大时	局部麻醉下使用半硬质胸膜腔镜[a]或硬质目镜
肺萎陷伴影像上胸膜增厚	为获得足够深度的标本，使用硬质光学活检钳[a]或在半硬质胸膜腔镜下使用软性活检钳（或高频电刀切开或打孔，再用钳子），对同一区域进行多次咬取
疑诊间皮瘤	硬质光学镜下直钳活检[a]或半硬质胸膜腔镜下使用末端绝缘手术刀或冷冻探头活检
胸膜粘连	纤维性：使用硬质光学活检钳[a]或带电灼器附件的半硬质胸膜腔镜 纤细纤维：使用软性钳的半硬质胸膜腔镜
脓胸、胸膜裂征、包裹性胸腔积液	电视胸腔镜外科手术[a]或转开胸行胸膜剥脱术
气胸伴肺大疱	电视胸腔镜下[a]肺大疱切除术

注：[a]表示首选。

七、结论

当常规胸腔积液细胞学检查不能够明确诊断时，胸膜腔镜或胸腔镜检查通常有效。在可进行胸膜腔镜/胸腔镜检查的机构中，胸膜腔镜或胸腔镜检查取代了再次尝试胸腔穿刺术和闭式胸膜活检的做法。胸膜腔镜/胸腔镜检查还为非外科医师提供了治疗性干预，可为早期脓胸患者分解粘连，为复发性恶性胸腔积液和气胸患者行滑石粉胸膜固定术[64]。半硬质胸膜腔镜是一项重大发明，未来可能取代传统的活检。

（方章兰译；高艳锋，柳威，肖奎，刘岗，张骅校）

参考文献

扫码查看

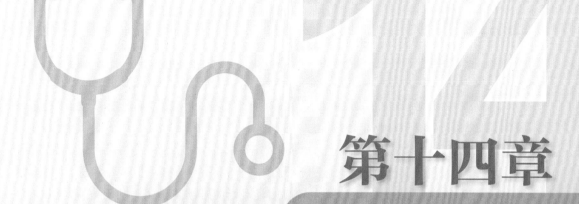

第十四章

气胸：大口径引流管 *vs.* 猪尾导管

Robert F. Browning Jr，Philip Mullenix，Matthew Middendorf，
Sean McKay and J. Francis Turner，Jr.

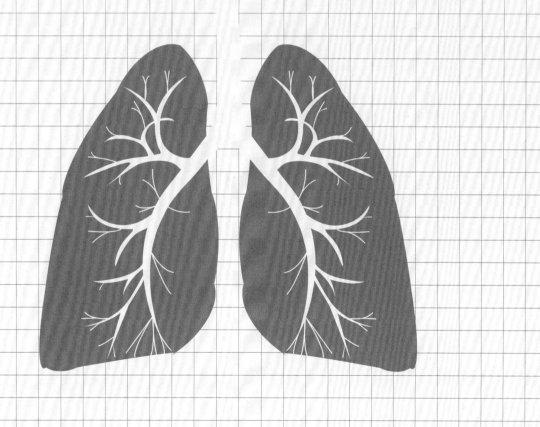

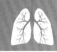

一、背景

15世纪，外科医师Sabuncuoglu首次认识到气胸是一种疾病，因此制造了真空负压治疗气胸，将一支燃烧的蜡烛放入玻璃杯，然后用玻璃杯罩住胸壁上的切口，Sabuncuoglu将该种治疗技术描述为"mihceme"或拔罐疗法[1]。术语"气胸"一词于1803年由Jean Marc Itard正式提出，1819年Rene Laennec将其描述为"气流进入胸膜腔"。尽管发现气胸已有好几个世纪，但在第二次世界大战之前，气胸的治疗并不规范[2]。过去，尤其是在急诊室或创伤时，经手术置入大口径胸腔引流管是需要干预气胸的标准治疗方式。但近几十年，气胸治疗更微创，包括经皮和使用Seldinger法置入较小的具有弯曲末端（猪尾）的引流管（图14.1，图14.2），此类方法对患者来说更为舒适，医师也更容易置入[3]。尽管实践中发生了此种转变，但有证据支持选择较小的引流管，因为几个主要的原因，选择何种气胸引流管仍存在分歧，我们将在本章中进行综述[4]。

二、病理生理学

正常人无论是平静吸气还是呼气，相对于大气压，由向内的肺弹性回缩力和向外的胸壁固有弹性力共同产生的胸腔内压均为负压。当胸膜腔与肺内空腔（如肺泡）/胸壁（如穿透性创伤）形成通道时，空气将沿压力梯度进入胸膜腔，直至压力平衡或通道封闭。随着胸膜腔开始充满空气，压力升高，可能导致纵隔向健侧移位、患侧胸腔扩大和膈肌受压下移[5]。张力性气胸是一个可怕的并发症，若气胸患者或易于出现气胸的患者突发心肺功能恶化，则应考虑张力性气胸。胸膜腔内，当吸气时空气进入多于呼气时排出，就会产生张力，导致胸膜腔正压，此种情况通常发生在正压通气或存在吸气单向阀的自主呼吸患者中[6]。虽然该情况为原发性肺和呼吸系统疾病，但从生理学上讲，张力性气胸主要导致心血管应激。由于胸膜腔正压导致静脉回心血量减少，右室充盈减少引起右室输出和左室充盈减少（加上室间隔变形），使得心脏前负荷降低或导致低心输出量，上述过程形成正反馈（恶性循环），可进一步加剧低血压。除非对气胸进行减压，否则将会发生循环衰竭（图14.1，图14.2）。

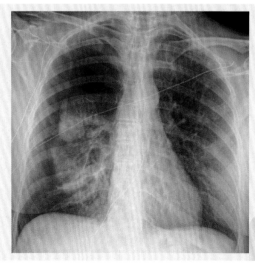

图14.1 胸部X线检查显示在CT引导下肺结节经胸针吸活检后右侧大量气胸

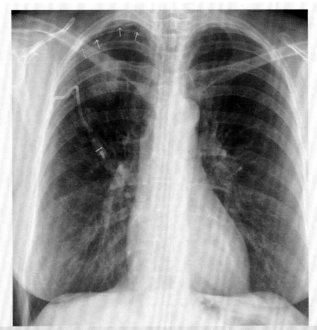

图14.2　胸部X线检查显示10 Fr猪尾导管位于前胸肺尖部，对比图14.1所示的医源性气胸几乎完全吸收

三、病因学

根据病因，气胸可进一步细分为自发性（原发性和继发性）气胸和创伤性（医源性和非医源性）气胸。原发性自发性气胸（primary spontaneous pneumothorax，PSP）的年发病率为（18～28）/100 000（男性）和（1.2～6.0）/100 000例（女性）。好发于无明显肺部疾病的患者，但超过90%的患者通过影像学或电视胸腔镜外科手术发现胸膜下大疱[7]。吸烟可能会导致小气道炎症和早期肺气肿样改变，健康男性吸烟者气胸的相关风险为12%，而非吸烟者为0.1%[8]。原发性自发性气胸在高瘦的男性中更常见，考虑是由于肺尖部胸膜负压梯度和膨胀力增加，容易导致肺大疱[7]。原发性自发性气胸的复发率高达39%，通常在1个月至1年内复发。首次发生后，如果不采取预防措施，那么二次复发的风险超过50%[9]。

在普胸外科实践中，电视胸腔镜外科手术可在初次气胸置管引流后再次气胸或引流治疗已失败5天的情况下实施。图14.3所示的流程强调了我们的制度实践[10-11]。在某些高危职业中，如飞行员和潜水员，首次发病也可行手术治疗。

继发性自发性气胸（secondary spontaneous pneumothorax，SSP）的发病率为16.7/100 000（男性）和5.8/100 000（女性），并且与基础肺部疾病（如慢性阻塞性肺疾病、囊性和间质性肺疾病、结缔组织病、癌症和女性胸部子宫内膜异位症）相关[12]。在18世纪，肺结核是发达国家继发性自发性气胸最常见的病因。但目前，坏死性细菌性肺炎、耶氏肺孢子菌肺炎，以及病毒性和真菌性肺炎是继发性自发性气胸较常见的病因。由于基础肺部疾病且肺储备功能差，继发性自发性气胸常更为严重，且治疗更困难。即使采取措施预防复发，继发性自发性气胸的复发率也高达45%[10]。

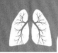

第十四章

气胸：大口径引流管 vs. 猪尾导管

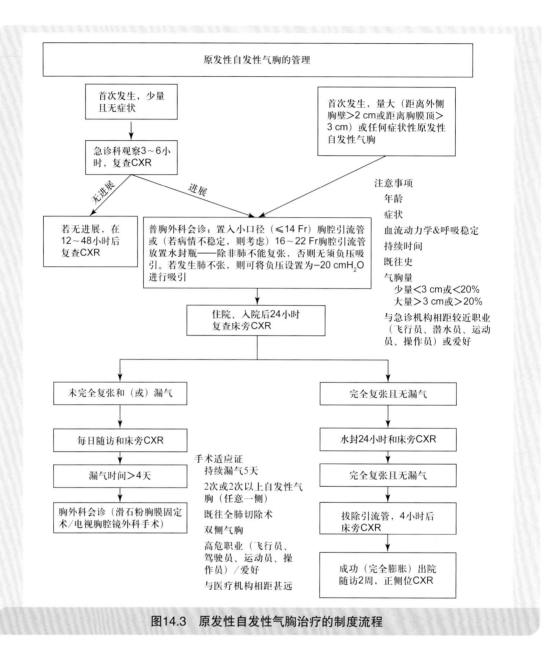

图14.3　原发性自发性气胸治疗的制度流程

　　创伤性气胸可由穿透性或非穿透性胸部创伤引起，空气直接通过胸壁或经气管支气管树再通过脏层胸膜进入胸膜腔。非医源性病因可能包括穿透性创伤（刺伤、枪伤等）、钝性创伤（如肋骨骨折）或肺气压伤（如航空旅行和潜水）。在高原，因较低的大气压，滞留在胸膜滤泡中的空气可能会膨胀而导致大疱破裂。潜水员在水下呼吸的压缩空气在上升时会重新膨胀，可能导致气压伤[13]。经胸针吸活检是最常见的医源性病因，发生率为25%，若患者患有慢性阻塞性肺疾病，则发生率更高[14]。其他较少见的病因包括机械通气、中心静脉置管、胸腔穿刺和经支气管肺活检[14]。

四、气胸量的多少和干预考量

CT被认为是检测和确定气胸大小的"金标准"，并有助于确定气胸的基础病因，如肺大疱或肺气肿。2010年英国胸科学会指南使用肺门水平处的肺缘和胸壁内侧之间距离＞2 cm为截断值，以此区分气胸量的大小[7]，当值为2 cm时相当于肺容积的50%，可作为有症状患者干预的截点。将2 cm作为一种折中处理策略的截点，既考虑到减少少量的气胸细针穿刺损伤的风险，又考虑到较大量的气胸自行吸收的时间可能较长[15]。然而，在确定干预措施时，相比气胸量的多少，更多考虑的是患者的症状和临床状态。既往肺部疾病患者耐受气胸较差，评估时应尽量确定是原发性自发性气胸还是继发性自发性气胸，因为会影响干预决策。无呼吸困难的少量原发性自发性气胸患者和特定的无症状的大量原发性自发性气胸患者，可以仅通过观察来处理。所有继发性自发性气胸患者均应住院观察，对大多数患者须置入小口径胸腔引流管。无论分类如何，所有明显呼吸困难、双侧气胸或血流动力学不稳定的患者都应干预。原发性自发性气胸中，穿刺针抽吸与大口径胸腔引流管的初始成功率相似[7]，然而，从临床实践和制度管理的角度来看，如果需要干预，那么我们通常使用小口径胸腔引流管。为纠正缺氧并促进气胸的吸收，所有住院患者都应进行高流量氧疗[16]。

在许多创伤中心和军队中，患者可能因头部受伤而使用呼吸机，或即将接受全身麻醉以进行剖腹探查术或其他手术，创伤性气胸（伴随损伤、肋骨损伤，可能伴有血胸）通常采用较大口径的胸腔引流管（可能需要排气、控制胸膜腔）。较小的引流管有被血凝块或组织碎屑堵塞的风险，并且通常不能够确保在急诊手术中保持通畅。在军事和创伤环境中，即使患者无症状，标准做法也是放置较大的胸腔引流管。在我们的实践中，除非有其他指征（即血胸、胸腔积液等），否则小到只能通过CT才能看到的创伤性气胸不一定需要放置胸腔引流管。在战斗环境中，创伤性气胸放置胸腔引流管的适应证甚至更低。体格检查通常对发现少量气胸相对不敏感，在嘈杂的环境中几乎不可能发现。创伤背景下胸部X线检查同样可能会漏掉少量气胸（并且胸部X线检查并非普遍适用）。在医疗后送空运时，即使是很小的/临床隐匿性气胸也可能有临床意义。如果临床疑诊气胸，那么通常为等待送空运的患者放置胸腔引流管。如果损伤机制和（或）体格检查提示气胸的可能，则通常放置胸腔引流管，因为在转运过程中出现症状性或张力性气胸的潜在不良后果非常严重。

译者注：胸膜空间的优化控制

由于新研究的出现，气胸的治疗存在争议，因此译者选择近期发表的研究论文备注：《新英格兰医学杂志》（N Engl J Med 2020；382：405-415）发表关于气胸治疗的论文指出，对于首发的单侧中大量自发性气胸患者中，应用的单纯观察不予以抽气或导管引流排气的保守治疗方法在并发症明显减少的情况下，其整体效果并不逊于积极干预组的对照组。注意，此处提及的是中大量而不是小量气胸。有必要强调即使是大量气胸，在严密观察的前提下完全可以不抽气。研究显示，门诊组的住院时间（当然是0天）比常规组明显缩短（中位数为4天，IQR 0 ~ 8天）。门诊组和常规组分别有64例（55%）和46例（39%）出现不良反应，前者14例出现严重不良反应的患者转而接受常规组的干预措施，其中的8例不良反应与干预操作有

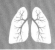

关，包括气胸加重、肺水肿、装置故障、漏气，以及导管移位等。上述结果提示，自发性气胸完全可以在门诊进行治疗，如此便可以显著缩短住院的时间，但缺点是不良事件明显增加（详见BROWN SGA，BALL EL，PERRIN K，et al. Conservative versus interventional treatment for spontaneous pneumothorax. N Engl J Med. 2020，382（5）：405-415.）。

五、气胸引流管的选择

医用胸腔引流管导管尺寸采用法兰西规格（Fr）测量，测量的是导管的外径。1 Fr等于1/3 mm，因此3 Fr导管的外径为1 mm[17]，常用的胸腔引流管尺寸为6~40 Fr。不同研究对小口径和大口径胸腔引流管的定义不同，但普遍接受的分类标准是8~14 Fr为小口径，28~40 Fr为大口径，16~20 Fr是小口径还是大口径取决于具体研究[18]（译者注：Fr是导管的单位，为英文French的简写，原本是测量周长的单位，是由一位法国医师发明的）。

除引流管尺寸外，另一个主要的是选择直引流管还是猪尾（或远端弯曲）导管（图14.4）。直引流管往往口径较大（尽管不一定），因尺寸更大，通常较硬。当插入某种可以引导方向并轻松穿过胸壁的内芯导丝/套管针或套管时，弯曲的猪尾导管变直，当猪尾导管进入胸膜腔后，为恢复导管远端柔软的弯曲状态，可取出内芯导丝/套管针或套管。导管末端可呈"锁定"或"解锁"弯曲状态。锁定导管的远端尖端有根内线，当拉动内线时，导管远端呈环形闭合，保持远端为圆形"猪尾"形状并防止导管意外脱出胸膜腔[19]（图14.5）。实际上，最大的猪尾导管是14 Fr导管，因此所有猪尾导管都是小口径引流管。

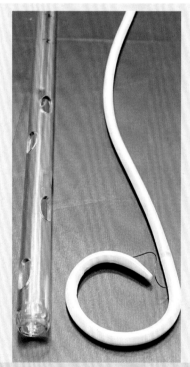

图14.4　大口径28 Fr胸腔直引流管（左）和小口径10 Fr锁定猪尾导管（右）

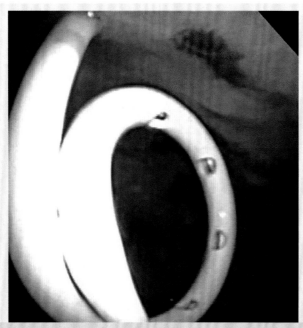

请注意，所有侧孔都在胸腔内，且由于猪尾形成的环并用内线锁定，因此无法脱出胸膜腔。

图14.5 10 Fr锁定猪尾导管退回至胸壁时的胸腔镜下图像

较大口径的直引流管常使用手术刀分离胸壁的外科手术方法置入胸腔。某些市售的直引流管可通过经皮入路和连续扩张的Seldinger技术置入，但较大尺寸的导管需要显著扩张，因此，经皮入路和Seldinger技术更常只用于小口径的直引流管。猪尾导管通常使用导丝或套管针置入。若使用导丝放置10~14 Fr导管，可联合使用扩张器。

对于如何选择治疗气胸的导管尺寸，证据有限。从胸腔积液类似的引流导管文献来推断是合理的，因为无论何种胸腔积液，黏度都高于气胸中的气体。2018年一项对胸膜固定术治疗恶性胸腔积液中大口径（>14 Fr）与小口径（≤14 Fr）胸腔引流管的荟萃分析，未显示胸腔引流管的口径对胸膜固定术的疗效和并发症的差异[20]。也有某些专门针对气胸的证据。Chang及其同事[2]在2018年发表了关于大口径胸腔引流管与小口径猪尾导管治疗气胸的荟萃分析，该荟萃分析仅有两项共计62名患者的随机对照研究，其他均为回顾性队列研究。该荟萃分析得出的结论是，使用猪尾导管可缩短引流和住院时间，且在继发性气胸中，并发症发生率更低[2]。2012年发表了一项支持小口径胸管的研究，显示在238名气胸患者的队列中，小口径与大口径胸腔引流管的疗效没有差异，但在该研究中均为直引流管，小口径引流管定义为尺寸为28~32 Fr，而大口径为36~40 Fr，且是创伤环境[21]。Baumen等在2020年对43名创伤性血胸和血气胸患者进行随机对照，比较了14 Fr猪尾导管和28~32 Fr胸腔引流管的疗效，发现较小的猪尾导管与大口径的胸腔引流管同样有效，表明即使引流如同血液般有一定黏稠度的液体，更大内径的胸腔引流管临床意义也有限[22]。尽管通常的做法是将引流管或导管的尖端置于肺尖前胸壁的位置，但有限的证据并不支持这一做法。Riber等在2017年发表的论文中，对134例原发性自发性气胸病例使用猪尾导管（12~16 Fr）或外科胸腔引流管（21~

24 Fr）治疗的回顾性分析显示，导管置于肺尖部和肺基底部的疗效没有差异，但显示外科胸腔引流管组的患者住院时间更长，且增加了患者的不适感[23]。在某些情况下，在肺底部置入引流管更容易，如将引流管置入液气胸的积液部分时，无论是对积液还是对积气，肺底部引流都有效（图14.6，图14.7）。

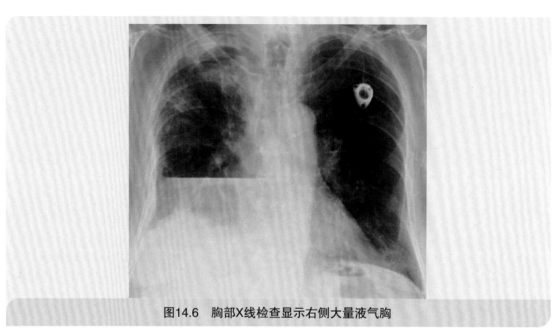

图14.6　胸部X线检查显示右侧大量液气胸

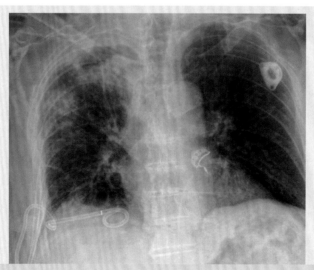

图14.7　胸部X线检查显示肺底部放置12 Fr猪尾导管，液气胸几乎完全消失

　　理论上，胸腔引流管越小，疼痛越轻是直观的，但迄今为止最大的研究（TIME1研究）专门比较了恶性胸腔积液中，使用12 Fr和14 Fr胸腔引流管对疼痛的影响，12 Fr组在统计学上疼痛较轻，但差异无临床意义[24]。然而，该研究是针对试图实现胸膜固定术的恶性疾病患者，胸膜固定术可能会干扰疼痛评估。

了解气胸患者漏气的病因和程度有助于指导治疗。如果我们将胸膜腔比作水槽，将胸腔引流管比作排水管，那么可以简单理解为，如果漏气（水龙头倒入水槽）速度超过引流管的排出能力，就会溢出水槽，胸膜腔闭合时，会产生张力。因此，为恰当地选择引流管的尺寸和类型，我们必须了解漏气的程度和病因。对于大量漏气（由于破裂口大或正压通气引起的气流量增加）和可能的严重皮下气肿，为跟上胸腔内气体积聚的速度，需要置入更大的引流管或增加引流管（图14.8，图14.9）。

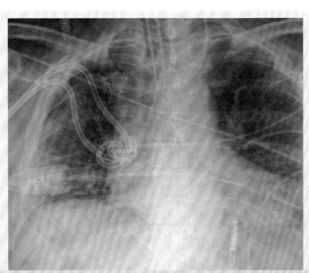

图14.8　胸部X线检查显示右侧气胸的机械通气患者广泛的皮下气肿和右侧顶部放置14 Fr猪尾引流导管

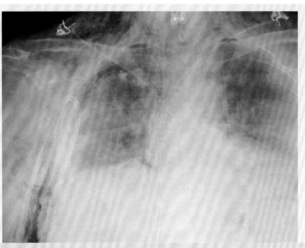

图14.9　胸部X线检查显示图14.8同一患者右侧再置入一根14 Fr猪尾导管，皮下肺气肿减少，右侧肺容积改善

对于置入较大的胸管，其他需要考虑的情况包括胸腔内是否存在可能阻塞或限制通过所选引流管流速的液体或其他碎屑。血凝块、肿瘤和纤维蛋白碎屑都可能部分或完全堵塞引流管，使气体积聚速度超过气体清除速度，易产生张力和（或）肺塌陷。因此，大口径引流管

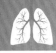

可能更有利于保证排空胸膜腔气体，故大口径引流管是安全方法之一，但有限的数据不支持这一点，实际上对患者而言，大口径引流管在置入和放置到位时可能更痛苦[20]。对于粘连和形成小腔的复杂胸膜腔，在置入过程中可能会损伤肺，若非必要，较小的引流管对患者更舒适，同样也能够发挥作用。虽然使用小口径胸腔引流管或猪尾导管增加了患者的舒适度，但较小的柔软的引流管更易扭结，从而阻碍胸膜腔气体和液体的排出[20]。如纤维蛋白碎屑堵塞小口径胸腔引流管，可以通过定期用无菌盐水冲洗（每6～12小时）或使用一些溶栓剂来处理[25]。

传统的大口径胸腔直引流管确实具备优势，因尺寸较大，与较小口径的引流管尤其是猪尾导管相比，其具有更高的刚性和硬度，有助于在置入后将引流管放置到更顶端和更靠前的位置（通常是患者直立或仰卧位时气体在胸腔聚集的最常见位置），该优势并不总是可靠，因为其经常被放置或移动到肺裂中或胸腔后方。所有置于未形成小的分隔腔中的肺内导管都可能移位。这就是使用锁定的猪尾导管，并将其置入在胸腔最顶端和最前端的原因，当引流管移动至较低或较后的位置时，可以回拉，但没有从开放的切口中脱出至胸壁外的风险。对于大量漏气的气胸（即机械通气或较大的支气管胸膜瘘）患者，可能需要多根或更大口径的引流管来排气[26]。对于气体快速再积聚的气胸，为防止张力，可能需要多个大口径胸腔引流管。如上所述，在战斗和创伤中，大口径胸腔引流管是保证通畅的首选。从胸外科的角度来看，大口径胸腔引流管耐用且不会扭结，是术后控制积液和大量积气的标准方法（图14.10）。

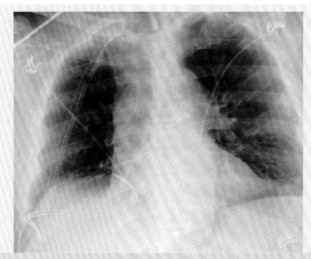

为排出胸膜腔中的空气，28 Fr胸腔直引流管从胸底部外侧延伸至肺尖，为排除残留积液，在膈肌处放置下侧胸管，为24 Fr带孔可弯曲Blakemore引流管。

图14.10 胸部X线检查显示标准的术后胸腔引流管治疗

在术后康复过程中，大口径胸腔引流管为胸腔管理者提供了信心。除了此类有限的情况，相比大口径胸腔引流管，证据、指南和不断变化的实践模式都支持小口径或猪尾导管。即使是难以处理的液体/气体积聚，如脓胸或液/脓气胸，影像引导下置入小口径引流管（即使为多个病灶置入多根猪尾导管）也是首选。

　　实际操作中，选择气胸引流管可以简化，使用的原则是选择最小尺寸的管道，使患者感到最舒适，同时在面对任何并发因素（包括病因、合并渗出液、血气胸、外伤、正压通气等）时具有合理的成功可能性。在某些情况下，尤其是存在肺实质和（或）胸膜异常时，肺可能不会完全复张。稳定或局限性气胸可能是某些患者能够获得的最佳结果，但理想情况下，所有干预措施的目标都是尽可能使肺表面与胸膜完全贴合。

（王楠译；于鹏飞，柳威，张骅，刘岗校）

参考文献

▲扫码查看▶

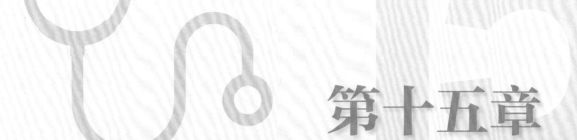

第十五章

胸膜固定术：从胸外科到介入呼吸病学

Maher Tabba and Kazuhiro Yasufuku

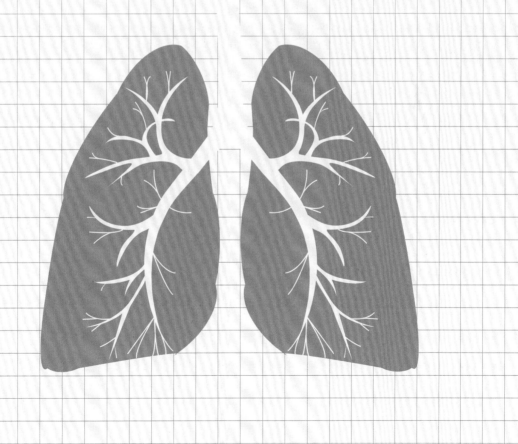

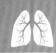

一、发展史

在动物实验和患者中观察到，当开胸术或急性胸部创伤并发气胸时，急性心肺功能失代偿和死亡率增加，遂逐渐形成了将胸膜固定至胸壁的概念。几位医师为了解该现象的发病机制做出了巨大的贡献，其中大部分在19世纪完成。法国医师Quenu和Longuet总结了在整个19世纪该领域的所有工作，并采用了几种方法来预防此种并发症：①通过刺激物粘连（胸膜）；②通过针刺或套管针针刺（胸膜）获得的（胸膜）原位粘连；③作为手术的前期步骤，在打开胸膜腔后，为了将肺固定在胸壁上，通过缝合胸膜表面获得即刻的粘连或继发性粘连。围绕该宗旨，人们使用了多种方法来实现此目标，如胸膜内无菌性异物、使用热灼法进行热灸术、电解术、用组织针刺穿皮下固定胸膜和肺[2]，但并没有带来好的结果。在20世纪初，美国胸外科医师Samuel Robinson（1914年）将胸膜固定术作为支气管扩张患者二期肺叶切除术的首要步骤，以免切除病变肺叶后发生气胸。加拿大外科医师Norman Bethune（1935年）对该技术进行了改良，其描述了通过碘化滑石粉进行"胸膜撒粉"来提高疗效[3]。第二次世界大战后治疗发生了重大变化，人们更多关注结核病患者和抗生素的出现[4]。

100余年前，Lucius Spengler在1901年实施了第一次真正意义的胸膜固定术，其当时描述了使用高渗葡萄糖溶液，但没有成功，在1906年，使用0.5%的硝酸银溶液治疗自发性气胸[5-7]。随着时间的推移，此类手术的发展集中于寻找合适的药物，并由此取得了较高的胸膜固定成功率。1939年，伦敦胸科医院的Chandler和纽约西奈山医院的Hennell和Steinberg两个小组描述了将橄榄油中的果美诺嫣（gomenol）应用于胸膜固定术中，并报告取得了良好的效果[8-10]。1941年，美国外科医师Edward Delos Churchill首次进行了胸膜机械磨损（以达到胸膜固定的目的）[11]。Cer Movitt等（1947年）回顾了几种物质在胸膜固定术中的价值，包括血液、愈创木酚、碘仿和碘化油，但均未得到令人满意的结果[12]。Brock（1948年）描述了一系列气胸患者使用硝酸银溶液行胸膜固定术[13]。

在20世纪中，多种药物被用于胸膜固定术，包括滑石粉、抗生素、化学治疗药物、放射性物质、自体血液、细胞因子、细菌及其制品[14]。

（一）适应证

胸膜固定术的两个主要适应证：复发性和症状性的胸腔积液（恶性或良性）及复发性气胸。前者的目的是缓解呼吸道症状（呼吸困难），后者的目的是防止病情复发。

（二）技术

胸膜固定术可以通过多种方法实现，方法如下：

（1）电视胸腔镜外科手术：指在手术室进行的需要全身麻醉和单肺通气的胸部手术，此手术需要多个仪器（图15.1），进入胸腔需要3个胸壁入口点。电视胸腔镜外科手术有助于对胸膜腔进行全面的诊断评估，获得壁层、脏层或肺实质活检，进行化学或机械性胸膜固定术，以及胸膜剥脱术和切除术（肺楔形切除术、肺叶切除术或全肺切除术）[15-17]。

（2）内科胸膜镜或胸腔镜：指在内镜室或手术室进行的胸腔镜手术，该手术通常在局部麻醉的清醒镇静下进行（图15.2）。除与患者病情有关的特殊情况外，不需要插管。该设备通常很简单，由硬式或半硬式胸腔镜、套管针、胸膜活检钳和吸引管组成。该手术有助于对胸膜腔情况进行诊断评估，尤其是对病因不明的渗出性胸腔积液患者，可获得壁层胸膜活检，完成局部或全胸膜固定术，并指导留置胸导管或胸引流管。

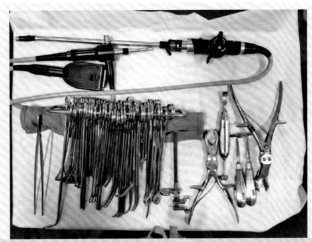

图15.1 开胸手术和电视辅助胸腔镜手术所需的设备

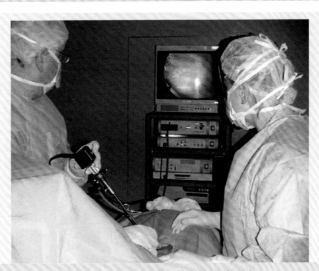

图15.2 内科胸腔镜在内镜室中进行

（3）留置胸腔导管：指放置15.5 Fr和长度为66 cm的硅橡胶导管，沿近端24 cm处开侧孔。远端配有阀门，以防止液体或气体在任何方向通过导管，除非导管与类似的引流管相连。导管置于皮下，其近端插入胸腔内，远端保持在外部，盘绕并用纱布覆盖（图15.3）。胸腔积液的引流是通过将引流管的接入端插入导管的阀门，然后通过外管将液体排放至真空瓶中。留置胸腔导管于1997年获得FDA批准，用于治疗复发性和有症状的恶性胸腔积液，其可以在患者清醒镇静和（或）仅局部麻醉下放置。

（4）胸引流管匀浆填充：指在胸腔积液引流完全后，通过胸管注入硬化剂（图15.4）。

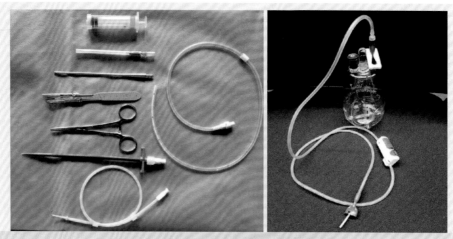

图15.3　留置带真空瓶引流系统的胸腔导管

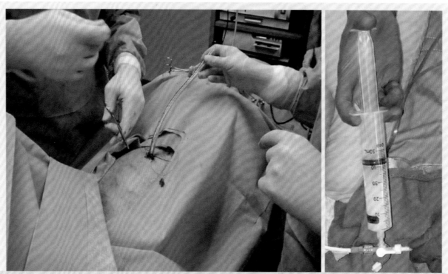

图15.4　滑石粉浆胸膜固定术是指在插入胸引流管后将滑石粉直接注入胸腔

（三）胸膜固定剂

理想的硬化剂应具有多个重要特征，包括高分子量、陡峭的剂量–反应曲线和极少的不良反应[18]。十余年来，有多种物质被应用于胸膜固定术，包括生物刺激物（自体血、干燥灭活的短小棒状杆菌和OK-432）[19-22]、化学刺激物［如细胞抑制剂（博来霉素、米托蒽醌、氮芥、丝裂霉素C和阿霉素）[23-29]］、防腐剂（硝酸银和聚维酮碘）[30-31]、抗生素（四环素及其衍生物）[32-35]、奎纳克林[36]、转化生长因子-β[37]、放射性胶体金[38]、高渗葡萄糖[39]、精油、矿物质（滑石粉）[40-41]、热刺激物（掺钕钇铝石榴石激光或电灼）[42]、机械（粗纱布）[43]，或者通过放置特殊的引流留置套管导管[44]。

硬化剂的选择取决于硬化剂的疗效或成功率、可获得性、安全性、给药难易程度、达到完全和充分预期反应的给药次数及成本。尽管一个世纪以来对各种硬化剂进行了评估，但至今仍没有发现理想的硬化剂。

（四）胸膜固定术的结局类型

文献中对胸膜固定术成功的定义各不相同。临床上使用多个标准来定义胸膜固定术的成功，包括临床症状改善的程度、胸腔积液影像学评估的量，以及在不同的时间段内重复胸腔穿刺的需要。一般来说，胸膜固定术的成功分为三个层次：①完全成功：与胸腔积液相关的症状和胸腔积液的影像学征象长期得到控制而无复发；②部分成功：症状有显著改善但未完全缓解，同时影像学上胸腔积液量减少50%以上；③失败：既无临床症状的改善，也无胸腔积液量在影像学上的减少[45]。

一般来说，一次成功的胸膜固定术不应该仅通过胸腔积液的消退量来衡量，而应该通过无须进行与胸腔积液相关的引流手术[46]、呼吸困难症状的缓解、生活质量的改善和最大限度地减少住院次数来衡量[47]。

（五）胸膜固定术的机制

胸膜固定术过程涉及多种机制，包括细胞因子水平上的炎症反应刺激，一方面干扰胸膜内凝血级联反应的平衡；另一方面干扰纤维蛋白生成和纤维蛋白溶解，阻碍胸膜内血管再生和血管抑制通路[48]。

硬化剂通常会刺激间皮细胞释放多种介质，从而刺激多种炎症通路，此类炎症介质包括白细胞介素-8、单核细胞趋化蛋白-1、生长因子、血管内皮生长因子、血小板衍生生长因子、碱性成纤维细胞生长因子、转化生长因子-β等[49-50]。

由于胸膜间皮细胞持续释放组织型纤维酶原激活物（抗凝因子）和纤溶酶原激活物抑制剂-1（抗凝因子），所以胸膜的纤维蛋白生成和纤维蛋白溶解过程之间保持着动态平衡。破坏间皮细胞将打破该平衡并导致（胸膜）纤维化[51]。胸膜固定术也有利于成纤维细胞、胶原和细胞外基质成分的增殖[52]。此外，有证据表明血管调节通路会被胸膜固定术干扰[53-54]。

综上所述，所有硬化剂都会导致非特异性的组织性纤维化性胸膜炎，从而引起胸膜纤维化，并导致胸膜粘连固定。

（六）滑石粉

滑石粉用于胸膜固定术已有80余年的历史，是最常用的胸膜固定剂（图15.5），是目前最有效的硬化剂，成功率高达70%～100%，胸腔积液的复发率较低[55]，其也比胸膜切除术或机械性胸膜磨损更有效[56]。

在准备医用滑石粉时，应进行"分级"（加工成粉末）和"校准"（过滤去除小颗粒）。从历史上看，滑石粉是在1970年后开始提纯以去除石棉颗粒。美国使用的平均粒径为10.8 μm，而法国和中国台湾使用的平均粒径＞30 μm[57]。胸膜腔内注射滑石粉后会出现全身炎症反应，此为滑石粉胸膜固定术已知的一个不良反应，很少发展为急性呼吸窘迫综合征（acute respiratory distress syndrome，ARDS），该反应通常与胸膜固定术中使用较小的粒径和较高剂量的滑石粉有关。在接受滑石粉胸膜固定术的患者中，该不良反应的发生率为

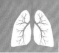

0 ~ 15%[58-60]。最可接受的机制是肺泡-毛细血管膜通透性的改变、滑石粉颗粒的扩散和淋巴的快速吸收[61-62]。在受累患者的肺部和几乎所有器官中都发现了滑石粉颗粒[63-64]。在一项涉及恶性胸腔积液（malignant pleural effusion，MPE）患者的大型研究中，使用大颗粒滑石粉（MPS 24.5 μm）的有效性和安全性较高，且急性呼吸窘迫综合征的发生率为0[65]。

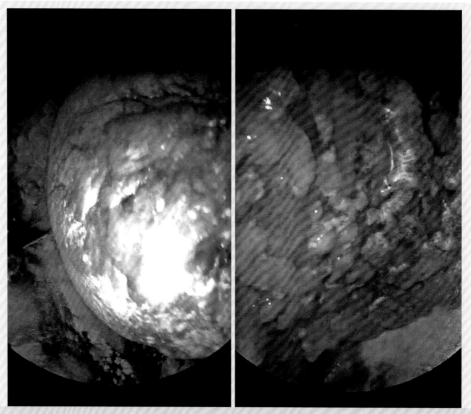

图15.5　胸膜癌（左）和滑石粉胸膜固定术后（右）

专家们普遍认为，在70 kg的成年人体内单次注入滑石粉的剂量不超过5 g，可以提供有效的胸膜固定术，且急性呼吸窘迫综合征风险较低，与2000年美国胸科学会共识建议一致[66]。

在胸腔镜检查期间，滑石粉可以直接置入胸膜腔（图15.6），也可以通过胸管（浆液性胸膜固定术）或留置胸腔引流管（图15.2，图15.7）给药。后者可改善90%的患者症状，使42% ~ 60%的患者成功进行了胸膜固定术[67-68]。一项针对恶性胸腔积液患者的随机研究显示，与安慰剂组相比，对于门诊接受滑石粉灌注的留置胸腔引流管患者，两周后胸膜固定术的成功率更高[69]。

最后，尽管文献有滑石粉与女性生殖器官恶性肿瘤相关的报道，但胸膜内注入滑石粉与间皮瘤、任何胸内或胸外恶性肿瘤之间没有明确的相关性[70]。

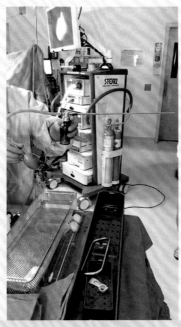

图15.6 滑石粉喷洒系统

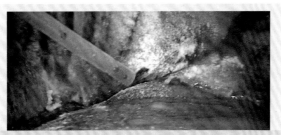

图15.7 滑石粉胸膜固定术后留置胸腔导管

二、胸膜固定术的适应证

（一）恶性胸腔积液

1.引言

恶性胸腔积液是胸膜固定术最常见的适应证。在英国，恶性胸腔积液的发病人数大约超过4万人[71]，在美国，则超过15万人，全世界每年有超过100万名患者[72]。大约15%的恶性肿瘤患者最初会表现为恶性胸腔积液，46%的患者会在疾病进程中出现恶性胸腔积液[73]。肺癌、乳腺癌和淋巴瘤占总恶性胸腔积液的75%[74]。肺癌患者恶性胸腔积液的发病率为7%～23%[75]。恶性肿瘤相关性胸腔积液（类恶性胸腔积液）也可发生在经细胞学检查阴性或非诊断性胸腔镜检查未确诊癌症无胸膜受累的患者中，这是由纵隔淋巴结肿大引起胸膜淋巴管阻塞、支气管内阻塞，导致肺不张或肺塌陷、肺萎陷、肺栓塞、低蛋白血症、充血性心力衰竭、心包积液、腹水等造成的[76]。近一半的癌症引起的胸腔积液是恶性肿瘤相关性胸腔积液（类恶性胸腔积液），肺癌和乳腺癌是主要病因[77]。恶性胸腔积液的进展显著降低了癌症患者的预期寿命，标志着处于疾病晚期阶段[78]。中位生存时间为3~12个月，具体取决于癌症的类型。最短的是肺癌，为3~4个月，乳腺癌和原发灶不明的癌为5~6个月，最长的是卵巢癌，约15个月[79-82]。

多个预后评分被证实可用于预测恶性胸腔积液患者的生存率，最有用的评分如下：

（1）LENT［胸腔积液乳酸脱氢酶、东部合作肿瘤小组评分（Eastern Cooperative Oncology Group performance score，ECOG）、中性粒细胞与淋巴细胞比率和肿瘤类型］，此为一个风险分层评分，借此将患者分为低、中和高死亡率风险，中位生存期分别为319天、130天和44天[83]。

（2）PROMISE评分（血红蛋白、CRP、WBC、ECOG活动状况评分、癌症类型、胸腔积液TIMP1浓度、既往的化学治疗/放射治疗）也是一个风险分层系统，评估出17个生存标志物和7个胸膜固定术标志物[84]。

治疗包括观察、频繁的治疗性抽吸（胸腔积液）、胸管引流、留置胸腔引流管、胸膜固定术，以及前文所述治疗方式的组合[85]。

2.胸膜固定术治疗恶性胸腔积液

（1）电视胸腔镜在胸膜固定术中的应用：由于不同的原因，并非所有恶性胸腔积液患者都适合电视胸腔镜胸膜固定术。肺功能差伴有严重低氧血症和高碳酸血症、晚期心血管疾病和营养不良，是导致患者进行麻醉或接受手术干预时处于高风险的主要原因。开胸术和较流行的电视胸腔镜外科手术在直接评估胸膜腔、胸膜活检、进行胸膜剥脱术和胸膜粘连分离术来松解病变的肺组织、完成滑石粉胸膜固定术，以及在直视下置入胸引流管或留置胸腔引流管时非常有用。患者胸膜固定的成功率超过90%。在失败的病例中，29.5%的患者出现肺不张[86-89]。

（2）内科胸腔镜检查：瑞典医师Hans Christian Jacobaeus描述了内科胸腔镜检查，其在1910年用膀胱镜探查了肺结核患者的胸膜腔，并切除了粘连组织[90]。在过去的二三十年里，该手术越来越流行。20世纪60年代末，可弯曲支气管镜的发展促进了类似的设备用于内科胸腔镜检查[91]。1998年，半硬质胸腔镜的发明为操作者提供了更好的设备来进行内科胸腔镜检查和胸膜活检[92]。

与电视胸腔镜外科手术相比，内科胸腔镜检查需要的设置更简单、设备更少、操作空间更小、更容易被患者接受。通常情况下，不需要插管或全身麻醉就可以完成手术，而且患者恢复得更快。该手术并发症较少，且更具有成本效益。技术的发展和半硬质胸腔镜的发明，有助于改进手术操作过程，以优化手术的效益，增加检查整个胸膜的灵活性，并提高采样能力[93]。将窄谱成像技术应用于胸腔镜中，进一步增强了对血管的敏感度，并能够区分良恶性或异常胸膜表面[94]。自体荧光成像也被应用于胸腔镜中，以提高恶性胸膜病变的检出率[95]。

总体而言，内科胸腔镜检查在恶性胸膜疾病患者中的诊断成功率为95%，在恶性胸腔积液患者中的胸膜固定术成功率约为90%，在气胸患者中的治疗成功率为95%[96-99]。

越来越多的专业呼吸病科医师使用内科胸腔镜检查及越来越多的介入呼吸病学培训项目的开展，有力地促进了该手术的应用和适应证的拓展。

3.胸引流管匀浆填充

通过插入胸腔引流管排出胸腔积液，然后注射硬化剂来完成。评估胸管大小在恶性胸腔积液治疗中的有效性和安全性的荟萃分析显示，小于14 Fr胸引流管与大于14 Fr胸引流管的胸膜固定术的成功率相似，分别为73.8%和82.0%，并发症发生率分别为13.0%和10.5%[100]。

（1）喷洒法 vs. 滑石粉浆胸膜固定术：行胸膜固定术时在胸膜上涂抹硬化剂有两种方法，即粉剂（将硬化剂直接涂抹于胸膜和肺表面）或浆剂（将硬化剂注入胸腔引流管或留置胸腔导管），但两种策略孰优孰劣一直存在争议。在对482名患者的研究中，两种方法在30天的结果中显示出相似的成功率[101]。在另一项研究中，109名患者显示，在短期（87.5% vs. 73%）和长期（82% vs. 62%）随访中，滑石粉喷洒比滑石粉浆更有效[102]。回顾1980—2014年发表的随机对照试验，并比较两种策略，根据以患者为中心的结果，对于滑石粉喷洒和注入滑石粉浆的胸膜固定术，治疗的成功率没有差异，但通过胸腔镜行滑石粉喷洒导致呼吸系统并发症更为常见[103]。

对330名确诊为恶性胸腔积液的成年人进行了TAPPS试验（评估胸腔镜下喷洒滑石粉与胸腔引流管注入滑石粉浆在胸膜固定术中的疗效差异），发现喷洒法和滑石粉浆在90天胸膜固定术中的失败率（主要结果）方面没有显著差异，分别为22%和24%；次要结果（包括90天住院、180天全因死亡率和成本效益）也没有差异[104]。在另一项涉及53名患者的随机临床试验中，研究者们发现使用上述两种方法治疗恶性胸腔积液在住院时间、胸管引流持续时间、镇痛要求或积液复发率方面没有显著差异[105]。

（2）机械性胸膜固定术：机械性胸膜固定术是通过开胸术或在胸腔镜下进行的，包括机械刺激胸膜或切除壁层胸膜。机械刺激包括使用掺钕钇铝石榴石激光、电灼术、氩离子凝固术或粗纱布。这些技术都会导致间皮层受损，从而引起胸膜固定。最近的研究表明，间皮细胞抑制了纤维蛋白生成的生物级联反应。机械刺激胸膜主要用于治疗气胸患者，而不是恶性胸腔积液患者（图15.8，图15.9）。上述方法治疗气胸的成功率高，且复发率低[106]。机械和化学性胸腔镜胸膜固定术的成功率均>90%，前者围手术期并发症少，胸腔导管引流天数少[107]。

若恶性胸腔积液患者存在某些情况，如无法通过引流管引流和灌注化学或放射性药物来控制积液，存在肺萎陷，以及在开胸手术切除胸内肿瘤时存在恶性胸腔积液，则须进行胸膜切除术[108]。该手术通过电视胸腔镜完成，通常能够成功控制积液，但发病率和死亡率很高，为10%~19%[109-111]。该手术的主要并发症是脓胸、出血和心肺衰竭。文献中针对间皮瘤患者的描述更多。

（3）胸腹腔（分流）泵：胸腹腔分流器是一种通过电视胸腔镜外科手术置入的皮下泵，一端进入胸腔，另一端进入腹腔。当恶性胸腔积液患者伴有肺萎陷，通过胸腔引流或胸膜固定术未能达到肺复张时，建议采用该方法[112-114]。若存在腹腔积液则不能进行分流。每天需要通过数百次手动按压该泵将胸腔积液引流至腹腔。95%以上患者的呼吸困难得以缓解，并发症发生率约为15%，包括导管阻塞、皮肤糜烂、感染、导管断裂和恶性肿瘤沿管道的播散。由于需要频繁的（手动操作实现）液体泵送和导管故障，导致目前该手术变得不太受欢迎。

第十五章

胸膜固定术：从胸外科到介入呼吸病学

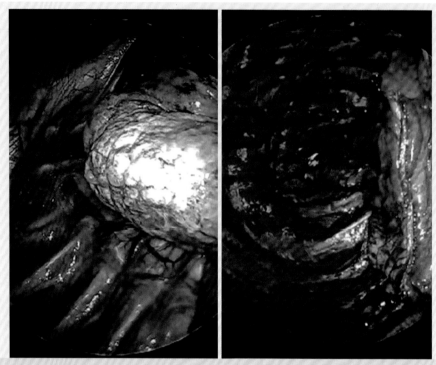

图15.8　机械性胸膜固定术治疗复发性气胸［术前（左）和术后（右）胸膜腔］

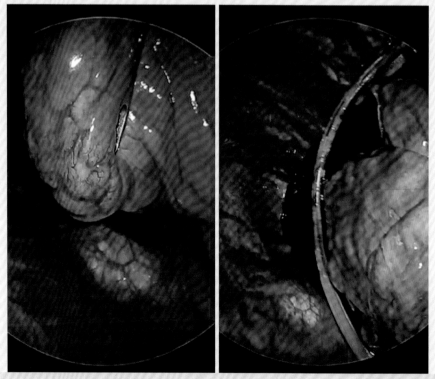

图15.9　在机械性胸膜固定术前（左）和术后（右）应用多西环素治疗复发性气胸

4.留置胸腔引流管治疗恶性胸腔积液的方式

对恶性胸腔积液患者留置胸腔引流管的主要优点是可以缓解呼吸困难或胸痛等症状，缩短住院时间，提高生活质量[115]。留置胸腔引流管是一种简单、较实用的操作技术，目前认为是为恶性胸腔积液患者控制呼吸道症状、产生自发性胸膜固定和防止积液积聚的一线治疗方法。

虽然细胞学证实的恶性胸腔积液是胸膜固定术的适应证，但也有在细胞学阴性胸腔积液患者中行胸膜固定治疗的报道[116]。对拟行胸膜固定术患者的评估内容应包括进行一次治疗性胸腔穿刺术的试验、生存期超过1～3个月、对化学治疗无反应的恶性肿瘤类型、充分的肺膨胀能力，以及良好的机体功能状态（除了为缓解症状的目的外）[117]。建议首先行大容量（治疗性）胸腔穿刺引流术，以评估症状缓解情况和肺扩张能力[118-119]。使用胸膜测压法进行胸膜固定术前评估通常并不比临床症状评估更有优势，如在胸腔穿刺前后呼吸困难症状或影像学表现的改善方面[120]。留置胸腔引流管可使50%～70%的患者实现自发性胸膜固定[121-122]。是否对患者进行化学治疗在实现自发性胸膜固定方面没有统计学意义[123]。

留置胸腔引流管导致胸膜固定的机制尚不清楚。大多数观点认为留置胸腔引流管引起自发性胸膜固定的机制是由于胸膜腔内存在异物（导管）和频繁的液体抽吸所产生的炎症反应，上述操作增加了导管在干性的胸膜腔与胸膜摩擦的可能性[124-125]。

影响留置胸腔引流管置入成功实现自发性胸膜固定的因素有很多，包括乳腺外科和妇科的恶性肿瘤、无胸壁放疗、细胞学阳性和肺组织无萎陷[126]。此外，每日引流胸腔积液可提高自发性胸膜固定的成功率，并可能更快地拔除引流导管[127]。多项研究报道，对恶性胸腔积液伴肺不张患者行留置胸腔引流管治疗，通过应用高引流频率可使患者的症状得到充分缓解，并获得满意的生活质量[128-131]。

留置胸腔引流管还可用于注入滑石粉等硬化剂，可有高达92%的胸膜固定成功率[132]。快速胸膜固定方案是在内科胸腔镜检查后给予恶性胸腔积液患者置入留置胸腔引流管，滑石粉胸膜固定术可在短时间内（7.54天）实现92%的胸膜固定[133]。

留置胸腔引流管的并发症很少，包括疼痛、脱管、出血、感染和机械故障[134]。对无症状患者、少量胸腔积液患者，以及对放化疗有反应的肿瘤患者，不应考虑行留置胸腔引流管胸膜固定术[135-137]。在进行大容量胸腔穿刺术后，患者的呼吸困难仍未改善时，应将重点转移至与恶性肿瘤相关的其他可能情况，如癌性淋巴管炎、支气管阻塞、肺萎陷或合并症，如慢性阻塞性肺疾病、充血性心力衰竭、血栓性疾病、营养不良、全身机能下降等情况[138]。

（1）硝酸银涂层留置胸腔导管：硝酸银（硬化剂）药物洗脱留置胸腔导管的研究显示，其胸膜固定的成功率较高[139]。临床试验SWIFT（一种新型胸腔导管对比既往获批的胸腔导管在治疗存在症状的复发性恶性胸腔积液方面的安全性和有效性），旨在评估硝酸银涂层留置胸腔导管（silver nitrate-coated indwelling pleural catheter，SNCIPC）对比无涂层的留置胸腔引流管在自发性胸膜固定术方面的有效性[140]。

（2）胸膜固定术成功与否的预测因素：胸膜固定术失败的原因可能是胸腔积液引流不完全、胸膜腔内硬化剂分布不均匀或肺萎陷。恶性胸腔积液的特点也可以用来预测胸膜固定

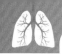

术的成败。多项研究表明，胸腔积液pH低（＜7.28）通常预示着胸膜固定术失败、胸膜肿瘤负荷大、生存期短[141]。其他研究显示，女性、良好的Karnofsky评分、低pH、高胆固醇和高腺苷脱氨酶水平与胸膜固定术的成功率显著相关[142]。一个纳入34项研究，共4626例患者的荟萃分析显示，胸膜固定术的成功与胸腔积液pH升高、积液量较少、肺完全复张、置管引流时间较短、胸腔积液葡萄糖升高、LDH降低及胸膜肿瘤负荷较低相关[143]。

一项涉及155例患者行胸膜固定术（成功率78%）的回顾性研究发现，三方面因素与手术未完成和不成功有关：脓性粘连、胸膜病变广泛扩散、全身应用皮质类固醇及临床诊断为恶性胸腔积液至行胸膜固定术之间的时间间隔较长[144]。

在实施胸膜固定术和评估手术成功与否时，经胸超声评估胸膜-肺界面（胸膜滑动征和胸膜粘连评分）非常有用。胸膜粘连评分是通过将治疗侧胸腔内9个肺部区域的肺滑动征评分（0=存在；1=可疑；2=不存在）相加来计算的。术后24小时评分大于或等于10分的患者预测术后1个月胸膜固定术成功的敏感度和特异度分别为82%和92%[145-146]。

（二）胸膜固定术治疗难治性良性胸腔积液或非恶性胸腔积液

留置胸腔引流管用于缓解非恶性、有症状的大量胸腔积液。在一项涉及54例B-胸膜固定术治疗难治性良性胸腔积液患者的单中心回顾性观察研究中，发现最常见的病因是充血性心力衰竭、肝病合并肝硬化及肾衰竭，其他导致症状性胸腔积液的情况也包括在内。总体来说，90%以上患者的症状得到缓解，大约45%的患者胸膜固定术获得成功。24%的患者出现并发症（充血性心力衰竭占16%，肝病占37%）[147]。另一项回顾性研究比较了滑石粉胸膜固定术联合留置胸腔引流管置入与单纯留置胸腔引流管置入，前者的胸膜固定成功率（80%）高于后者（25%）。胸膜固定术的成功也与住院日减少有关[148]。

在一项通过置入留置胸腔引流管治疗肝性胸腔积液的大型临床试验中，胸膜固定术的成功率为28%，胸膜固定的中位时间为55天，并发症的发生率约为10%，2.5%的患者因继发导管相关脓毒症而死亡[149]。

最后，对325例复发性良性胸腔积液患者包括充血性心力衰竭、肝硬化、肾脏疾病、黄甲综合征、乳糜胸、脓胸等进行了系统回顾和荟萃分析，42%的心源性胸腔积液患者实现了自发性胸膜固定术。在非心源性胸腔积液患者中，61%的患者实现了自发性胸膜固定。分析表明，留置胸腔引流管减少了住院时间和入院次数[150]。

（三）气胸

气胸指胸膜腔内存在空气。原发性自发性气胸发生于没有基础肺部疾病的患者；继发性自发性气胸发生于存在慢性肺部疾病的患者。近50年来，继发性自发性气胸的发病率和复发率呈上升趋势[151-152]。与复发相关的危险因素包括肺纤维化、肺气肿和高龄[153-154]。继发性自发性气胸也比原发性自发性气胸有更高的死亡率[155]。

气胸量的多少和分期分别由胸部放射学（最好是胸部CT）和胸腔镜下表现决定。1981年，Vanderschueren根据胸膜腔的镜下直视观察，将气胸分为四个阶段：Ⅰ期，胸腔镜下正常；Ⅱ期，胸膜-肺粘连；Ⅲ期，较小的大疱或小疱，直径＜2 cm；Ⅳ期，大疱直径＞

2 cm[156]。同侧或对侧气胸复发的风险与胸部HRCT中显示的（肺）小疱或大疱，或两者都显著相关[157]。

英国胸科协会和ACCP发布了关于自发性和继发性气胸的诊疗指南[158-159]。治疗的目的是排出胸膜腔内的空气，修复胸膜缺损，并通过胸膜固定术防止复发。所有患者都应住院并进行高流量氧疗。首先，应该置入一个小口径胸管（＜14 Fr）。比较多种治疗方法，胸腔引流联合胸膜固定术的气胸复发率远低于单纯胸腔引流[160]。胸外科介入（通过电视胸腔镜外科手术）评估胸膜腔并实施胸膜固定术，是首选的治疗方法[161]。上述介入手术包括肺大疱切除术、肺尖部胸膜切除术或进行机械摩擦，若有必要则可转换为开胸手术。

总的来说，由于缺乏良好的前瞻性试验用于比较各种治疗方法，手术干预治疗气胸存在争议。英国胸科协会最新的建议表明，对于第二次同侧气胸、第一次对侧气胸、同步双侧自发性气胸、持续漏气（尽管胸管引流持续5~7天）、肺再复张失败、自发性血胸、怀孕和有风险的专业人员（如飞行员、潜水员）[162]，应考虑外科手术。ACCP指南建议，外科手术或内科胸膜固定术都是可行的[163]。

尽管开胸手术的复发率低于电视胸腔镜外科手术，但电视胸腔镜外科手术的住院时间及出血、胸痛等并发症较少[164]。对于患有Vanderschueren Ⅲ期或Ⅳ期小疱/大疱的患者，电视胸腔镜外科手术是首选的治疗方式，因为其允许在必要时行进一步的手术干预，如大疱切除术或肺尖胸膜切除术。

三、禁忌证

胸腔镜检查、留置胸腔引流管放置及胸膜固定术没有绝对禁忌证。但需要考虑很多因素，以识别手术高危或可能出现严重并发症的患者。须考虑的因素包括无法耐受手术、持续且无法纠正的凝血障碍、肺组织无法膨胀（肺萎陷）、复杂的多房性胸腔、继发于严重肺部疾病（如间质性肺疾病）的不稳定呼吸状态、无法耐受插管的气管疾病、严重难治性咳嗽、严重低氧血症和高碳酸血症、晚期心血管疾病、发热、胸部蜂窝织炎，以及对手术中使用的药物过敏[165-167]。

四、并发症

留置胸腔引流管治疗的并发症发生率低于5%[168]，主要包括蜂窝织炎、脓胸、分室性胸腔积液、胸痛和导管堵塞[169]。留置胸腔引流管断裂的发生率高达10%[170]。导管相关转移据报道高达10%，尤其是间皮瘤和腺癌患者。临床上常表现为留置胸腔引流管置入部位附近皮下结节的发展[171]。

内科胸膜镜或胸腔镜并发症的发生率为2%~5%，死亡率＜0.1%[172]。胸膜固定术有多种潜在的并发症，包括胸痛、皮肤感染、脓胸、皮下气肿、漏气、持续性气胸、出血、肺栓塞、过度镇静、急性呼吸窘迫和肿瘤侵犯胸腔镜通道[173]。

电视胸腔镜外科手术和标准胸腔镜手术相比，电视胸腔镜外科手术胸膜固定术后并发症的发生率为3.3%，标准胸腔镜手术为15.0%[174]。

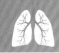

五、费用

治疗恶性胸腔积液患者的方法，按费用从低到高依次为：反复胸膜穿刺术、留置胸腔引流管、床旁胸膜固定术和胸腔镜手术。当测量增量成本–效果比（大约是每个质量调整生命年的成本与患者剩余生命期的比值）时，留置胸腔引流管是生存期有限的恶性胸腔积液患者的首选治疗方法。对于预期生存期较长的患者，床旁胸膜固定术是最具成本效益的治疗方法[175]。在原发性自发性气胸中，局部麻醉下经胸腔镜滑石粉胸膜固定术比常规胸腔置管引流术更具成本效益和优势[176-177]。

六、前景

无论硬化剂的应用方法（胸腔引流管、留置胸腔引流管或胸腔镜）如何，胸膜固定术在恶性胸腔积液患者的治疗中一直发挥着重要作用。除癌症外，许多伴随的疾病也可能是恶性肿瘤患者发生胸腔积液的病因，如充血性心力衰竭、营养不良、低蛋白血症、肺不张、肺萎陷、血栓栓塞性疾病等。在进一步行胸腔引流和胸膜固定术之前，仔细评估和优化胸腔积液可逆性因素的治疗至关重要。

恶性胸腔积液的治疗计划应根据患者的临床情况、疗效预测因子，以及治疗措施的可行性来制订。留置胸腔引流管是治疗恶性胸腔积液患者最实用的治疗方法，其疗效确切，并发症发生率低，且可在门诊进行操作。内科胸膜镜或胸腔镜是一种高效的胸膜固定术，可同时用于诊断和治疗。在过去的20年里，尤其是介入呼吸病学的快速发展[178]、培训课程的增加、技术和手术设备的进步，以及超声检查的广泛应用，使内科胸膜镜或胸腔镜手术更加安全，内科胸膜镜或胸腔镜与电视胸腔镜外科手术相比获得了极大的关注和普及[179-181]。在没有足够胸外科医师的地区，其可使更多的内科医师掌握并提供此项技术服务。最后，内科胸腔镜的基础设施成本（手术地点、设备和支持团队）比电视胸腔镜外科手术更实惠。

致谢：我想感谢为本章提供图片的医师：John Beamis，MD；Antonio Lassaletta，MD；Adnan Majid，MD；Erik Folch，MD；Anjan Devaraj，MD；Daniel Ospina Delgado。

（赵瑞，于鹏飞译；王楠，张骅，阳昊，罗玲，柳威，陈俊文，黄明淋校）

参考文献

◀ 扫码查看 ▶